COURS

D'ACCOUCHEMENT

A L'USAGE DES ÉTUDIANTS EN MÉDECINE

ET DES SAGES-FEMMES.

COURS

D'ACCOUCHEMENT

A L'USAGE DES ÉTUDIANTS EN MÉDECINE
ET DES SAGES-FEMMES,

PAR

D.-N. BONNET,

DOCTEUR EN MÉDECINE ;

Professeur des cours d'accouchement à l'École de Médecine de Poitiers
et à la Maternité de la même ville,
Membre correspondant de l'Académie Impériale de Médecine,
Médecin de l'Hôpital-Général.

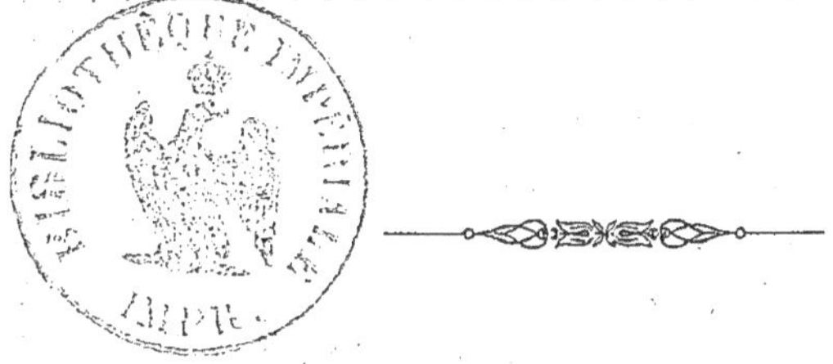

A PARIS,

CHEZ J.-B. BAILLIÈRE,

LIBRAIRE DE L'ACADÉMIE NATIONALE DE MÉDECINE,

Rue Hautefeuille, 19.

1854.

Chargé depuis plus de seize années d'enseigner les accouchements à deux séries d'élèves différents : aux étudiants qui suivent les cours de l'école de médecine, et aux élèves sages-femmes de la Vienne et des départements voisins, qui sont admises à la Maternité de Poitiers; j'ai été bien souvent embarrassé dans le choix des livres à placer entre leurs mains, pour commencer l'étude des accouchements, et ai pu reconnaître combien les ouvrages classiques étaient, les uns trop compliqués, les autres insuffisants.

Pour les jeunes gens qui viennent commencer l'étude de la médecine dans les écoles préparatoires, dans les excellents traités de MM. Cazeaux, Jacquemier, dans celui plus érudit de M. Velpeau, ou celui de Burns, les théories trop savantes, les longueurs qui rendent parfois l'exposition diffuse et nuisent à la clarté, ou quelquefois le peu de méthode, les empêchent de fixer leur attention d'une manière suffisante, et les dégoûtent du travail. Quelque soin que je prenne de démontrer par la pratique, en les conduisant à la Maternité après chaque leçon qui l'exige, ce que je viens de leur exposer théoriquement, leur esprit ne peut retenir ni embrasser tout ce qu'ils lisent, s'ils étudient ou recherchent plus tard la leçon dans un ouvrage trop étendu. D'une grande utilité pour la pratique, les livres dont je parle le sont beaucoup moins pour celui qui apprend, qui débute. A l'école de médecine, je parle du moins à des intelligences cultivées, à des esprits d'élite; mais à la Maternité, où je parle à des femmes qui n'ont reçu que l'instruction première, c'est bien autre chose. Il est difficile d'imaginer combien il faut de soin, de peine, pour faire entrer dans leur intelligence, souvent rebelle, quelques notions précises et quelques principes clairs qu'elles devront appliquer. C'est pour elles surtout que les ouvrages dont j'ai parlé sont trop savants; car c'est plus par une bonne méthode, par une exposition courte et nette, surtout par des interrogations faites à chaque cours, que je parviens à leur fixer de bons principes dans l'esprit, que par des leçons orales qui seraient au-dessus de la portée de leur intelligence. Mais, comme il est indispensable que, pour étudier entre les heures des cours, et, pour se rappeler plus tard, ne pas oublier, pendant le temps de leur pratique, ce qu'elles auront appris, elles aient un bon auteur entre les mains, la difficulté de trouver un ouvrage convenable était bien plus grande encore. Je ne pouvais leur indiquer que le catéchisme de Baudelocque, qui n'est plus au niveau de la science, la traduction de Nœgelé, ou le manuel de MM. Maunoury et Salmon, l'un et l'autre trop incomplets.

Rédigé depuis six ans, j'ai attendu jusqu'à ce jour pour publier cet ouvrage, dans l'espérance que de plus habiles feraient mieux que moi, et combleraient la lacune que je signale. Les étudiants m'ont souvent exprimé le désir de trouver un livre d'accouchement moins étendu, plus précis que ceux qu'ils ont ; n'en connaissant pas, pour les sages-femmes, d'assez concis, mais contenant en même temps ce qu'elles doivent apprendre et savoir, je me suis décidé à le livrer à l'impression.

Ce livre contient tout ce que j'enseigne aux sages-femmes de la Maternité, tout ce qu'elles savent imperturbablement, quand elles vont se présenter devant le jury médical chargé de les recevoir, tout ce qu'elles devront pratiquer ou savoir, quand elles aideront le médecin dans les cas difficiles.

Seulement, pour les étudiants, j'en développe davantage les principes, la théorie, pendant les cours. Je crois qu'il renferme ce qui est nécessaire dans l'immense majorité des cas, pour la théorie comme pour la pratique. C'est dans les auteurs que j'ai cités, et surtout dans l'excellent ouvrage de M. Cazeaux, qu'ils trouveront des développements plus étendus, des connaissances plus profondes, quand le besoin s'en fera sentir.

TRAITÉ

D'ACCOUCHEMENT

A L'USAGE DES ÉTUDIANTS EN MÉDECINE

ET DES ÉLÈVES SAGES-FEMMES.

DE L'ACCOUCHEMENT.

De toutes les définitions de l'accouchement, la plus convenable est celle donnée par Désormeaux. L'accouchement est une fonction qui consiste dans l'expulsion du fœtus viable et de l'arrière-faix du sein de la mère, où ils se sont développés pendant tout le temps de la gestation.

L'accouchement ne se fait pas toujours à la même époque.

On appelle accouchement *à terme*, celui qui se fait à neuf mois. C'est l'immense majorité.

On appelle accouchement *avant terme*, *prématuré*, celui qui s'effectue avant neuf mois. La vie de l'enfant sera d'autant plus assurée qu'il sera né plus près du terme.

On appelle accouchement *tardif*, celui qui s'effectue de neuf à dix mois.

Suivant la facilité ou la difficulté du travail, on a encore divisé l'accouchement en *normal*, *naturel*, celui pendant lequel il ne survient aucun accident propre à compromettre la santé ou la vie de la mère ou de l'enfant.

Contre-nature, *anormal*, celui dans lequel une mauvaise position, un accident propre à compromettre la santé ou la vie de l'un des deux individus, exige l'intervention des secours de l'art.

Avant de traiter de l'accouchement proprement dit, il faut connaître les parties molles de la génération, le bassin et les os qui le composent, l'œuf humain et ses enveloppes, ses fonctions, etc. C'est par la description de ces parties que je vais commencer.

CHAPITRE PREMIER.

DES ORGANES GÉNITAUX DE LA FEMME ET DE LEURS FONCTIONS.

Des organes génitaux dont l'étude est nécessaire à la sage-femme, les uns se voient à l'extérieur et remplissent un rôle moins important ; les autres, au contraire, contenus dans le bassin, sont très-actifs pendant la fécondation, la gestation et l'accouchement.

Des organes génitaux externes.

Le mont de Vénus, placé au devant de la symphyse des pubis, forme une courbe en avant, recouverte de peau et doublée de graisse.

On appelle *vulve* l'ouverture qui s'étend depuis la partie inférieure du mont de Vénus jusqu'au périnée.

Les *grandes lèvres* sont deux replis membraneux plus épais supérieurement qu'inférieurement, d'une largeur variable. Ils s'étendent du mont de Vénus au périnée. En dehors et sur leur bord libre, elles sont formées par la peau peu épaisse, garnie d'un assez grand nombre de follicules. En dedans, par une membrane muqueuse qui s'étend sur toutes les parties intérieures de la vulve. La coloration de cette membrane muqueuse est rosée ; elle varie en intensité, suivant les âges. Elle est lisse, et sur sa surface viennent s'ouvrir les follicules muqueux. On trouve dans l'épaisseur des grandes lèvres une assez grande quantité de tissu filamenteux aréolaire, très-extensible, qui contient dans ses mailles peu de tissu graisseux. Des artères, des veines, des nerfs viennent s'y épanouir. Les vaisseaux viennent des fémoraux, des artères honteuses et des hypogastriques. Les nerfs sont fournis par la deuxième paire lombaire, les petits sciatiques et surtout les nerfs honteux. Les deux grandes lèvres se réunissent en avant et en haut, au devant du pubis, et forment la *commissure antérieure* de la vulve. De là elles se portent en bas et en arrière en s'amincissant, se réunissent de nouveau pour former la *commissure postérieure* de la vulve. J'ai rencontré, à la Maternité, une jeune fille de 20 ans qui n'avait aucune trace de grandes lèvres.

Le *clitoris* est situé entre les grandes lèvres, au-dessous et en avant de la symphyse des pubis, où il forme une saillie surmontée d'un repli de la membrane muqueuse qui le recouvre en forme de capuchon. Son extrémité libre est arrondie, imperforée. Son extrémité adhérente se bifurque, et chacune de ses branches s'écarte en forme d'y grec, s'attache et prend naissance sur les branches de l'arcade des pubis. Elles sont recouvertes par les muscles ischio-caverneux. Il est inutile pour l'accouchement ; mais la sage-femme doit connaître cet organe, parce que, chez les filles nouvellement nées, il dépasse presque toujours les grandes lèvres, et offre quelquefois des proportions qui lui donnent l'apparence de la verge d'un petit garçon. Cette apparence trompeuse peut induire en erreur, et faire déclarer comme garçon, à l'état civil, une enfant du sexe féminin. Ces erreurs ne sont pas rares. Il importe donc de ne pas s'y méprendre, et, ce qui servira à éviter l'erreur, c'est que le clitoris n'est jamais perforé.

Les *petites lèvres* sont deux replis membraneux allongés, aplatis, plus larges à leur milieu qu'à leurs extrémités, qui s'étendent du repli muqueux qui couvre le bord libre du clitoris auquel elles se fixent, jusque sur les parties latérales du vagin où elles se terminent insensiblement. J'ai bien des fois constaté qu'elles ne s'effaçaient point pendant l'accouchement, et qu'elles ne concouraient pas à la dilatation de la vulve. A la naissance, elles dépassent les grandes lèvres, et il arrive, chez quelques sujets, que cette disposition persiste dans l'âge adulte. Cette difformité ne nuit en rien à la fonction des organes.

Le *vestibule* est l'espace triangulaire légèrement concave que bornent en haut le clitoris, latéralement les petites lèvres, en bas le méat urinaire et l'entrée du vagin.

Le méat urinaire ou *orifice du canal de l'urètre* est situé immédiatement au-dessus de l'entrée du vagin. Il est reconnaissable à une sorte de tubercule, de forme un peu irrégulière, dont le centre est percé d'un orifice qui termine le canal de l'urètre.

Le canal de l'urètre, long d'un pouce à quinze lignes (trois à quatre centimètres), se porte un peu obliquement d'avant en arrière et de bas en haut. Il est concave en haut et correspond à la symphyse du pubis ; en bas il est en rapport avec le vagin qui lui adhère intimement. La sage-femme doit connaître sa position, pour pratiquer le cathétérisme.

L'orifice du vagin est occupé par la membrane hymen ou les caroncules myrtiformes.

L'*hymen* est une membrane qui ferme l'entrée du vagin. Il est formé tantôt par la membrane muqueuse de la vulve, et alors il se déchire facilement. Tantôt il est doublé de fibres celluleuses qui le rendent plus épais et plus résistant. Enfin, je l'ai vu dur, résistant. Sa forme varie beaucoup. Il peut fermer complètement l'orifice du vagin, et est percé de plusieurs trous placés irrégulièrement pour donner passage au sang des règles. D'autres fois il est disposé en forme de diaphragme perforé à son centre. Enfin, il peut être disposé en forme de croissant, de telle sorte que la concavité du croissant regarde en haut vers la symphyse pubienne. Il est plus ou moins apparent chez toutes les femmes, et, quand il a peu de largeur, qu'il est très-extensible, il peut ne pas se rompre dans les approches et mettre un obstacle à l'accouchement. La présence ou l'absence de cette membrane ne peut pas être, comme on l'a pensé, le signe certain de la virginité ; car elle peut exister chez les femmes enceintes, et elle peut se déchirer, manquer, être détruite chez des filles dont la conduite ne peut être suspectée.

Les *caroncules myrtiformes* sont de petits tubercules rougeâtres, arrondis ou allongés, au nombre de deux. Ces tubercules, placés sur les côtés du vagin, sont le résultat des débris, de la déchirure de l'hymen. Les deux autres sont formés par les extrémités saillantes des parois postérieure et antérieure du vagin. Elles n'ont point de fonction et manquent souvent.

Entre la commissure postérieure des grandes lèvres et la membrane hymen, existe un espace, appelé *fosse naviculaire*, qui disparaît et s'efface après l'accouchement.

Le *vagin* est un canal qui s'étend de la vulve où il vient s'ouvrir, jusqu'au col de l'utérus, sur lequel il se continue en haut. Il est long de trois à cinq pouces (neuf à treize centimètres), courbé, de manière à être concave en haut et d'avant en arrière. Il est situé au-dessous de l'utérus, au-dessus de la vulve, derrière la vessie, l'urètre, la symphyse des pubis, et au devant du rectum.

La partie antérieure de sa surface externe est en rapport avec la vessie, à laquelle il adhère intimement vers son col, et avec le canal de l'urètre. La partie postérieure de cette surface externe est recouverte en haut par le péritoine; plus bas elle est en rapport avec l'intestin rectum, auquel elle adhère très-intimement par du tissu cellulaire très-serré; et plus bas enfin, au point où le vagin abandonne le rectum, il est en rapport avec le périnée.

Sa cavité est d'une inégale largeur. Plus étroite à son entrée, elle s'élargit plus haut, devient plus extensible dans son milieu. Elle se rétrécit en haut pour se porter sur le col utérin, autour duquel le vagin se continue en cul-de-sac.

Le vagin est formé d'une membrane muqueuse qui revêt toute sa cavité. Elle présente des plis transversaux sur sa face antérieure qui se recouvrent les uns les autres, d'autant plus larges et nombreux qu'ils sont plus près de l'orifice inférieur. Ils diminuent et disparaissent en arrivant au col utérin. Ces plis s'effacent pendant la grossesse, et disparaissent complètement après les accouchements multipliés.

Plus en dehors se trouve une membrane celluleuse serrée qui l'unit aux organes voisins et se continue en haut avec la couche superficielle de l'utérus. Près de l'orifice du vagin, il est entouré d'un tissu érectile, nommé le bulbe, d'un pouce d'étendue et de quelques lignes d'épaisseur, qui, dans ce point, donne à ce canal une coloration rougeâtre, pendant qu'au-dessus elle est d'un blanc grisâtre. Son entrée est de plus garnie de quelques fibres musculaires de chaque côté qui forment le muscle constricteur du vagin. Sur les côtés et en dehors du tissu érectile se trouve une glande, nommée vaginale, dont le canal excréteur vient s'ouvrir dans le vagin.

Le vagin est humecté par des mucosités sécrétées par des follicules situés dans son épaisseur, et par le liquide versé par la glande vaginale.

Des organes génitaux internes.

De la matrice ou utérus. — L'utérus est l'organe de

la gestation. Il est destiné : 1° à l'écoulement des règles;
2° à contenir pendant neuf mois le produit de la conception, 3° et à l'expulser de sa cavité, lors de l'accouchement. Il est creux, situé dans le bassin, derrière la
vessie, au devant du rectum. Il a la forme d'un cône,
dont la base est en haut et le sommet en bas. On lui
distingue une surface externe et une surface interne.

La *surface externe* présente : 1° une face *antérieure*
qui répond à la vessie dans ses deux tiers supérieurs et
lui adhère intimement dans sa partie inférieure ; 2° une
face *postérieure* qui répond à l'intestin rectum, dont
elle est séparée par les intestins grêles ; 3° trois bords,
dont un *supérieur*, légèrement convexe, répond aux intestins grêles, et deux *latéraux* qui servent à l'insertion
des ligaments larges et des ligaments ronds ; 4° trois
angles, dont deux *supérieurs* donnent naissance aux
trompes de *Fallope*; le troisième *inférieur*, saillant dans
le vagin, forme le col ou l'orifice externe de l'utérus.

Le *col utérin* n'est pas seulement formé par cette portion qui se trouve au haut du vagin, il s'élève beaucoup plus haut, et forme à peu près le tiers de la longueur de l'organe. Le point, où il se continue avec le
corps, est marqué au dehors par une légère dépression,
et en dedans par un rétrécissement circulaire. L'insertion
du vagin sur lui le partage en deux parties. L'une,
située dans le vagin, peut être vue, au moyen du spéculum, et atteinte par le doigt. L'autre, située au-dessus de l'insertion du vagin, ne peut être touchée. De
là deux portions bien distinctes : l'une *sous-vaginale*,
l'autre *sus-vaginale*.

La portion *sous-vaginale*, ou l'*angle inférieur* de la matrice, a été improprement appelée museau de tanche à cause de sa forme. Elle a un centimètre à un centimètre et demi de longueur. Chez les *vieilles femmes*, le col utérin a presque complètement disparu. Chez les *filles pubères*, il est conoïde, lisse, dur, rarement entr'ouvert, si ce n'est quelques jours après l'époque des règles. A l'extrémité libre de son centre, il y a une petite ouverture arrondie, déprimée en fossette, qui donne au doigt qui la presse une sensation, au dire de M. *Dubois* père, que l'on éprouve en pressant le bout du nez avec le doigt. Cette sensation tient à une ouverture qui divise le col en deux lèvres très-rapprochées l'une de l'autre : une lèvre *antérieure* plus courte, l'autre *postérieure* plus longue. Cette inégalité de longueur, plus apparente que réelle, tient à ce que le vagin s'insère plus haut en arrière qu'en avant. La fente qui les sépare a à peine un centimètre de longueur. Chez les *femmes qui ont eu des enfants*, le col utérin est plus court, moins conique ; les lèvres en sont écartées, plus distinctes, et la pulpe du doigt peut y être reçue. Il est souvent échancré et le siége d'inégalités qui tiennent à la cicatrisation des déchirures qui surviennent pendant l'accouchement.

La *surface interne* de l'utérus présente un rétrécissement qui la divise en deux cavités : l'une du corps et l'autre du col. Ce rétrécissement forme l'orifice interne du col de l'utérus. Il répond à la dépression externe dont j'ai parlé.

La *cavité du corps* est plus large. Elle est de forme

triangulaire et pourrait contenir la phalange du petit doigt. Elle se termine en haut et sur les côtés par deux orifices en forme d'entonnoir qui conduisent dans les trompes dé *Fallope*. En bas, elle se continue avec le col.

La *cavité du col* présente un canal allongé, renflé en forme de fuseau, dans son milieu. Sur la partie moyenne des deux faces correspondantes, on voit deux crêtes médianes : l'une antérieure, l'autre postérieure. De ces crêtes partent des plis transversaux, placés les uns au-dessus des autres, qui tous se rendent sur les bords latéraux. Ces plis sont séparés par des sillons peu profonds. On y voit, en outre, de petites vésicules du volume d'un grain de millet, formées par des follicules dont l'ouverture est oblitérée et distendue par du mucus, que *Naboth* a appelé les œufs de la femme. Tout cela constitue ce qu'on a nommé l'arbre de vie. Ces follicules du col sécrètent, pendant la grossesse, une grande quantité de mucus épais, qui, en se concrétant, forme une sorte de tampon qui bouche l'angle inférieur de l'utérus. Le passage de la cavité du col utérin dans celle de la cavité du corps est marqué par la cessation de ce qu'on a appelé l'arbre de vie et par un bord frangé, irrégulier, déchiqueté, dû à l'absence de l'épiderme dans la cavité utérine et à la modification que la membrane muqueuse éprouve dans la cavité du corps.

L'organisation de l'utérus doit être étudiée dans l'état de vacuité et en état de plénitude.

Dans l'état de vacuité, son tissu est d'une couleur

grise bleuâtre, résistant, criant sous le scalpel, sans trace apparente de fibres ; parsemé çà et là de vaisseaux entr'ouverts, qui donnent autour d'eux la coloration bleuâtre. Il n'est, pour ainsi dire, alors qu'à l'état rudimentaire, et n'acquiert son complet développement que dans l'état de grossesse. C'est alors qu'il faut l'étudier pour apprécier sa structure.

Dans l'état de plénitude, ce tissu a changé d'aspect : il est rouge, formé de fibres distinctes, molles, allongées, réunies entre elles par un tissu cellulaire mou. Elles sont alors douées de la propriété de se contracter.

On y distingue trois membranes : 1º le péritoine ; 2º une membrane propre ; 3º une muqueuse.

1º A l'extérieur, le *péritoine* recouvre l'utérus dans toute son étendue. Il est plus adhérent vers le fond et sur le milieu des faces que sur ses bords, où les deux feuillets qui l'ont recouvert en avant et en arrière se réunissent pour former les ligaments larges. La membrane péritonéale libre et lisse, humectée par de la sérosité, est partout en rapport avec elle-même par sa face externe. Elle est unie à l'utérus par sa surface interne, au moyen d'une couche cellulo-musculaire fine qui se prolonge dans les ligaments larges et leur donne leur résistance.

2º Au-dessous du péritoine, se trouve le tissu *propre* de l'utérus, qui est de nature musculaire, comme le prouvent la fibrine qu'il contient et la contractilité dont il est doué. Pour apprécier sa véritable nature, on doit l'étudier pendant la grossesse. Alors ces fibres, qu'on ne pouvait distinguer pendant la vacuité, s'allongent, se dessinent, deviennent rouges, sont rassemblées en faisceaux. Ces fibres forment deux couches distinctes : l'une superficielle, l'autre profonde. La première est plus épaisse que la seconde, et entre elles deux se trouve un grand nombre de vaisseaux veineux. La direction de ces fibres est très-différente, et souvent elles sont inextricables. Dans sa couche superficielle et sous le péritoine, on voit sur les deux faces une bande de fibres longitudinales, large de trois travers de doigt, qui viennent se perdre dans le col. Quelques-unes de ces fibres se prolongent sur le vagin. Sur les côtés sont des fibres transversales. Elles fournissent des prolongements qui s'étendent sur les trompes, les ligaments ronds et celui de l'ovaire. Des fibres obliques viennent entre-croiser celles-ci en différents sens. Sur le col utérin les fibres musculaires ont une direction circulaire, et sont entre-croisées avec les fibres obliques. A l'intérieur, on voit, à l'orifice interne du col, un bourrelet de fibres circulaires ; à l'origine des trompes de *Fallope*, elles sont concentriques les unes aux autres. Toutes ces fibres sont coupées en tous sens par d'autres fibres, de manière à ce qu'il soit difficile d'en reconnaître la direction. Quelques-unes, superficielles à une de leurs extrémités, deviennent profondes à l'autre. Disséminées dans tous les sens, elles sont disposées aussi heureusement que possible pour que leur contraction diminue la capacité de l'organe, en rapprochant énergiquement vers le centre tous les points de sa cavité.

Elles sont toutes réunies entre elles par du tissu cellulaire, rendu mou, friable, rougeâtre, par la grossesse.

La membrane muqueuse utérine a une face *externe* extrêmement adhérente au tissu propre, une face *interne* libre, criblée de pertuis visibles à la loupe, qui lui donnent l'aspect poreux.

L'organisation de cette membrane n'est bien connue que depuis les travaux de M. *Coste*, et le mémoire de M. *Robin*, publié en 1848. Si, comme la muqueuse des autres organes, celle de l'utérus doit protéger les tissus sous-jacents par sa présence ou par ses produits, elle a de plus qu'eux, pour fonction, de recevoir l'œuf humain, de le nourrir. De là les modifications qu'elle a éprouvées dans son organisation, pour la fonction spéciale qu'elle avait à remplir.

Dans la cavité du corps et dans l'état de vacuité, la muqueuse utérine est pâle, décolorée, adhérente. Dans son milieu et à son fond, elle forme à peu près le cinquième de l'épaisseur de l'utérus, pendant qu'elle s'amincit vers les trompes et le col : quand on divise l'utérus, sa muqueuse paraît composée de lamelles pressées et appliquées les unes contre les autres. Cette disposition contraste avec celle du tissu propre de l'utérus dont les fibres sont entre-croisées irrégulièrement. Elle est d'un rouge vif à l'époque des règles, et d'une couleur grisâtre pendant le repos. Elle se modifie pendant les règles et la grossesse. Nous étudirons ces modifications plus loin.

Il y a dans son épaisseur des glandules en grand nombre, flexueuses, vermiculaires, de deux à trois millimètres de longueur. Elles commencent en cul-de-sac sur le tissu propre, se continuent en se renflant et en devenant flexueuses, et se terminent par une ouverture étroite qui donne à la muqueuse son aspect poreux.

En outre des éléments communs à toutes les muqueuses, M. *Robin* a démontré de plus, dans la muqueuse utérine, l'existence d'un tissu, nommé fibroplastique, qui ne se trouve que dans les tissus anormaux où dans ceux en voie de cicatrisation. La présence de ce tissu dans un organe sain est un fait bien remarquable, qui se rattache, sans aucun doute, à la régénération de la muqueuse après l'accouchement.

Dans la *cavité du col*, la muqueuse présente une organisation différente. Elle est très-adhérente, non poreuse, lisse, non lamellée, recouverte d'un mucus clair, filant, fourni par les follicules et les glandes de *Naboth*.

Dans l'état de vacuité, les artères de la matrice sont à peine visibles et plissées sur elles-mêmes ; mais, dans la grossesse, elles deviennent plus apparentes. Il y en a de deux sortes : les unes, nommées *ovariques*, vont se distribuer sur son fond où elles s'anastomosent avec celles du côté opposé, et en même temps envoient des branches descendantes sur ses faces et sur ses bords. Les autres, appelées *utérines*, se distribuent autour de l'orifice interne du col, et s'anastomosent entre elles et les branches inférieures des ovariques.

Les veines plus volumineuses, plus nombreuses, se rendent dans la rénale gauche ou la veine cave inférieure.

Les nerfs viennent des plexus ovariques et de la moelle épinière. Il est douteux qu'ils arrivent dans la portion sous-vaginale du col utérin.

Des ligaments de l'utérus.

1° La matrice est fixée dans la position qu'elle occupe par des ligaments de différente nature. Les *ligaments larges* sont deux expansions du péritoine qui, partant des bords latéraux de l'utérus, se rendent sur le détroit supérieur et les fosses iliaques. Ils sont formés de deux feuillets de cette membrane. Celui qui a recouvert la face antérieure de l'utérus et celui qui en a tapissé la face postérieure se portent sur les côtés de cet organe, abandonnent ses bords, se touchent et s'adossent sans se confondre. Ils forment différents replis qu'on a nommés *ailerons*, replis qui renferment d'autres organes dont nous allons parler. N'étant pas intimement unis ensemble, ces deux feuillets péritonéaux s'écartent facilement, de sorte qu'au fur et à mesure que, dans la grossesse, l'utérus se distend, il vient se placer entre ces deux feuillets et en est toujours recouvert. Ils reviennent sur eux-mêmes, quand, après la couche, l'utérus rentre dans son état de repos.

2° Les *ligaments ronds* ou antérieurs naissent des bords de l'utérus, un peu en avant et au-dessous de l'insertion des trompes de *Fallope*. Ils sont enveloppés par les ligaments larges. Ils se portent de bas en haut, de dedans en dehors, se rendent sur le détroit supérieur, croisent la direction de l'artère épigastrique, et vont sortir du ventre par le canal inguinal. Après s'être divisés en cinq ou six branches, en forme de patte d'oie, ils se fixent dans le mont de Vénus, les aponévroses de la cuisse et les grandes lèvres. Ils sont pleins, formés de fibres détachées de la couche superficielle de l'utérus, du volume d'une plume de poule, d'un gris rougeâtre.

3° Il y a en outre des ligaments appelés *utéro-vési-caux* et *utéro-sacrés*. Les premiers partent du tissu de l'utérus et vont à la face postérieure de la vessie. Les seconds partent de l'utérus pour se rendre en arrière sur le sacrum. Ils sont recouverts par le péritoine, et deviennent saillants en écartant avec la main les deux organes l'un de l'autre.

Les *trompes de Fallope* sont deux canaux placés dans l'aileron antérieur du ligament large. Elles naissent de l'angle supérieur de l'utérus de chaque côté. Elles ont cinq à six travers de doigt de long, sont flexueuses et creusées par un canal très-étroit qui peut à peine admettre une soie de sanglier. On distingue deux extrémités : l'une *interne* naît de l'angle supérieur de l'utérus; l'autre *externe*, libre et flottant, s'évase en se portant en dehors, et forme ce qu'on a appelé le *pavillon frangé*. Ce pavillon est découpé en cinq ou six languettes de longueur inégale. Ces franges sont libres, mais une d'elles, plus longue, plus large que les autres, adhère à l'ovaire. Elles sont formées de trois membranes. La plus externe est le péritoine. Au-dessous de cette membrane, le tissu devient rougeâtre, plus épais, plus dur. Il est formé des fibres musculaires de l'utérus qui, arrivées à l'angle supérieur, se prolongent en dehors. Ces fibres s'épanouissent dans chacune des languettes dont j'ai parlé, ce qui les rend contractiles. La cavité est tapissée par la membrane muqueuse qui vient de l'utérus. Ses fonctions sont d'envelopper l'ovaire pour recevoir l'ovule qui doit s'en détacher, et de le conduire dans la cavité utérine.

Les vaisseaux des trompes sont des branches des artères et des veines ovariques. Les nerfs viennent des plexus rénaux.

Les *ovaires* sont des corps chargés de sécréter les ovules. Ils sont situés sur les fosses iliaques dans les replis postérieurs des ligaments larges, au nombre de deux, un de chaque côté. Ils ont la forme d'une amande bosselée, un peu aplatie d'un côté à l'autre. Leurs faces et le bord supérieur sont lisses. Ils sont fixés aux parties voisines par le bord inférieur par lequel ils tiennent au péritoine, aux ligaments larges. Par leur extrémité externe, ils tiennent au pavillon frangé; par l'interne, ils se continuent avec le ligament de l'ovaire.

Le *ligament de l'ovaire* est un cordon de six centimètres de long, qui s'étend de l'angle supérieur de l'utérus, en arrière de la trompe, à l'extrémité interne de l'ovaire. Il est contenu dans l'aileron postérieur du ligament large. Il est formé du péritoine qui l'enveloppe, et, au-dessous de lui, d'un prolongement des fibres musculaires superficielles de l'utérus. Arrivé à l'ovaire, il s'épanouit sur lui. Ce ligament est plein, blanchâtre et fibreux.

L'ovaire est formé de trois parties : 1º du péritoine qui en forme l'enveloppe la plus externe; 2º d'une membrane fibreuse d'un blanc nacré, expansion du ligament de l'ovaire, résistante ; 3° d'un tissu *propre*, rosé pendant les règles, blanchâtre hors de ce temps. Il est formé par des fibres qui partent de l'enveloppe fibreuse, se portent dans différentes directions, et s'entre-croisent de manière à circonscrire des espaces dans lesquels se trouvent les vésicules de *de Graaf* ou vésicules *ovariennes*. Les ovaires reçoivent des artères nées de l'aorte, appelées ovariques. Leurs veines se rendent dans la veine cave inférieure. Les nerfs viennent du plexus rénal.

Les *vésicules ovariennes* sont sécrétées par l'ovaire et liées à la reproduction. Peu nombreuses avant la puberté, elles augmentent en nombre et en volume à cette époque. On peut en compter douze à quinze dans chaque ovaire. Elles disparaissent, se flétrissent, et l'ovaire diminue de volume, quand la femme a perdu l'aptitude à se reproduire. Ce sont elles qui, en grossissant et se rapprochant de la surface de l'ovaire, lui donnent l'aspect bosselé. L'une d'elles se rompt à chaque époque menstruelle. J'en parlerai plus loin.

Les vésicules ovariennes sont contenues dans le parenchyme de l'ovaire. Les unes sont profondes et petites ; les autres superficielles, plus volumineuses, se rapprochent de sa surface en grossissant, soulèvent les enveloppes de l'ovaire et forment relief. Elles ont deux membranes concentriques : l'une *externe* fibreuse, rétractile ; l'autre propre, *interne* molle, épaisse, pourvue de beaucoup de vaisseaux. Elles contiennent un liquide visqueux, coagulable, au milieu duquel se trouve l'ovule, ou l'œuf de la femme, qui est entraîné avec le liquide, quand la vésicule se rompt, et des granulations jaunâtres qui forment le disque proligère par leur réunion.

De la menstruation.

Chez la femme, la durée de la reproduction n'est pas égale à celle de la vie. C'est une fonction qui n'est que temporaire. Son développement commence à la puberté et s'annonce presque toujours par un écoulement sanguin, qui a lieu par la vulve et auquel on a donné le nom de *menstruation*, *mois*, *règles*.

La menstruation commence dans nos contrées vers l'âge de 14 à 16 ans, et quelquefois plus tard, pour cesser vers 45 à 50. Les femmes y sont soumises sur tous les points du globe, comme dans tous les degrés de civilisation. L'apparition des règles ne se fait pas brusquement; elle est préparée et annoncée à l'avance par des changements remarquables au moral comme au physique. Ces derniers nous occuperont seuls.

Ces changements s'annoncent d'abord par un accroissement et un développement plus rapide de toute l'économie. La jeune fille prend plus d'embonpoint, sa voix change de timbre et *mue*, comme on dit. Les glandes mammaires, qui étaient restées à l'état rudimentaire, se développent. Le bassin acquiert des dimensions qui le rende propre à l'accouchement; les hanches s'élargissent, les pubis deviennent plus saillants. Elle éprouve des tiraillements dans les reins, plus de lassitude en marchant, des essoufflements et des battements de cœur.

L'ovale inférieur de la face est d'une teinte plus pâle, qui tranche avec le reste de la figure. Après une durée plus ou moins longue de tous ces phénomènes apparaît l'écoulement sanguin. Cet écoulement une fois établi revient périodiquement et de mois en mois, ou du moins tous les vingt-sept à vingt-huit jours. La première apparition est suivie d'une seconde et d'une troisième. Mais, le plus ordinairement, cette régularité se suspend dans les premiers temps, pendant plusieurs mois, pour reparaître plus tard, et se continuer jusqu'à l'époque ou cette fonction devra définitivement cesser. Les maladies, la grossesse, la lactation la font suspendre pendant un temps plus ou moins long.

Cet écoulement sanguin et la puberté apparaissent plus à bonne heure chez les filles des villes, qui vivent dans le repos, font usage d'une nourriture succulente, dont l'éducation, les lectures, les spectacles, les réunions, les arts d'agrément ou d'imitation développent l'intelligence et l'imagination, que chez les filles de la campagne, dont le travail, la fatigue, une nourriture à peine suffisante, plus de simplicité dans les mœurs, un système nerveux moins excitable, retardent le développement. Les filles des pays du Nord sont souvent réglées après 20 ans, et celles des contrées chaudes de l'Asie, de l'Afrique, voient la puberté s'établir dès l'âge de 9 à 10 ans.

Les femmes d'un tempérament lymphatique, celles qui sont scrophuleuses ou atteintes de tubercules, maladives, se développent moins rapidement que les jeunes filles robustes. Il y a des femmes chez lesquelles

les règles ne s'établissent jamais. Celles-ci restent presque toujours stériles, quelques-unes sont cependant fécondes. Il y en a d'autres qui peuvent devenir mères avant l'apparition des règles. Ce sont là des exceptions.

La quantité de sang qui s'écoule à chaque époque varie aussi beaucoup; certaines femmes perdent peu, d'autres au contraire voient abondamment. Les unes ont leurs règles pendant deux ou trois jours, d'autres pendant sept à huit. La quantité peut varier entre quelques grammes et un demi-kilogramme. Le retour s'en fait, chez quelques-unes, tous les 15 à 20 jours; de sorte que si elles sont réglées pendant 7 à 8, elles n'ont que peu d'intervalle de repos. Ce sont les femmes maigres et d'un tempérament nerveux; celles qui ont de l'embonpoint perdent ordinairement peu.

C'est, en grande partie, du sang veineux, mêlé à quelques gouttes de sang artériel qui s'échappe dans la menstruation. Le premier jour c'est une sérosité rougeâtre, puis le second il se colore davantage, puis c'est du sang pur, et les jours suivants sa décoloration décroît dans le même ordre. Il contient de la fibrine qui a changé de nature par son mélange avec le mucus vaginal. M. *Mandl* a démontré que le mélange de la fibrine avec le pus ou le mucus empêchait la coagulation du sang *(l'Expérience).* A l'analyse microscopique, MM. *Donné* et *Müller* y ont découvert un grand nombre de globules sanguins. D'après M. *Donné,* son peu de coagubilité tient à l'acidité communiquée au sang qui est alcalin par le mucus vaginal, et cette plus ou moins grande coagubilité dépend de son mélange avec une plus ou moins grande quantité de ce mucus.

A l'époque de la menstruation, on voit se développer, chez les femmes robustes, tous les prodromes des hémorrhagies, frissons, horripilations, chaleur dans le ventre, tiraillements dans les lombes, accélération du pouls. Tous ces phénomènes cessent ou diminuent, quand apparaît l'écoulement.

Les nourrices ne conçoivent pas ordinairement pendant l'allaitement. Cependant cette fonction ne les en prémunit pas d'une manière constante. L'ovaire, après quelques mois de lactation, peut reprendre son activité chez quelques femmes nourrices. Chez les unes, l'activité imprimée à l'ovaire est assez grande pour rappeler la fonction dans toute son énergie; il y a alors évacuation de sang. Chez les autres, l'ovule se détache, sans qu'il y ait écoulement menstruel, à l'insu de la femme, et l'ovule peut être fécondé. D'ordinaire les nourrices ne deviennent pas enceintes, parce que la sécrétion abondante, qui s'opère dans les mamelles, détourne des organes génitaux, de l'ovaire, la nutrition, l'activité, dont ils jouissent hors de ce temps. Les ovules, ne se développant pas, ne se détachent pas alors de l'ovaire.

La cessation des règles suit la même marche, suivant les climats, le tempérament et toutes influences hygiéniques, que celles dont j'ai parlé, lors de leur apparition. C'est vers 45 à 50 ans qu'elles cessent de couler. Il y a d'abord des retards pendant un ou plusieurs mois, puis elles paraissent pour cesser ou disparaître aussi alternativement. Chez d'autres, il y a des hémorrhagies abondantes qui menacent les jours de la femme et reviennent assez fréquemment. C'est une époque féconde en réaction nerveuse et en maladies de tout genre. C'est pourquoi on a appelé cette époque, *âge critique.*

Pendant la menstruation, les organes génitaux deviennent un centre de fluxion qui entraîne dans chacun d'eux des modifications profondes dans leur organisme, qu'il me reste à faire connaître.

Dans la matrice de femmes qui s'étaient suicidées, ou qui étaient mortes accidentellement, pendant la menstruation, M. *Coste* a noté les changements suivants : La membrane muqueuse forme des plis ou des circonvolutions saillantes, molles, pressées, de manière à ne point laisser de vide dans la cavité utérine. On croirait cette membrane le siége d'une hypertrophie pathologique. La muqueuse reste toujours lisse et ne présente jamais de villosités. Ce sont surtout les tubes glandulaires qui sont augmentés de volume. Ils sont si nombreux et si multipliés que leurs orifices donnent à la membrane muqueuse l'aspect d'un crible. L'appareil vasculaire forme sous la muqueuse un réseau dont les mailles encadrent l'orifice des tubes glandaires. La membrane muqueuse en reçoit une teinte violacée; elle est comme tatouée et laisse écouler une gouttelette de sang. Çà et là il y a des ecchymoses en forme de plaques. D'autres fois des veines plus volumineuses se dessinent, et, quand elles s'ouvrent, le sang ruissèle dans l'utérus. D'ordinaire il ne s'échappe point par de larges déchirures, mais par des gerçures microscopiques, comme dans l'épistaxis.

Pendant que ces phénomènes si importants se passent, le pavillon de la trompe devient rosé, puis d'un rouge plus foncé. Les languettes du pavillon se contractent, se rapprochent de l'ovaire, l'embrassent, de telle sorte que, quand la vésicule ovarienne se déchire, le liquide et l'ovule qu'il entraîne sont reçus dans sa cavité, et de là, par des contractions de la trompe, portés dans la matrice. On ignore combien de jours met l'ovule, détaché de l'ovaire, pour se rendre dans l'utérus. Mais, par analogie avec ce qui se passe dans les femelles des animaux, on peut estimer qu'il met de six à huit jours.

Entre chaque époque menstruelle, les vésicules contenues dans l'ovaire vivent d'une vie latente. Mais, quand arrive la menstruation, sous l'influence, dit M. *Coste*, d'un travail qui s'accomplit dans le tissu de l'ovaire, l'une de ces vésicules devient plus volumineuse, se rapproche de la superficie. Elle proémine bientôt sous forme d'un mamelon à paroi demi-transparente, renfermant un liquide blanc, visqueux. Le tissu de l'ovaire se gonfle, devient rosé, puis d'un rouge plus intense. La vésicule refoule les tissus au-dessous d'elle en s'y creusant une cavité. Ses parois se distendant de plus en plus, elles cessent d'être transparentes; du sang s'infiltre entre leurs deux membranes. Le disque proligère, qui soutient l'ovule, le rapproche du point le plus saillant de la vésicule dont les parois s'amincissent. Les deux membranes de la vésicule ovarienne se déchirent les premières, puis le péritoine ensuite. La vésicule se rompt, laisse échapper le liquide qui entraîne l'ovule. L'un et l'autre sont reçus par le pavillon de la trompe. L'accroissement en volume tient uniquement à l'augmentation du liquide qui entoure l'ovule, et non à l'ovule lui-même.

Aussitôt que la vésicule ovarienne est vidée, la caverne se remplit d'une sécrétion plastique, filante, souvent colorée par le sang. Ses parois reviennent sur elles-mêmes par le retrait, l'élasticité de la membrane fibreuse, externe, de la vésicule ovarienne. En même temps l'interne, molle, obligée de suivre ce mouvement de retrait, se plisse sur elle-même, devient rougeâtre et s'épaissit. Ces plis forment des circonvolutions épaisses qui comblent la cavité de la vésicule, se touchent, et au moyen de la matière épanchée finissent par adhérer ensemble. Il y a là, d'après M. *Coste*, non-seulement une action mécanique, due au retrait du tissu fibreux, mais encore une action organique, qui produit la sécrétion de la lymphe plastique et l'adhérence des circonvolutions.

La membrane interne du follicule, en outre de beaucoup de vaisseaux capillaires sanguins qui la rendent rosée, contient encore dans son épaisseur un grand nombre de petites vésicules visibles au microscope, contenant des granules peu colorés, mais qui, par leur nombre et leur condensation, prennent une teinte jaune. Ce sont ces granules que l'on peut enlever de la membrane en la raclant, qui donnent à la cicatrice cette coloration qu'on a appelée *corpus luteum*. Pendant le travail de cicatrisation, on trouve une tumeur proéminente au-dessus de l'ovaire, plus volumineuse que lui; mais, après quelques mois, elle s'affaisse et ne forme plus qu'un tubercule dur jaunâtre et une dépression de même couleur.

Comme on peut le voir par ce que je viens d'exposer, les ovaires jouent le principal rôle dans les fonctions génitales. La menstruation, mais surtout la sécrétion des ovules, sont sous leur dépendance complète, absolue ; chez certains animaux, il y a une sécrétion particulière, et quelquefois des glaires colorés en rouge s'écoulent de la vulve, quand l'aptitude à la reproduction se réveille. Chez tous, l'apparition du rut a lieu, quand les vésicules ovariennes mûrissent. Tous les jours, dans nos basses-cours, on rend les femelles stériles en leur enlevant cet organe. Quand on enlève la matrice sans les ovaires sur les femelles des animaux, l'aptitude à la reproduction n'en persiste pas moins, parce que les ovaires continuent à sécréter des ovules. Mais, si on leur enlève les ovaires, comme on le fait tous les jours dans les basses-cours sur les truies, quoique la matrice reste, l'aptitude à la reproduction se perd, le rut ne se manifeste plus, parce que la cause initiale, la maturation, la sécrétion des ovules manque, et qu'elle est la cause déterminante des fonctions génitales. Il en est de même chez la femme, quand les maladies ont détruit ses ovaires.

De l'ovule.

L'ovule, ou l'œuf humain proprement dit, est contenu dans la vésicule ovarienne au milieu du liquide qui la distend ; c'est elle qui le sécrète. Il est soutenu et appliqué par le disque proligère contre le point de la vésicule ovarienne le plus rapproché de la surface externe de l'ovaire, là où la membrane devra se rompre. Il est formé : 1° d'une enveloppe *externe, membrane vitelline transparente*, close de toutes parts, qui forme le rudiment du chorion ; 2° du *vitellus* ou *jaune* formé d'une matière visqueuse, demi-fluide, et de granules jaunâtres que le liquide réunit ensemble ; 3° le vitellus contient la *vésicule germinative*, sorte de sphère transparente, aplatie, composée d'une enveloppe, d'un liquide incolore, et entourée par les granules du jaune. Pour voir tous ces objets, il faut se servir d'un microscope grossissant plusieurs centaines de fois. C'est cet ovule qui forme l'élément fourni par la femme pour la fécondation, et qui, quand il aura été animé par le germe mâle, constituera l'embryon.

Quelques mots sur la fécondation.

L'ovule a besoin de subir de nouvelles modifications pour le développement d'un être humain, et ces modifications vont lui être imprimées par la révivification qu'il subira au contact du germe mâle. C'est ce qui constitue la fécondation.

Ce germe est porté dans les organes de la femme sous la forme d'un liquide épais. Étudié au microscope, on voit nager au milieu de ce liquide deux ordres de corps : 1° des corpuscules allongés, toujours agités par un mouvement spontané. Ce sont des animalcules appelés zoospermes. Ils présentent une extrémité renflée et aplatie, et une autre terminée en pointe qui se perd insensiblement dans le reste du liquide. Le nombre en est très-grand ; ils jouissent d'une vitalité remarquable, sont animés de mouvements qui ne cessent que plusieurs heures après qu'ils sont au dehors. Ils vivent et se conservent dans le sang, l'eau, le lait, le pus, le mucus. Mais M. *Donné* a démontré que, quand le mucus vaginal est trop acide ou le mucus utérin trop alcalin, ces animalcules périssent aussitôt qu'ils sont mis en contact avec eux : ce qui est très-probablement une cause de stérilité ; une étincelle électrique traversant ce liquide les tue instantanément. Ils n'existent qu'à l'époque de la puberté, et cessent d'être visibles à l'âge où l'homme ne peut plus se reproduire. On ne les trouve plus dans le sperme de l'homme ou des animaux privés de testicules. Ce sont donc les zoospermes qui rendent le sperme fécondant. 2° Il y a de plus, au milieu de ce fluide, des granules arrondis, mais qui s'y trouvent, même lorsque les zoospermes manquent. Ces deux corps sont placés dans un liquide épais, lequel se délaye par son mélange avec d'autres fluides qui s'y ajoutent en traversant les conduits seminifères.

En dernière analyse, un ovule d'une part, des animalcules de l'autre, telle est la part fournie par l'un et l'autre sexe pour la génération. Pour que la fécondation ait lieu, ces deux produits doivent se mettre en contact, afin que le germe mâle puisse animer, vivifier le germe femelle. On a pu retrouver les animalcules dans l'utérus, les trompes de *Fallope*, et jusque sur l'ovaire.

On s'est demandé dans quel point des organes génitaux s'opérait la fécondation. Autrefois, en se fondant sur la préexistence des ovules, sur les grossesses extra-utérines ovarique et abdominale, sur les expériences de quelques

physiologistes, on avait prétendu qu'elle s'opérait sur
l'ovaire seulement. Mais depuis, ayant trouvé des ovules
et des animalcules spermatiques dans l'utérus et les
trompes des animaux sur lesquels on expérimentait, on
a admis que la fécondation se passait plus particulièrement dans la cavité utérine. Cette idée a été fortifiée dans
ces dernières années par M. *Pouchet* (*Théorie de l'ovula-
tion spontanée*).

Cependant il résulte des expériences de M. *Coste* que,
quelques heures seulement après que les œufs sont détachés de l'ovaire, ils présentent des signes évidents d'altération. Si donc les ovules s'altèrent si rapidement, ils
ne peuvent plus être susceptibles d'être vivifiés par le
fluide spermatique. La fécondation ne doit plus dès lors
pouvoir se faire que sur l'ovaire ou le pavillon frangé de
la trompe ; c'est-à-dire peu d'instants après qu'ils viennent de se détacher. Par conséquent, elle ne doit se
faire ni dans la trompe, ni dans la cavité utérine, quelques heures, et à plus forte raison après un séjour de
douze à quinze jours dans cette cavité, comme le soutient
M. *Pouchet*.

Les travaux de MM. *Bischoff* et *Barry*, qui, dans
leurs expériences, après avoir sacrifié des chiennes peu
d'heures après l'accouplement, ont rencontré des animalcules spermatiques dans les franges du pavillon de
la trompe ou sur l'ovaire, confirment sur ce point les
idées de M. *Coste*.

Le moment le plus favorable pour la fécondation est
donc celui où la vésicule ovarienne vient de se rompre,
c'est-à-dire à l'époque des règles, ou bien celui où

l'ovule, parvenu à maturité, proémine à la surface de l'ovaire. Quand, dans cette dernière circonstance, la fécondation s'opère, c'est que le rapprochement des sexes avance de quelques jours la rupture de la vésicule.

Cependant la fécondation peut se faire encore dans l'intervalle des règles et à des jours qui en sont éloignés, même pendant l'allaitement. Il se détache alors de l'ovaire des ovules qui ont mûri, et se sont séparés de l'ovaire, comme cela arrive aussi chez certaines femmes qui n'ont jamais été réglées. Ce sont toutefois-là des faits exceptionnels.

Il faut, comme condition essentielle, que l'ovule soit à parfaite maturité. Il résulte des expériences de MM. *Prévost* et *Dumas* que, toutes les fois qu'ils soumettaient, au contact du sperme, des œufs de grenouille, qu'ils avaient extraits de l'ovaire où ils étaient encore renfermés, ils échouaient complètement. Ils les fécondaient sûrement, au contraire, lorsque le contact n'avait lieu qu'après la ponte, qu'après une maturité parfaite.

Si on se demande quelle peut être l'action du germe mâle sur le germe femelle. Il est impossible de répondre à cette question. Nous ignorons quelle action moléculaire se passe au contact de ces deux corps. Il en est de même de beaucoup d'autres fonctions de notre économie. Nous en connaissons, nous pouvons en apprécier les conditions matérielles ; mais leur action intime, profonde, nous échappe complètement.

A. — DE LA GROSSESSE VRAIE.

De ses différentes espéces.

Chaque fois qu'un ovule fécondé est retenu dans le sein de la femme, il y a grossesse.

Ce produit porte le nom d'embryon, dans les trois premiers mois de la vie intra-utérine. Après cette époque, il prend le nom de fœtus, qu'il conserve jusqu'à la naissance. Il peut être retenu dans différents points des organes de la mère, et alors la grossesse prend différents noms.

La grossesse est *utérine*, normale, si l'œuf est fixé dans l'utérus.

Extra-utérine, anormale, si l'œuf est fixé dans tout autre point des organes maternels.

Hors l'état de gestation, il y a des états de la femme qui simulent la grossesse, et, sous ce rapport, elle a été divisée en vraie et en fausse.

La grossesse *vraie* est celle dans laquelle l'utérus contient un fœtus.

La grossesse *fausse* est cet état dans lequel existe le plus grand nombre des signes de la grossesse, sans qu'il y ait eu fécondation.

La grossesse est *simple*, s'il n'y a qu'un seul fœtus. *Multiple*, quand il y en a deux ou un plus grand nombre. Enfin, elle est *compliquée*, si, avec un enfant, il y a une maladie de la mère qui puisse simuler la grossesse.

On divise les signes de la grossesse, en signes *incertains* et en signes *certains*.

Les signes *incertains* de la grossesse sont ceux qui, étudiés isolément, ou réunis ensemble, ne peuvent porter une conviction assez profonde dans l'esprit, pour permettre de dire, sans crainte de se tromper, qu'il y a réellement grossesse. Chacun de ces signes ou tous ensemble, se rencontrant dans différentes maladies de la femme, ils ne peuvent servir à faire distinguer les maladies, de la grossesse.

La *suppression des règles*, la *tuméfaction des seins* avec ou sans écoulement d'une *sérosité latescente par le mamelon*, la couleur plus foncée de l'*aréole* qui entoure le mamelon, sont les premiers signes qui d'ordinaire font présumer aux femmes qu'elles sont enceintes. Mais aucun n'annonce cet état d'une manière certaine ; tous se retrouvent dans beaucoup de maladies, comme dans tous les états qui simulent la grossesse. Les *nausées*, les *vomissements*, le matin surtout, le *ptyalisme*, les *goûts bizarres*, l'*appétence* pour des substances non nutritives, comme des *fruits non mûrs*, *de la craie*, *etc.*, *etc.*, ne l'annoncent pas davantage. L'utérus est lié par des sympathies si actives avec les autres organes, que tous peuvent être plus ou moins surexcités par les changements qu'il subit. Les *facultés affectives* et *sensoriales* sont altérées ou diminuées, au point que quelques femmes tombent dans un état voisin de la folie ; d'autres deviennent plus dévouées, plus affectueuses. Chez quelques-unes, l'*intelligence* s'obscurcit ; chez les autres, elle est plus vive. Les *mouvements* qui se passent dans le ventre, et que les femmes prennent pour ceux de leur enfant qui s'*agite* dans leur sein, sont loin d'être des signes positifs. Ces mouvements peuvent être dus à des gaz qui, distendant les intestins, roulent dans ces organes ; ou bien à des contractions des fibres utérines elles-mêmes distendues par d'autres causes, ou à des contractions partielles des fibres des parois abdominales. Les *mamelles* peuvent se distendre, sécréter du lait, le laisser échapper par le mamelon, à la suite des maladies de l'utérus. Les *sécrétions* sont augmentées et deviennent plus actives ; l'*expression* de la physionomie change ; *les yeux sont plus ternes* et plus enfoncés ; la face se couvre d'une sécrétion terreuse qu'on appelle le *masque*. Mais combien de femmes enceintes chez lesquelles ces signes ne se rencontrent jamais, ou de maladies dans lesquelles on les rencontre ! Cependant, quand tous ces signes sont réunis, ou quand les plus importants d'entre eux existent, le médecin ou la sage-femme doivent avoir la présomption de la grossesse ; ce qui les engagera à chercher ailleurs des signes plus sûrs, pour leur permettre d'arriver à constater la réalité de la grossesse.

Je ne saurai trop engager à ne pas s'en rapporter à ces signes trompeurs, si on veut éviter des méprises toujours nuisibles à la réputation.

Voici deux faits, tirés de ma pratique et rapportés brièvement, qui prouvent combien la vérité est difficile à découvrir :

« Une femme, *mariée* depuis un an, vint me consulter sur sa grossesse. Elle n'avait pas vu ses règles depuis huit mois ; son ventre était distendu ; ses seins, dont le volume avait augmenté, laissaient écouler une sérosité par le bout du mamelon. De temps à autre elle sentait, disait-elle, les mouvements de son enfant ; pendant la marche, elle avait la tournure d'une femme enceinte. La pesanteur des jambes, les nausées, les vomissements, etc., aucun signe n'y manquait. Mais cependant elle se sentait plus leste, moins pesante, disait-elle, qu'il ne lui semblait qu'elle devait être, ce qui la portait à consulter.

» Le toucher me permit de constater que l'utérus était moins développé qu'il ne devait l'être, à cette époque de la grossesse. Je ne pus constater le ballottement, signe qu'il n'est pas toujours facile ni possible d'acquérir. Jusque-là, j'étais encore dans l'incertitude. Mais je ne pus constater à l'auscultation les bruits du cœur du fœtus. Je voulus persuader à cette femme qu'elle n'était pas enceinte. Je ne pus y parvenir. Elle est venue me voir à plusieurs reprises et à des époques fort éloignées; elle a consulté plusieurs médecins, cherchant toujours à nous persuader qu'elle était enceinte; mais en vain. »

« Une dame fort respectable vint me conduire un jour une jeune fille de 19 ans, qui lui avait fait l'aveu qu'elle était enceinte, et me prier de la faire placer à la Maternité, pour ne pas rendre sa faute publique. J'interrogeai cette jeune fille, qui me dit qu'elle était seule domestique chez un homme veuf; que cet homme ne lui avait jamais tenu de propos déplacés, mais qu'à deux reprises différentes, et à des époques éloignées de quelques semaines, elle avait sentie une main qui se portait vers ses organes génitaux. Depuis trois mois passés, elle n'avait pas vu ses règles, elle manquait d'appétit; les seins étaient peu volumineux; le ventre se distendait, et sa ceinture s'élargissait. Elle avait quitté la maison de cet homme, où elle était bien placée d'ailleurs, persuadée qu'il l'avait rendue mère, et par conséquent déshonnorée. Après l'avoir questionnée et à plusieurs reprises, étant toujours invariable dans ses réponses, et reconnaissant, du reste, que cette fille n'avait pas d'idées bien nettes sur ce qui se passait, quand une femme devenait enceinte; l'air d'innocence, les pleurs de cette fille, son ingénuité, l'aveu spontané de sa faute, qu'elle se reprochait sans cesse, toutes ces circonstances me firent penser qu'elle pouvait avoir pris un breuvage ou des drogues propres à anéantir sa volonté. Mais rien dans ses réponses ne me permit de m'arrêter à cette idée. Enfin, pressée de questions, elle me dit qu'un jour, étant *seule* dans sa chambre, elle entendit *une voix* au fond de l'appartement, qui lui dit : *Tu es enceinte.* Cependant, elle était seule. Je crompris dès lors que cette fille avait des hallucinations mentales, et que la *voix* qu'elle avait entendue, comme la *main* de son maître qu'elle avait sentie se glisser sur elle, comme sa prétendue grossesse, étaient l'effet d'une aberration de ses facultés, et que cette fille devenait folle. Je déclarai qu'elle n'était pas enceinte. Ce qui se confirma. Dans ce cas, la grossesse était trop peu avancée, en supposant qu'elle fût réelle, pour que le toucher, l'auscultation, pussent éclairer mon diagnostic. Dans ces deux cas, on voit les circonstances les plus propres à induire en erreur : une femme mariée qui n'avait rien à cacher, et une jeune fille qui s'accuse avant qu'on ait pu la soupçonner, et cependant ni l'une ni l'autre n'étaient enceintes. »

Des signes certains de la grossesse.

Il y a deux signes *certains* de la grossesse. Ils peuvent s'acquérir de deux manières : 1° par le toucher; 2° par l'auscultation, l'ouïe.

1° Du toucher.

En accouchement le *toucher* consiste dans l'introduction du doigt dans le vagin, pour acquérir le signe du *ballottement*. On peut s'aider aussi, dans les cas difficiles, de l'exploration à travers la paroi abdominale, ou du toucher par l'anus, et combiner ensemble ces trois moyens.

Le toucher doit être pratiqué par la sage-femme dans bien des circonstances, autres que celles propres à acquérir le ballottement : 1° pour constater l'intégrité des organes génitaux externes, s'assurer qu'ils ne sont pas atteints de vices de conformation ou de maladies qui puissent mettre obstacle à l'accouchement; 2° pour explorer le bassin, reconnaître ou mesurer ses vices de conformation; 3° pour apprécier l'époque et les différents termes de la grossesse; 4° pour reconnaître les changements survenus dans l'utérus en se développant; 5° pour savoir si le travail commence et s'il marche régulièrement; 6° pour reconnaître les présentations et les positions du fœtus; 7° on touche, pour s'assurer si la délivrance est faite; 8° enfin, pour acquérir le *ballottement*, signe certain de la grossesse.

Il est utile et indispensable que la sage-femme, comme le médecin, prennent de bonne heure l'habitude de pratiquer le toucher des deux mains, pour explorer plus sûrement les organes et rectifier les incertitudes ou les erreurs que des recherches trop précipitées auraient entraînées. Avant de toucher, il faut avoir à la pensée les points sur lesquels doit porter l'exploration, pour n'en oublier aucun. C'est le moyen de rendre l'exploration plus courte et complète. Un examen trop long, fatigue ; trop rapide, il ne conduit à rien.

Le doigt qui pénètre dans le vagin doit être dépourvu d'anneau, et l'ongle arrondi et émoussé. Il sera enduit d'un corps gras pour le faire pénétrer plus facilement et se préserver de la contagion, dans certains cas. Les uns conseillent de fléchir les quatre autres doigts dans la paume de la main, et de tenir le doigt indicateur allongé. Les autres les tiennent tous étendus, mais de manière qu'en pénétrant dans les organes, le pouce vienne se placer au devant de la symphise des pubis, l'indicateur dans le vagin et les trois derniers doigts en arrière, dans le sillon qui sépare les fesses. Les deux méthodes sont bonnes. C'est celle dont on a acquis l'habitude qu'il faut préférer. Je me sers de préférence de la dernière. Je crois avec elle arriver plus haut dans certains cas difficiles.

La femme sera placée debout ou couchée. 1º Elle devra de préférence être *debout*, quand on voudra pratiquer le ballottement. Alors la femme sera placée contre un mur, un meuble, un corps solide ; la poitrine un peu inclinée en avant, afin de mettre dans le relâchement les muscles abdominaux. Pour pénétrer un peu plus haut, on placera le genou gauche en terre, si on touche de la main droite, et le genou droit sera demi-fléchi, afin que le coude de la main, qui doit pénétrer dans le vagin, puisse trouver un point d'appui sur le genou du même côté demi-fléchi. De cette manière, lorsque le col utérin ou la partie que l'on voudra atteindre seront élevés, le doigt pénétrera plus profondément, en soulevant sur sa pointe le pied qui repose sur le sol. La main restée libre sera placée sur le ventre de la femme, afin de déprimer sa paroi, de fixer le fond de l'utérus en le rapprochant du doigt explorateur. 2° Si la femme est couchée, elle fléchira la cuisse, afin que celui qui explore, placé du même côté du lit que la cuisse fléchie, puisse glisser sa main au-dessous d'elle, pour pénétrer dans les organes génitaux, en passant devant le périnée.

Pour acquérir le *ballottement*, le bout du doigt, étant appliqué sur l'utérus en dehors du col utérin, le soulève sans effort et est maintenu dans ce point sans abandonner l'utérus. Quelques secondes après, il reçoit l'impression d'un corps qui lui donne la sensation d'un choc léger. Il ne faut pas croire que l'impression ressentie par le doigt doive être forte. Loin de là, ce ne sera qu'une sorte d'ondulation perçue par lui. Quand l'utérus est peu développé, quand il y a peu d'eau, cette sensation peut être difficile à acquérir. Il est indispensable de s'exercer souvent à pratiquer le ballottement. Il se produit parce que le fœtus, renfermé dans la matrice, s'y trouve entouré d'une assez grande quantité de liquide. En imprimant avec le doigt un mouvement de soulèvement à l'utérus, l'enfant qui en occupe la partie la plus déclive, obéissant à l'impulsion que lui imprime le doigt, s'élève dans le liquide. Mais bientôt le mouvement étant épuisé, il gagne la partie la plus déclive, en vertu de sa pesanteur, retombe sur le bout du doigt et lui transmet la sensation dont j'ai parlé. Rien, dans quelqu'état que soient les organes génitaux de la mère, ne peut simuler ou produire une sensation semblable.

Dans les quatre premiers mois de la grossesse, il est impossible d'arriver à acquérir le ballottement, et, à une époque plus avancée, il est parfois difficile de le constater. Il faut donc mettre à profit, en s'y exerçant, toutes les occasions qui peuvent se présenter.

Dans les cas difficiles et douteux, dans ceux où on a besoin d'un diagnostic précis, on peut s'aider de l'exploration par le rectum et sur le ventre.

En portant le doigt indicateur droit dans l'anus pendant que la main gauche est fixée sur le ventre, on arrive plus haut que par le vagin ; on apprécie mieux la forme de l'utérus distendu, son volume. On peut l'explorer dans tous les sens et le fixer ainsi entre les deux mains. D'un autre côté, en plaçant la femme sur le dos, en lui faisant fléchir les cuisses sur le bassin et la poitrine en avant, afin de placer les muscles dans le plus grand relâchement possible, on pourra, soit en déprimant lentement et doucement la paroi abdominale vers le centre du détroit supérieur, soit en la déprimant avec les deux mains dans les fosses iliaques, ou dans tout autre sens, apprécier une tumeur dure et arrondie. Si alors les organes génitaux ne sont le siége d'aucun signe de maladie, on pourra arriver, par une étude et une analyse attentives, à s'assurer de l'existence de la grossesse.

2° De l'auscultation.

Il faut peu de temps pour s'habituer aux recherches que nécessite l'auscultation. Quelques soins et un peu d'attention suffisent pour arriver à acquérir cette habitude. J'y exerce très-promptement et sûrement les femmes de la campagne qui viennent étudier à la Maternité, et bien plus facilement qu'à acquérir la sensation du ballottement.

On peut faire ces recherches, lorsque la femme est debout, mais il est toujours mieux qu'elle soit couchée et couverte de sa chemise. Les oreilles ne doivent point être garnies de longs cheveux, ni de linges épais, comme les coiffures des femmes. On se sert le plus souvent du stéthoscope. Le bout de cet instrument, appliqué sur le ventre, doit y être fixé d'aplomb et tenu avec la main sans vaciller, sans que celle-ci ou quelque portion de vêtement froisse sur le tube de l'instrument ou le linge de la femme. L'oreille doit s'appliquer sur l'autre bout de l'instrument, de telle sorte que l'air ne puisse passer entre lui et l'oreille, ce qui empêcherait l'audition des bruits. Avec ces simples précautions, on arrive toujours à rencontrer les bruits que l'on cherche.

En appliquant l'oreille seule sur le ventre de la femme, on perçoit plus promptement ces bruits ; mais il est toujours préférable de se servir du stéthoscope et d'en acquérir l'habitude.

Le stéthoscope permet d'explorer toutes les régions

du ventre de la femme, les points déprimés comme ceux qui sont saillants ; de déprimer, s'il le faut, un des points de la paroi abdominale, pour se rapprocher des points où se passent le bruit; d'en circonscrire nettement l'intensité et la force, lorsqu'il n'existe que dans un point limité ; de se rapprocher davantage des pubis et des organes génitaux de la mère ; d'éviter les inconvénients de la mauvaise odeur que répandent les glaires qui s'écoulent de la vulve pendant le travail ; de ne blesser, en aucune manière, la pudeur de la femme.

L'oreille perçoit quatre bruits : le premier est dû aux *battements du cœur du fœtus*; le deuxième a reçu le nom de *bruit de souffle*; le troisième est dû aux *pulsations avec souffle du cordon ombilical*; le quatrième est dû aux *mouvements actifs* du fœtus. Les deux premiers sont seuls utiles au diagnostic de la grossesse.

1° Des doubles battements du cœur du fœtus.

Quand on ausculte avec soin le ventre de la mère, il est facile de rencontrer un bruit de battements. Ce bruit se passe dans le cœur du fœtus. Ces battements peuvent être perçus sur *tous les points du ventre*, excepté en arrière, où l'épaisseur de la colonne vertébrale et des parois abdominales ne permet pas de les trouver facilement. La mobilité du fœtus, au milieu de l'eau de l'amnios, fait que ces bruits ne sont pas toujours perçus au même point, ou que l'oreille ne les entend plus là où elle les trouvait forts et énergiques, quelques jours auparavant. Cependant, dans les deux derniers mois de la grossesse, on les trouve presque constamment dans le côté gauche ou droit de l'abdomen , et au même point.

Chaque battement du cœur est double et se compose de deux temps, séparés par un intervalle de repos très-court. Le premier est plus renforcé que le second, qui est plus clair, plus éclatant; on les a comparés, avec raison, au tic-tac d'une montre.

Ces bruits sont à leur origine très-faibles, difficiles à constater. C'est vers l'époque de *quatre mois et demi*, cinq mois, qu'ils deviennent percevables, quand déjà l'utérus forme un globe arrondi au-dessus du pubis. Ils sont alors très-rapides, très-précipités. Ils se renforcent, deviennent plus éclatants à mesure que l'enfant prend du développement. A six ou sept mois, ils ont acquis une grande force. Leur fréquence varie beaucoup ; leur fréquence et leur force varient même sous l'oreille qui les écoute; ils battent de 130 à 170 fois par minute; au delà de ce nombre, il est difficile de les compter. Ils ne sont jamais isochrones aux battements du cœur maternel.

Quelquefois ils se ralentissent ; puis, tout à coup, sans que rien puisse en rendre compte, ils deviennent plus précipités. Quelquefois ils sont éclatants, puis, quelques instants après, ils sont sourds et comme éloignés. Il y a une foule de nuances et de modifications que l'habitude apprend bien vite à saisir.

L'oreille ne les perçoit pas seulement dans le point correspondant vis-à-vis le cœur du fœtus; elle les entend aussi dans le lointain, pour ainsi dire, pour peu qu'elle soit exercée. Aussi, en plaçant le stéthoscope sur un point du ventre, on entend un battement faible, éloigné ; mais, en le transportant sur un autre point, le bruit disparaît où devient plus fort, suivant qu'on s'éloigne ou se rapproche du cœur du fœtus. Il y a cependant toujours un point où ces battements sont plus intenses, plus forts que partout ailleurs. Il faut souvent appliquer plusieurs fois le stéthoscope avant d'arriver au point précis où se trouve cette plus grande intensité ; là, les doubles bruits du cœur sont plus *vibrants*, plus *forts* que partout ailleurs. Ce point précis est très-utile à constater; parce qu'il sert de point de repère pour déterminer les rapports du fœtus avec l'utérus ; de même que leur *force*, leur *fréquence*, leur *régularité*, servent à faire apprécier l'état de santé ou de souffrance du fœtus, la probabilité de la conservation de son existence dans les accouchements périlleux, et à donner des indications précieuses au médecin.

Lorsqu'il n'a pas été possible d'apprécier ces battements sur un point du ventre, il n'est pas rare de les y trouver quelques heures ou quelques jours après. Les déplacements du fœtus, une anse d'intestin où circulent des gaz, interposée entre le fœtus et l'oreille, suffisent pour empêcher l'audition de ces bruits, que l'on retrouve aussitôt que les conditions sont changées.

Pendant le travail, au moment des contractions utérines, les battements du cœur diminuent de force; si ces contractions sont modérées, ces battements ne cessent pas d'être perçus; mais, si elles augmentent, ils finissent par disparaître et s'arrêter; puis, quelques instants après, ils annoncent leur retour par une sorte de fré-

missement, obscur d'abord, qui se régularise en se fortifiant ensuite, jusqu'à ce qu'ils aient repris leur force
normale, quand la contraction sera terminée. Il y a
même cela de remarquable, que le retour ou la réapparition de ces battements commence avant que la contraction utérine ait cessé. De sorte qu'on peut prédire,
sans crainte de se tromper, que la contraction va finir,
quand on commence à apprécier le retour de ces bruits.
Tous ces phénomènes sont bien plus remarquables après
la déchirure des eaux de la poche.

Les bruits du cœur du fœtus ne peuvent être confondus avec aucun autre bruit. Ils sont *doubles*, et ne
pourraient être pris que pour ceux du cœur de la mère.
Mais leur fréquence, qui est double de ces derniers, ne
peut jamais permettre de les confondre. Les excitations
de toute sorte, les troubles dans la circulation, les
émotions morales, qui ont une si puissante action sur les
mouvements du cœur de la mère, n'en ont jamais sur
ceux du fœtus.

Il faudrait donc une bien grande inattention pour confondre les bruits du cœur du fœtus avec ceux du cœur
de la mère. Cependant, dans les derniers mois de la
grossesse, lorsque l'utérus distendu touche le diaphragme,
il n'est pas rare d'entendre les bruits du cœur de la mère
transmis par l'utérus jusque vers l'entrée du bassin.
Mais on les distingue promptement, parce que ces derniers battements sont isochrones à ceux du pouls de la
mère, et qu'ils deviennent de plus en plus perceptibles et
intenses en approchant le stéthoscope de la base de la
poitrine.

Le murmure respiratoire produit par la dilatation des vésicules du poumon, et qui parfois s'entend sur le ventre de la femme, de même que l'instantanéité, l'irrégularité et la brusquerie des mouvements actifs du fœtus, ne peuvent être confondus avec les bruits du cœur de l'enfant.

Ils sont donc, par leur forme et leur fréquence, un signe *certain* de la grossesse, et, quand ils ont été perçus, rien ne peut faire douter de cet état. Ils se rencontrent souvent avant le ballottement, et sont plus faciles à constater. Il est moins pénible pour la mère de se soumettre à leur recherche, que de se soumettre à celle que nécessite le ballottement. Sous tous ces rapports, c'est un signe plus précieux que celui-ci. Mais il y a deux circonstances où le ballottement ne peut être obtenu. C'est : 1° quand il y a peu ou point d'eau dans l'amnios ; 2° quand il y a insertion du placenta sur le col utérin. L'épaisseur du placenta empêche le ballottement d'arriver jusqu'au doigt, et rend ce mode d'exploration sans résultat.

Utilité pratique de l'auscultation des bruits du cœur du fœtus.

1° Jusqu'ici, l'art ne possédait aucun moyen pour apprécier, d'une manière certaine, la vie ou la mort du fœtus. L'auscultation des bruits du cœur permet, au contraire, d'assurer que le fœtus vit, ou qu'il est mort.

2° Il n'y a aucun moyen bien certain de diagnostiquer à l'avance les grossesses doubles. L'auscultation servira à les faire reconnaître, comme je l'ai dit plus loin.

3° Elle sera aussi d'une grande ressource dans le diagnostic des grossesses extra-utérines.

4° On a essayé de remplacer le toucher par l'auscultation dans le diagnostic des présentations et des positions du fœtus, au moment de l'accouchement. L'expérience m'a appris que, dans les présentations du sommet, on arrive *sûrement* à reconnaître, à l'aide du stéthoscope, si l'occiput correspond à la moitié droite ou à la moitié gauche du bassin de la femme. Mais il est impossible de déterminer, si c'est le sommet ou la face qui s'engage.

On arrive à diagnostiquer sans difficulté les présentations de l'extrémité inférieure. Alors la plus grande intensité des battements du cœur du fœtus s'entend toujours sur un point élevé au-dessus du niveau de l'ombilic.

Les présentations du tronc ne peuvent être reconnues par l'auscultation.

Je peux, sans témérité, avancer que, bien qu'utile dans la détermination des positions du fœtus, l'auscultation ne remplacera jamais le toucher. Ces deux opérations se prêteront un mutuel secours pour arriver à un diagnostic plus certain ; mais le toucher sera toujours le guide le plus sûr dans le plus grand nombre des cas.

5° Dans les cas d'insertion du placenta sur le col utérin, on arrive par l'auscultation à déterminer, si c'est la tête ou le siége qui se présente, et, dans ces présentations, si c'est une première ou une seconde position. Par conséquent, on est conduit par elle à introduire la main gauche pour saisir les pieds, si c'est une première; et la droite, si c'est une deuxième position, pour pratiquer la version.

6° Il arrive quelquefois, même lorsque le travail est naturel, qu'il se prolonge assez pour faire craindre pour les jours de l'enfant, quand il n'y a aucune crainte pour ceux de la mère. L'eau de l'amnios est écoulée depuis longtemps, mais la tête descend lentement. Pendant les contractions, le fœtus, pressé de toutes parts par l'utérus, est comme roulé sur lui-même et diminué de volume; la circulation est gênée, souvent interrompue dans le cordon ou le placenta. Les jours de l'enfant sont alors dans le plus grand danger. Aucun signe jusqu'ici n'avait permis de reconnaître l'état de l'enfant dans cette position si pénible pour lui, d'autant plus que les efforts de la mère assurent un accouchement naturel. Autrefois le travail était abandonné à lui-même, et l'enfant naissait mort. Quand, avec le stéthoscope, on constate une diminution dans la fréquence des battements, de l'irrégularité, et qu'en même temps leur force, leur intensité décroissent, l'enfant ne tarde pas à succomber, si on ne se hâte d'appliquer le forceps.

7° Si la mère succombe pendant le travail de l'enfantement ou dans les derniers jours de la grossesse, l'audition *seule* des bruits du cœur pourra apprendre si l'enfant vit ou non, et si, pour sauver ses jours, le médecin doit pratiquer l'opération césarienne.

8° Dans certains rétrécissements du bassin, l'accoucheur peut se trouver placé dans la douloureuse nécessité de pratiquer sur un enfant vivant la céphalotomie. L'auscultation lui fournira à cet égard des renseignements certains.

9° De même, s'il faut pratiquer l'opération césarienne sur la mère vivante, la force, l'étendue, la régularité des mouvements du cœur de l'enfant seront un sûr garant qu'au moins, dans cette malheureuse occurrence, la vie de l'enfant est assurée. Ces signes feront connaître le moment précis où l'opération doit être faite, pour sauver les jours de l'enfant, si ceux de la mère sont compromis. (Il serait trop long d'énumérer tous les cas où l'auscultation pourrait devenir utile.)

Du bruit de souffle.

Il est un second bruit que l'oreille perçoit sur le ventre de la femme, et que à cause de sa ressemblance avec celui que produit un soufflet, on a appelé *bruit de souffle*. Il est moins utile que le premier.

C'est ordinairement sur les côtés, dans les fosses iliaques, qu'il est le plus intense, le plus constant, et qu'il faut le chercher pour le rencontrer plus sûrement. On le trouve aussi quelquefois vers la base de la poitrine. Il est bien moins commun de le rencontrer sur la ligne médiane, ou en se rapprochant de la ligne blanche, autour de l'ombilic. Tantôt on ne le rencontre que dans l'une ou l'autre fosse iliaque; plus rarement il manque dans les deux à la fois.

Quand une fois on a entendu ce bruit, on le reconnaît toujours. Tantôt il est fort, très-intense; d'autres fois il est faible, peu marqué, et cela non-seulement chez les différentes femmes et à des époques éloignées, mais encore chez la même femme et sous l'oreille même de celui qui l'écoute. Le souffle forme souvent un bruissement continu, mais sourd et prolongé, avec quelques saccades ou des renforcements qui lui donnent son caractère propre. D'autres fois, pendant ce même bruit, mêlé à lui et paraissant se passer dans le même lieu, il s'en produit tout à coup un second, sifflant et prolongé, comme musical, qui d'ordinaire dure peu. Dans le point où l'oreille le rencontre, il peut être masqué par des bruits de gaz qui se passent dans l'intestin. Ces bruits sont peu difficiles à distinguer.

Le bruit de souffle commence à être perçu vers quatre ou cinq mois, plus souvent après qu'avant cette époque. Il est d'autant plus énergique qu'il est perçu plus près du terme.

On entend le souffle pendant le cours du travail ; mais, pendant les contractions utérines, si elles sont faibles, il diminue et perd de son intensité. Si elles sont fortes et énergiques, au contraire, le bruit de souffle cesse, disparaît tant que dure la douleur. En tenant l'oreille appliquée sur le ventre, il reparaît faible, éloigné d'abord, mais de plus en plus fort, jusqu'à ce qu'il ait repris sa première intensité. Il reparaît avant la fin de à contraction. Son retour annonce que déjà les fibres utérines sont moins resserrées, quoique la douleur et les effets de la contraction semblent être toujours aussi marqués, aussi évidents.

Quand le fœtus a été expulsé de la cavité utérine, le bruit de souffle cesse, mais cinq à dix minutes plus tard, suivant en cela le resserrement de l'utérus sur lui-même. Il reparaît, et continue jusqu'à ce que le placenta ait été expulsé.

Le souffle cesse de nouveau après la délivrance : chez quelques femmes, pour ne plus reparaître; mais, chez quelques-unes d'entre elles, pour revenir pendant un, deux ou trois jours, suivant les circonstances, jusqu'à ce qu'il ait lentement et successivement disparu pour toujours.

Il est isochrone aux battements du cœur de la mère. Comme lui, il est influencé par les émotions morales, les excitations physiques.

Les premiers observateurs ont prétendu qu'il pourrait servir à prouver l'existence de la grossesse, à faire connaître le point d'insertion du placenta, et à fournir des moyens de reconnaître les maladies du fœtus et de ses annexes.

Malheureusement ces prévisions n'ont pu se réaliser, car le bruit de souffle se rencontre dans d'autres maladies : entre autres, dans celles où l'utérus acquiert un grand développement et une grande densité. Tous ceux qui s'occupent d'accouchement ont pu observer des malades où tous les signes de la grossesse existent avec bruit de souffle, moins les pulsations du cœur du fœtus. Il est évident que le souffle ne peut être un signe certain de grossesse. Cependant ce bruit fournit des renseignements précieux, et son absence bien constatée, après cinq à six mois, devrait faire éloigner l'idée de la grossesse.

Quel est le siége, le point de départ du bruit de souffle ?
— Le bruit de souffle n'a son siége ni dans la circulation placentaire, ni dans celle des veines qui vont du
placenta à l'utérus, ni dans celle des vaisseaux utérins eux-mêmes. Il est dû à la compression exercée par
la matrice sur les artères du bassin, ou la fin de l'aorte.
Ce qui le prouve, c'est : 1° qu'il ne devient percep-
tible que quand l'utérus est assez développé pour gêner
la circulation dans les iliaques ; 2° que, quand le fœtus
est mort, qu'il reste dans l'utérus et qu'il s'atrophie, le
souffle se rencontre encore quoique l'utérus soit réduit
souvent à une paroi d'enveloppe, et la circulation ramenée dans ses parois à ce qu'elle doit être pour sa
seule nutrition ; 3° que le souffle cesse aussitôt après l'expulsion du fœtus, parce que l'utérus qui vient de se
vider est mou, flasque, non resserré, ne peut comprimer les artères ; mais il reparaît cinq ou dix minutes
après, quand le tissu utérin s'est contracté, durci assez,
pour chasser le placenta et comprimer les artères ;
4° qu'après la délivrance, même phénomène : mollesse
des parois jusqu'à ce que le mouvement de retrait soit
opéré, et alors abscence du bruit de souffle ; puis, après
un temps variable, rétraction, durcissement des fibres
de l'organe, compression des artères, retour du bruit
de souffle ; 5° qu'il n'y a pas de communication *directe*
entre les artères utérines et les veines du même nom,
comme dans la varice anévrismale ; le bruit ne peut
donc être produit, ni par le froissement du sang contre
ses canaux, ni par le mélange des deux sangs poussés

par une impulsion différente ; 6° qu'on retrouve le même
bruit de souffle, quand l'utérus, distendu par un corps
fibreux ou par d'autres maladies de son tissu, comprime les artères du bassin ou la fin de l'artère aorte.

Du souffle ombilical.

Le souffle ombilical découvert par *Kennedy*, ayant
peu d'utilité en accouchement, je ne m'y arrêterai pas.

Des bruits dus aux mouvements actifs du fœtus.

Enfin, on entend encore des bruits brusques, saccadés,
qui sont dus aux mouvements du fœtus. Ces perceptions
n'auraient d'utilité qu'autant que la mère, ne les appré-
ciant pas elle-même, douterait de sa grossesse ou de
la vie de son enfant. Leur perception prouverait l'une
et l'autre.

Des signes propres à faire connaître l'époque de la grossesse où la femme est arrivée.

Dans les premiers mois de la grossesse, l'utérus se
développant autant par l'épaississement de ses parois
que par l'augmentation de sa cavité, son poids l'entraîne vers la vulve. La face postérieure se distend plus
que l'antérieure. J'ai vu chez deux femmes de la même
famille, et à la deuxième grossesse, le col utérin faire
saillie entre les grandes lèvres pendant la marche, et
seulement dans le deuxième mois.

Vers le troisième mois, son fond s'élève vers le détroit supérieur, en suivant l'axe de ce détroit. J'ai
trouvé deux fois la portion vaginale du col allongée,

comme si elle avait été effilée. L'utérus comprime la vessie en avant, le rectum en arrière, rend plus fréquentes les envies d'uriner, et augmente la constipation si habituelle chez les femmes enceintes.

A quatre mois, la matrice proémine au-dessus du détroit supérieur. A cette époque, et même dès le milieu du troisième mois, le toucher abdominal peut aider à faire reconnaître la grossesse. En faisant coucher la femme, les épaules élevées, les cuisses fléchies sur le ventre, pour mettre la paroi du ventre dans le relâchement, en déprimant avec les deux mains cette paroi, on arrive à trouver au niveau ou au-dessus des pubis le fond de l'utérus. De quatre à cinq mois, le ballottement, les bruits du cœur du fœtus, le bruit de souffle, les mouvements actifs du fœtus sont perceptibles, mais faibles et précipités.

C'est ordinairement entre le quatrième et le cinquième mois, quand la mère ne les a pas appréciés plus tôt, que ces mouvements actifs deviennent sensibles. Faibles d'abord et comparables à des gaz qui roulent dans l'intestin, ils deviennent plus secs, se dessinent mieux, au point que plus tard ils s'apprécient à la main et à l'œil. Chez quelques femmes, ils sont pénibles, douloureux, suivant le degré de leur sensibilité. Il y a des fœtus qui n'exécutent jamais de mouvements, ou du moins des mères qui ne les perçoivent pas.

A cinq mois, le fond de l'utérus se rapproche du niveau de l'ombilic, dont il est éloigné de deux travers de doigt. Le col, plus en arrière et plus haut, est moins accessible. Le souffle est plus évident ; les bruits du cœur plus nets, plus forts, surtout à la fin du mois.

A six mois, le fond de l'utérus s'élève au niveau de l'ombilic et le dépasse. Il est déjeté en avant par l'angle sacro-vertébral, en même temps qu'il s'incline à droite ou à gauche : neuf fois sur dix à droite.

Jusqu'ici l'ampliation de l'utérus s'est faite au dépens de la cavité du corps. Vers la fin du sixième mois, c'est la cavité du col qui à son tour va se développer. En même temps le col s'arrondit et s'épaissit en devenant plus mou. Chez les femmes enceintes pour la première fois, les deux lèvres du col se rapprochent, et l'ouverture du col devient circulaire. Chez celles qui ont eu plusieurs enfants, il est entr'ouvert, plus mou. Le col se raccourcit et s'évase en haut d'une manière plus ou moins rapide et régulière, variable chez les différentes femmes.

On avait encore admis que la dilatation du col se faisait, d'une manière régulière et graduelle, de l'orifice interne vers l'externe, de haut en bas ; ce qui est vrai quelquefois. Mais, d'après M. *Stolz*, il en est autrement dans bon nombre de cas. D'après ses idées, chez les primipares, l'orifice interne ne s'ouvre qu'à la fin du neuvième mois, et l'orifice externe s'en rapproche, au contraire, par la disparition de la cavité intermédiaire qui s'évase en s'agrandissant, au fur et à mesure que les deux orifices se rapprochent. Ce qui se passe dans l'insertion du placenta sur le col justifie cette manière de voir. Chez celles qui ont eu des enfants, au contraire, dont l'orifice externe est déjà béant, celui-ci s'évase le premier, et l'interne ne s'ouvre que quand le travail commence. Ainsi la disparition du col ne se fait pas toujours de la même manière.

A sept mois, le fond de l'utérus est à deux ou trois travers de doigt au-dessus de l'ombilic. Le col n'offre plus que deux à trois lignes de longueur. Le segment inférieur de l'utérus plus élargi vient reposer sur le détroit supérieur qu'il couvre. On peut déjà reconnaître la tête, quand elle se présente. Quand c'est une autre portion du fœtus qui s'engage la première, cela est bien moins sensible.

A huit mois, le fond se rapproche de l'appendice xiphoïde. Le col a deux lignes de longueur, est beaucoup plus haut et plus en arrière. Souvent les lèvres s'entr'ouvrent déjà. A huit mois et demi, ce n'est plus qu'une dépression circulaire qui permet de toucher l'œuf. Le segment inférieur dilaté et aminci descend dans l'excavation du bassin, permet quelquefois de reconnaître les sutures, la position du fœtus.

A neuf mois, le col est effacé; mais quelquefois aussi il est encore saillant et ne disparaît que dans les premières douleurs. Le haut du vagin se dilate, les glaires sont plus abondantes, le ventre s'affaisse, et bientôt va commencer le travail.

Des changements ou modifications qui surviennent dans l'utérus pendant la grossesse.

L'organisation de l'utérus se dessine mieux pendant la grossesse. Le sang, affluant de toutes parts pour la nutrition du fœtus, les vaisseaux, les veines surtout, augmentent considérablement de volume. Les artères ne se déplissent pas autant qu'on l'a dit. Les vaisseaux lymphatiques forment des canaux de la grosseur d'une petite plume à écrire. Les nerfs y sont plus volumineux. C'est surtout la fibre propre de l'utérus, dont la nature musculaire se dessine mieux. De jaune grisâtre, et sans fibres bien apparentes, ce tissu devient rouge. Des fibres allongées et contournées, longues, distinctes, s'y développent, douées de propriétés nouvelles et manifestement contractiles. Ce sont ces fibres, dont la nature musculaire se décèle en se développant, qui se contractent au terme, pour chasser de la cavité utérine le produit de la conception. Les fibres celluleuses qui les réunissent, plus molles, plus distinctes, deviennent plus apparentes. L'augmentation de la capacité des vaisseaux, la plus grande quantité de sang qu'ils contiennent, le plus gros volume des nerfs, rendent compte de l'élévation de la température de l'organe, de la sensibilité, comme des sympathies plus vives qui l'unissent aux autres organes de l'économie.

Ses propriétés doivent suivre les changements survenus dans sa structure. Sa sensibilité et ses sympathies sont devenues plus actives, comme je le disais tout à l'heure. Hors le temps de la grossesse, cet organe reste inerte, pour ainsi dire, ses fonctions consistant à verser du sang de mois en mois. Mais, pendant la grossesse, les sécrétions sont bien plus actives. Les follicules mucipares, devenus plus volumineux, et recevant plus de sang, sécrètent des mucosités, des glaires en plus grande quantité. C'est surtout le col de l'utérus qui est le siége de cette fonction véritablement excessive. Mais la plus remarquable de toutes est celle d'entrer en contraction.

Les modifications plus profondes, imprimées par la grossesse à la muqueuse utérine, seront étudiées en parlant des membranes de l'œuf.

De l'influence de la grossesse sur les organes voisins.

Les changements que nous avons remarqués dans l'utérus, s'ils sont les plus importants, ne sont cependant pas les seuls qu'il soit nécessaire d'étudier. Il en survient de non moins utiles à connaître, dans les organes voisins, à la suite des connexions étroites qui existent entre eux et l'utérus.

L'utérus, s'abaissant à la fin de la grossesse, raccourcit le vagin, qui en même temps se dilate à sa partie supérieure, pour loger le segment inférieur de la matrice, distendu par l'œuf. Quand, vers le quatrième ou le cinquième mois, l'utérus s'élève dans l'abdomen et dépasse le pubis, le vagin se trouve tiraillé ; les plis de sa face antérieure s'effacent à la fin de la grossesse.

En prenant plus de volume, l'utérus écarte les deux feuillets des ligaments larges, et vient se loger entre eux. Tiraillés par cette distension, ils s'appliquent sur les côtés de l'organe, au lieu de rester horizontaux, et entraînent nécessairement avec eux les trompes et l'ovaire. Ce n'est pas seulement en s'écartant l'un de l'autre, que les deux feuillets de ces ligaments logent l'utérus ; ils se distendent, s'allongent en tous sens, et participent aux mouvements d'accroissement imprimés aux organes génitaux. Les ligaments ronds deviennent plus volumineux, plus rouges ; les fibres musculaires qui les forment, sont plus apparentes et se dessinent mieux. Des accoucheurs y ont plus d'une fois noté des mouvements de contraction.

La vessie est entraînée au-dessus du détroit supérieur. Le canal de l'urètre, qui suit ce mouvement, remonte derrière le pubis où son orifice, caché derrière lui, devient plus difficile à rencontrer.

Le rectum ne recevant plus l'impulsion du diaphragme se laisse distendre par les matières fécales, ce qui donne lieu à la constipation. Les intestins grêles, refoulés, soulevés, ne remplissent qu'incomplètement leurs fonctions. L'estomac, gêné dans sa distension, troublé dans sa digestion, devient le siége de fréquents vomissements pour se débarrasser des aliments qu'il contient.

Le diaphragme, refoulé dans la poitrine, s'oppose à la dilatation des poumons. Les fonctions de la respiration et de la circulation sont troublées. De là des palpitations du cœur, la fréquence des inspirations, les dyspnées.

La peau du ventre, distendue, s'éraille et forme ces vergetures et ces teintes d'un blanc plus mat, disposées en zig-zag, qui ne s'effacent jamais. Ces lignes, d'un blanc mat, se prolongent sur la peau des cuisses, et quelquefois jusque sur les lombes. Elles résultent des tiraillements auxquels la peau a été soumise, pour prêter à l'ampliation du ventre. Les aponévroses de la ligne blanche se sont écartées. L'anneau ombilical, refoulé de dedans en dehors, s'élargit ; il proémine de plus en plus, et forme une hernie ombilicale. Les fibres des muscles de la paroi du ventre s'éloignent les unes des autres, sont écartées, comme celles qui forment la trame d'une toile tiraillée, et qui cède inégalement ; elles soutiennent d'une manière insuffisante et irrégulière les intestins, et donnent lieu à des éventrations.

La pression exercée par l'utérus sur les vaisseaux de l'excavation du bassin, gênant la circulation des fluides sanguins et lymphatiques, devient cause des engorgements des extrémités inférieures, des œdêmes de la vulve, et des varices énormes, qui sillonnent parfois les cuisses de quelques femmes. J'en ai vu sur le ventre et jusque sur la base de la poitrine.

Les articulations du bassin, ramollies par les fluides qui affluent de tous côtés vers cette cavité, deviennent plus lâches, moins solides. De là cette gêne dans la marche, qui fait que les femmes se fatiguent au plus léger mouvement, ou produit la claudication dans les derniers temps de la grossesse.

Les mamelles se préparent à la fonction qu'elles doivent remplir après l'accouchement. Elles augmentent de volume. Le mamelon devient plus saillant, l'aréole qui l'entoure plus foncé. Elles sécrètent un fluide séreux, jaunâtre, qui s'écoule par le mamelon, tache le linge. J'en ai vu être le siége d'inflammations, d'abcès, de gerçures, pendant le travail préparatoire.

B. — DE LA GROSSESSE DOUBLE, MULTIPLE.

Nous manquons de signes positifs, certains, propres à faire connaître, s'il y a deux ou un plus grand nombre d'enfants dans l'utérus. On a regardé comme signes de ces sortes de grossesse l'existence des varices, l'œdême des grandes lèvres ou des membres inférieurs, la dyspnée, la dysurie, la difficulté de marcher, et, pendant le travail, la forme aplatie de la poche des eaux, les lenteurs des contractions, l'élévation du fond de l'utérus.

Il faudrait n'avoir vu qu'un bien petit nombre de femmes enceintes, pour admettre la valeur de ces signes, et ne pas savoir qu'ils se rencontrent chaque fois que le ventre est un peu distendu, et même quand il l'est peu, ou qu'il n'y a qu'un seul fœtus. J'en dirai autant des signes tirés de la forme du ventre, moins saillant, offrant dans son milieu une dépression longitudinale dans les grossesses doubles, des mouvements fréquents presque continus, qui se font sentir des deux côtés du ventre et dans des points éloignés.

Le toucher, dans les derniers mois de la grossesse, ne sert pas davantage à éclairer la question; car, malgré la distension du ventre, le ballottement serait à peine sensible, si, avec le fœtus, il y avait dans la matrice un corps solide. De même, il ne serait perçu qu'une seule fois et en un seul point, si les deux amnios étaient placés l'un au-devant de l'autre, ou l'un au-dessus de l'autre, ou s'ils communiquaient ensemble, ce qui a lieu souvent.

L'audition des bruits du cœur du fœtus dans deux points éloignés ou différents, donnant, dans ces deux points, avec une égale intensité et par minute, un nombre de pulsations différentes, sera le seul signe qui pourra faire connaître les grossesses multiples. Cependant, leur absence ne prouverait pas que la grossesse ne serait pas double.

C. — DE LA GROSSESSE EXTRA-UTÉRINE.

On nomme grossesse *extra-utérine*, celle dans laquelle l'œuf fécondé se développe en dehors de l'utérus. Il y en a quatre espèces principales, auxquelles on peut rapporter quelques variétés :

1º La grossesse *ovarique*, celle dans laquelle l'ovule s'est fixé à la surface de l'ovaire, ou dans la cavité de la vésicule ovarienne.

2º La grossesse *abdominale*, celle dans laquelle l'ovule, après avoir été fécondé sur l'ovaire ou dans le pavillon de la trompe, a glissé dans la cavité du ventre. C'est l'une des plus fréquentes. L'œuf peut se fixer dans tous les points de cette vaste cavité. Mais le plus ordinairement il vient se rendre dans le cul-de-sac qui se trouve entre la matrice et le rectum.

3º La grossesse *tubaire*, dans laquelle l'œuf s'arrête dans le tube de la trompe de *Fallope*, est aussi fréquente.

4º La grossesse *interstitielle*, celle dans laquelle l'ovule se place et se développe entre les membranes qui constituent l'utérus, ou au milieu même de ses fibres. On n'a pas pu encore expliquer d'une manière rigoureuse le mode de développement de cette singulière variété de grossesse.

Il est difficile de préciser les causes qui produisent les grossesses extra-utérines. On conçoit cependant que,

si la fécondation a lieu au moment où la vésicule ovarienne se rompt, l'ovule puisse se greffer sur l'ovaire au
point même où la rupture s'est opérée, ou dans la cavité
que le liquide écoulé laisse vide, et où l'ovule peut
être retenu; que, si le pavillon de la trompe était induré,
dévié, adhérent, malade, il n'envelopperait pas l'ovaire
suffisamment au moment de la fécondation, et laisserait
échapper l'ovule fécondé; de là, la grossesse abdominale;
que, si le tube de la trompe de Fallope est dévié, oblitéré, ulcéré, malade, l'ovule ne puisse pas arriver
dans l'utérus, ou que les contractions antipéristalliques
de ses fibres, au lieu de le diriger vers cet organe, le
retiennent dans ce tube ou le portent vers le pavillon
frangé; dans tous ces cas, dis-je, il y aura grossesse extra-
utérine. *Astruc* et quelques auteurs ont admis que des
causes morales, comme la crainte de la surprise, du
déshonneur, la frayeur vive, profonde, lors de la fécondation, pouvaient troubler assez profondément l'organisme, pour produire ces sortes de grossesse, en modifiant le jeu des organes.

Ce ne sera qu'en comparant les signes que l'on pourra
recueillir, avec ceux de la marche régulière de la grossesse, que l'on arrivera à diagnostiquer la grossesse
extra-utérine. Mais, dans beaucoup de cas, le diagnostic pourra rester indécis jusqu'à la fin.

Pendant les quatre ou cinq premiers mois, il n'y a
pas de signes qui puissent nous apprendre à connaître
les grossesses extra-utérines; car tous les signes rationnels,
incertains de la grossesse ordinaire, peuvent exister dans
celles-là. Ainsi les règles peuvent se supprimer ou con-

tinuer de couler ; les nausées , les vomissements , le
ptyalisme se montrer ; les seins sécréter du lait, le
ventre se distendre, etc., etc. Le toucher nous apprend
que l'utérus s'abaisse, puis se distend, augmente de
volume, que le col peut se ramollir, comme dans la
grossesse utérine.

En effet, on voit le plus ordinairement dans ces sortes
de grossesse, surtout dans celles où l'ovule s'est arrêté
sur quelques points des organes génitaux ou dans leur
voisinage, l'utérus devenir le siége d'une activité nouvelle, ses membranes éprouver les changements que
j'ai notés en parlant de la grossesse, sa membrane muqueuse s'injecter, ses plis, ses circonvolutions augmenter et combler sa cavité et plus tard se détacher,
en sorte qu'il est difficile de les distinguer d'une grossesse normale, et de les reconnaître dans les premiers
mois.

Mais à cinq mois, plus tôt ou plus tard, la marche
différente de la grossesse extra-utérine va nous permettre d'acquérir quelques signes qui pourront nous
aider à la distinguer de la grossesse véritable. L'utérus
cesse, à cette époque, de se développer, et souvent même
il diminue de volume, pour se rapprocher de son état
normal. Son col reste ordinairement dévié, déplacé,
mais il ne change ni de longeur, ni de forme, et le
toucher alors, et à plus forte raison plus tard, permet à
peine de rencontrer l'utérus modifié et même ayant déjà
perdu le volume qu'il avait quelques semaines auparavant.

L'ovule en prenant de l'accroissement refoule les

organes voisins, rejette l'utérus dans un point ou dans l'autre, ce qui peut encore dévier le col. Le ventre ne prend pas sa forme régulière. Il présente une saillie qui s'accroît sans cesse, plus oblongue, plus écrasée, plus bosselée, ou bien placée plus haut ou plus bas que dans la grossesse utérine. Au travers des parois moins épaisses du kyste, la main apprécie, distingue mieux les différents points du corps du fœtus. Les bruits de son cœur plus rapprochés de l'oreille sont plus intenses, plus vibrants qu'ils ne le sont, à cette époque, au travers de l'utérus. Il y a plus rarement bruit de souffle.

Quand le kyste est développé entre l'utérus et le rectum, ou la vessie, en outre de la compression qu'il exerce sur ces organes, dont il trouble les fonctions, cette position permet d'acquérir de nouveaux signes, qui ne se trouvent pas dans la grossesse. Le doigt peut constater que ce kyste fait saillie dans le rectum ou dans le haut du vagin, et permet d'acquérir alors le signe du ballottement. Mais ce qui nous apprend à distinguer ce signe de celui qui se passe dans l'utérus, c'est qu'en même temps le doigt touche l'utérus assez peu développé et dévié, qui a changé de place. Après six mois, le col ne se raccourcit pas, pour s'effacer complètement plus tard, ne s'entr'ouvre, ni se ramollit, comme dans la grossesse véritable, après cette époque. Il sera quelquefois possible, à l'aide de tous ces signes, ou de quelques-uns d'eux seulement, d'établir un diagnostic certain, en les comparant avec ceux de la grossesse, à la même époque, et en comparant l'état actuel de l'utérus, sa forme, sa position, son développement, avec ce qu'il

devrait être à l'époque où est arrivée la grossesse, constatée par les bruits du cœur du fœtus ou le ballottement.
Mais une circonstance fort remarquable, c'est qu'il se
déclare à la fin une sorte de travail. Il survient des douleurs assez fortes, le col se dilate, des mucosités sangui-
nolentes s'écoulent, de véritables contractions ont lieu,
ce qui peut encore obscurcir le diagnostic.

1° Le plus ordinairement, quand l'ovule est greffé
sur l'ovaire ou fixé dans la trompe ou au milieu des
fibres de l'utérus, ces parties se prêtent, s'étendent pour
l'envelopper ; mais, après deux, trois mois au plus tard,
ces tissus se déchirent tout à coup, ne pouvant plus se
dilater, se distendre. L'œuf passe dans le péritoine,
quelquefois dans l'utérus même, et la mère meurt au
milieu de vives douleurs, des convulsions, des lipothi-
mies et d'une hémorrhagie que rien ne peut arrêter.

2° D'autres fois les tissus sur lesquels l'œuf est fixé, ne
pouvant suffisamment fournir à la nutrition du fœtus,
il meurt ; quelquefois même ce n'est qu'au terme. Alors
le kyste se resserre, revient sur lui-même. Les parties
molles du fœtus sont absorbées, ou bien il dégénère en
une substance crétacée ou en gras de cadavre, et est
confiné dans un point du ventre de la femme sans troubler son existence. Des femmes sont de nouveau devenues mères dans cet état.

3° Si le kyste a contracté des adhérences avec le rectum
ou la vessie, la paroi abdominale, le colon ou l'estomac,
l'inflammation peut donner lieu à un abcès, qui, en
venant s'ouvrir dans un de ces organes, donne issue aux
débris du fœtus. Si l'ouverture du kyste dans le haut du

vagin, dans le cul-de-sac qui le sépare du rectum ou dans l'intestin rectum lui-même, est large, et si les débris peuvent s'écouler librement, la mère pourra encore guérir. Ce bienfait sera plus fréquent et plus sûr, s'il contracte des adhérences et s'il vient s'ouvrir sur la paroi abdominale.

La mère échappe bien rarement aux formidables accidents que ces différentes terminaisons font naître. Mais, en supposant que cela fût, comme on en a rapporté des exemples, la fièvre qui se développe, l'inflammation qui s'étend aux parties voisines, amènent plus ou moins rapidement une terminaison fatale, ou la malade tombe dans le marasme, épuisée par l'abondance de la suppuration.

4º Le kyste qui contient le fœtus peut, au terme ou à peu près, se rompre tout à coup, le fœtus passer dans la cavité du péritoine. S'il vit, il faut se hâter de sauver les jours de l'enfant en pratiquant sans retard la gastrotomie.

La grossesse extra-utérine est donc l'un des plus formidables états qui puissent se montrer chez une femme; et à quelque époque de la grossesse que la sage-femme la reconnaisse où la *soupçonne*, son devoir est de prévenir la famille, de faire appeler un médecin, qui aura à examiner s'il doit pratiquer la gastrotomie, et à quelle époque; s'il devra pratiquer des débridements sur l'ouverture fistuleuse, quand celle-ci n'est pas assez large pour donner une issue facile et prompte au pus et aux os, ou s'il devra pratiquer des incisions pour vider le kyste qui fait saillie dans le haut du vagin ou dans le rectum ; dans toutes les occurrences, se tenir prêt à agir, suivant les circonstances et suivant les cas qui pourraient se présenter au moment de l'accouchement ou des accidents qui surviendraient.

D. — DE LA FAUSSE GROSSESSE.

La fausse grossesse est cet état dans lequel se développent les symptômes les plus ordinaires, les plus apparents de la grossesse, sans qu'il y ait d'œuf fécondé. Elle est le résultat de maladies, siégeant dans le système génital, qui simulent trop souvent la grossesse, et dont je dois donner une analyse, afin que la sage-femme puisse s'en faire une idée nette et précise, et apprendre à éviter des erreurs de diagnostic, hélas! trop fréquentes.

Je dois dire d'abord qu'il y a une grande difficulté, sinon une impossibilité absolue à distinguer la grossesse véritable, pendant les quatre ou cinq premiers mois, de certains états maladifs ; et qu'à une époque plus avancée, il y a bien des précautions à prendre pour ne pas commettre d'erreurs. Les fausses grossesses peuvent donner lieu à des questions d'une grande difficulté comme d'une grande portée.

A. — Des môles.

La cause la plus fréquente des fausses grossesses est celle qui est produite par la présence des môles. Il y en a deux espèces : 1º la môle, produit de la génération ; 2º la môle, développée en dehors de cet état.

1º La *môle de génération* est la plus fréquente des

deux espèces. Lorsqu'un œuf fécondé a été déposé dans l'utérus, après un temps plus ou moins long, l'embryon peut mourir, être absorbé, disparaître, ou quelques-unes de ses membranes peuvent s'altérer, devenir malades, sans que l'avortement se soit effectué. Elle se présente sous deux formes : la môle *hydatique* et la môle *charnue*.

La *môle hydatique* est le résultat de la dégénérescence des éléments du placenta et surtout des villosités du chorion. Ces villosités, renflées à leur sommet, forment une quantité innombrable de petites vessies transparentes, attachées, au moyen de filaments déliés et ténus, sur le placenta dégénéré, où elles se rangent comme les graines d'un raisin sur leur grappe. En raison de leur forme, on les a appelées *hydatides en grappe*. Le pédicule est tantôt rameux, tantôt simple. Les unes sont grosses comme des têtes d'épingle, les autres comme des lentilles, des cerises. Elles n'ont point de vaisseaux. Au-dessous d'elles, le tissu placentaire est facile à reconnaître à son aspect rougeâtre, celluleux, gorgé de sang, à une cavité contenant du liquide où était placé l'embryon. Cette espèce d'hydatide peut acquérir un volume considérable. J'en ai reçu une contenant un fœtus de deux à trois mois, dont la masse remplissait une cuvette ordinaire. Tantôt l'embryon a disparu complètement, d'autres fois on le retrouve au milieu d'une cavité. La môle hydatique provoque ordinairement l'avortement ; mais quelquefois aussi elle peut aller jusqu'au terme et au delà. On trouve parfois des vésicules isolées, volumineuses. Elles ont la même origine, mais elles se sont presque toujours détachées de la masse principale.

La *môle charnue* prend les formes les plus variées, et peut égaler ou dépasser de beaucoup le volume de la tête d'un fœtus. Après la mort de l'embryon, qui disparaît presque toujours par absorption, quand il meurt dans les premières semaines, les membranes peuvent rester dans l'utérus, continuer à y vivre, à s'y développer en se roulant sur elles-mêmes, de manière à former une cavité centrale remplie de liquide. Le placenta végète, pour ainsi dire, s'hypertrophie autant par le développement de son tissu celluleux, que par l'imbibition des fluides qui y arrivent.

2° La deuxième espèce de *fausse môle*, bien plus rare que les deux précédentes, est formée ou par des caillots devenus fibrineux par leur séjour dans l'utérus, ou par des produits dus à des débris, à l'exfoliation de la muqueuse pendant la menstruation, qui, séjournant dans la cavité utérine, ont mis cet organe en action, de manière à faire développer tous les signes de la grossesse.

B. — Fausse grossesse par rétention de liquide.

Pour que cette variété de la fausse grossesse, ainsi que la suivante, se développe, il faut deux conditions : 1° que la sécrétion de l'utérus soit augmentée ; 2° que le col utérin soit oblitéré, fermé assez pour que les produits ne puissent s'écouler au dehors.

Dans l'état de vacuité, la cavité utérine est le siége

d'une sécrétion de mucosités peu abondantes, propres à empêcher ses parois d'adhérer entre elles. A la suite de quelque altération de sécrétion de la muqueuse ou de causes dont il est difficile de se rendre compte, il arrive que cette sécrétion peut être surabondamment augmentée, qu'il y ait hypersécrétion. Dans l'état sain, le mucus qui mouille la cavité utérine s'écoule dans le vagin par l'orifice du col. S'il est fermé, les mucosités s'accumulent dans l'utérus, le distendent, le font proéminer de manière à faire croire à une véritable grossesse. Dans cette variété de la fausse grossesse appelée *hydromètre*, l'utérus peut rester distendu pendant toute la vie de la femme. Mais il arrive plus souvent que le ventre s'affaisse lentement par l'écoulement du fluide par le col, dont les lèvres sont écartées ; ou qu'il s'affaisse brusquement par l'écoulement d'un flot de liquide, comme je l'ai observé une fois. Ce liquide est ordinairement plus limpide, moins filant que le mucus qui mouille les parois de l'utérus.

C. — Fausse grossesse par rétention de gaz.

Au lieu de liquide, il peut s'accumuler des gaz dans l'utérus, sécrétés par la membrane muqueuse, absolument comme ils le sont par la muqueuse intestinale. Retenus dans sa cavité, ils peuvent s'y accumuler et la distendre, comme cela a lieu dans l'hydromètre. Seulement il faut remarquer que, l'utérus étant distendu par des gaz, la femme se sent moins pesante que dans la grossesse vraie, quelle que soit la distension de l'utérus ; et que, quand le col oblitéré vient à donner passage aux gaz, ils s'échappent quelquefois avec bruit. Dans ces deux variétés, la dilatation de l'utérus, et surtout de son extrémité inférieure, se fait d'une manière plus prompte et plus uniforme que dans la grossesse. Souvent aussi cette dilatation diminue et augmente de temps à autre.

D. — Fausse grossesse par altération des parois de l'utérus.

Cette variété de la fausse grossesse est celle qui est la plus dangereuse pour la femme. Elle résulte de tumeurs, de dégénérescence des parois de l'utérus ou des ovaires, dont on ne peut pas toujours apprécier la nature. Ces tumeurs distendent plus lentement la cavité utérine, et font développer les signes les plus ordinaires de la grossesse vraie. Les règles sont quelquefois supprimées, mais le plus souvent il survient de temps à autre des écoulements sanguins, d'une manière régulière, ou de véritables hémorrhagies, sans retour fixe. Le toucher permet de trouver le segment inférieur de l'utérus, distendu par un corps qui remplit complètement le détroit supérieur, comme le ferait la tête d'un fœtus à terme. L'utérus est aminci, et, en le soulevant avec le doigt, on trouve son poids augmenté. En palpant l'utérus sur l'abdomen, on le trouve dur, mais, quelquefois aussi, bosselé, irrégulier. A l'auscultation, on trouve un bruit de souffle évident, facile à constater, souvent plus intense que celui de la grossesse. On doit se prémunir contre une erreur facile, dans ce genre de fausse grossesse. Lorsque l'utérus, distendu par une tumeur, s'élève jusqu'au diaphragme, le bruit du cœur de la mère peut être transmis à l'oreille de l'observateur, et jusqu'au niveau du détroit supérieur, par la densité de la tumeur même, et faire croire que ces battements doubles sont ceux du cœur de l'enfant. Mais on évitera l'erreur, en comptant ces pulsations. On trouvera qu'elles battent, dans une minute, le même nombre de fois que celles du pouls de la mère, tandis que les pulsations du cœur du fœtus sont près du double plus fréquentes, loin d'être isochrones. J'ai pu en reconnaître et en voir plusieurs de cette sorte, et offrant cette particularité.

E. — Fausse grossesse nerveuse.

Une des formes les plus fréquentes des fausses grossesses est celle appelée *nerveuse*. Elle se montre chez les femmes d'un tempérament nerveux, qui sont irritables, chez celles qui se marient tard, et désirent vivement avoir des enfants, ou qui, arrivant à l'âge de retour, ayant perdu ceux qu'elles possédaient, sans espoir fondé de réparer leur perte. On la voit se développer encore chez les femmes que leur imagination vive et exaltable rapprochent beaucoup de la folie. *Schmitz* en rapporte bien des exemples ; tous les praticiens en ont observé ; mais il y en a peu de plus remarquable que celui publié par M. *Tardieu*, dans les *Annales d'hygiène*. J'en ai un actuellement sous les yeux, qui ne manque pas d'analogie avec celui rapporté par ce médecin.

Quelle que soit la cause qui fasse naître un pareil état, il s'annonce par une réunion de symptômes bien propres à le faire confondre avec la véritable grossesse. L'état maladif, dans lequel se trouve l'utérus, s'annonce pres-

que toujours par la suppression des règles. Ces hémorrhagies irrégulières, qui se montrent surtout dans les
dégénérescences de l'utérus, se voient aussi dans certaines grossesses, dont le cours n'est pas pour cela troublé.
Les nausées, les vomissements, le ptyalisme, les douleurs
de reins, la distension des mamelles avec écoulement
séreux par le mamelon, l'augmentation graduelle du
volume du ventre, se prêtent à la même remarque. Les
muscles qui forment la paroi abdominale, ou même les
fibres de l'utérus, se contractent involontairement, brusquement, çà et là et partiellement, de manière à rendre
appréciables, à la main et aux yeux, des mouvements
analogues à ceux d'un fœtus, et à ne pas permettre de
doute, pour la mère, sur la certitude d'une grossesse.
Le trouble des facultés intellectuelles, comme celui des
sécrétions qui fait naître ce qu'on appelle le *masque*, le
développement du segment inférieur de l'utérus reconnaissable au toucher, le souffle placentaire, etc., etc.,
tous ces signes se retrouvent dans la vraie comme dans
la fausse grossesse. Tous ces signes réunis peuvent faire
tomber dans de graves erreurs.

Mais un phénomène bien singulier, tant, en pareille
circonstance, l'incertitude peut se prolonger et les
bizarreries s'accumuler, est encore souvent observé. A
l'époque du terme si impatiemment attendu, on voit des
femmes souffrir, éprouver tous les symptômes d'un prochain accouchement; le col utérin se dilater, l'utérus se
durcir et se contracter, des glaires teintes de sang
mouiller le vagin; puis, après quelques heures ou quelques jours d'un tel état, tout rentrer dans l'ordre et

commencer les déceptions de la mère, comme celles plus inexcusables de la sage-femme ou du médecin qui se seraient laisser tromper.

Cependant, en observant ce qui se passe, avec soin et sans idées préconçues, on peut trouver entre ces deux états (entre la grossesse vraie et la grossesse fausse), quelques dissemblances qui doivent au moins commander le doute, et faire suspendre le jugement. Les femmes, qui ont eu déjà des enfants, disent souvent que, quoique persuadées qu'elles sont enceintes, il y a cependant une différence d'avec leurs grossesses antérieures, que celle-ci ne ressemble pas aux premières.

Le ventre s'est ordinairement distendu plus rapidement et moins régulièrement. Chez d'autres, quoique restant toujours développé, il s'affaisse de temps à autre, et diminue, pour augmenter quelques heures ou quelques jours plus tard. Quand l'utérus n'est pas distendu par une tumeur, malgré le développement du ventre, la femme marche mieux, est plus agile que dans la vraie grossesse. N'ayant pas à contrebalancer le poids d'un fœtus qui l'entraîne en avant, la tête, le haut des épaules, ne sont pas autant déjetés en arrière. Souvent, dans la grossesse nerveuse surtout, l'utérus n'est pas développé. Il faut donc chercher des symptômes plus certains que ceux indiqués jusque-là. Ces signes sont le *ballottement* et le bruit du *cœur du fœtus*.

Le ballottement n'est pas un signe toujours facile à acquérir, il faut plus d'habitude pour le percevoir aux différentes époques de la grossesse, que n'en ont le plus grand nombre des sages-femmes. D'ailleurs, il peut lui-

même manquer quelquefois, quand il y a beaucoup
d'eau dans l'utérus, ou quand celle-ci est très-peu
abondante, comme quand le placenta est greffé sur le
col utérin.

Le second, le bruit du cœur du fœtus, ne manque
jamais quand celui-ci est vivant, et de cinq à neuf
mois il est facile de le trouver. Mais pour cela, il faut
s'être exercé à le rechercher, et je répète, ici, que rien
n'est plus facile que d'en acquérir l'habitude. Le bruit
de souffle ne peut entraîner aucune certitude pour le
diagnostic de la grossesse.

Ainsi, on ne devra *jamais* assurer qu'il y a grossesse,
quand on n'aura pas constaté le *ballottement* ou les
doubles bruits du cœur du fœtus. Chaque fois que l'on sera
consulté, à plusieurs reprises, par la même femme, il
faudra rechercher ces deux signes, ou au moins l'un
d'eux ; car, malgré la certitude d'une fausse grossesse
acquise précédemment par des recherches nécessaires, la
femme pourrait être devenue enceinte dans l'intervalle,
et alors le diagnostic se trouverait erroné, si cette précaution n'avait été prise.

La recherche du ballottement, comme l'auscultation
des bruits du cœur du fœtus, seraient encore les seuls
signes propres à faire reconnaître les grossesses compli-
quées, à les distinguer des états maladifs de l'utérus qui
accompagnent la grossesse. L'erreur serait ici plus facile
et moins fâcheuse.

CHAPITRE II.

Modifications imprimées à la muqueuse utérine par la fécondation.

Les travaux de M. *Coste* ont démontré que la membrane, connue jusqu'à ces derniers temps sous le nom de *caduque*, n'existait pas en tant que membrane de nouvelle formation, et que celle décrite sous ce nom n'était que la muqueuse utérine elle-même, développée, modifiée par la gestation.

Lorsque la fécondation a eu lieu, cette membrane forme des lamelles plus saillantes, plus pressées que pendant la menstruation, de manière à remplir toute la cavité qu'elle tapisse. Les orifices des glandules sont beaucoup plus apparents, ce qui lui donne un aspect plus poreux; les vaisseaux artériels, veineux, plus injectés. Elle est cependant lisse et polie et laisse libres les orifices des trompes et du col utérin.

Lorsque l'ovule est poussé de la trompe dans l'utérus, il pénètre au milieu des lamelles pressées de la muqueuse, qui le soutiennent mollement et le fixent dans un point très-limité. Ces lamelles, qu'il déprime, s'accroissent sans cesse, végètent autour de lui, finissent par l'envelopper, en fermant derrière l'œuf toute communication avec le reste de la cavité de l'organe.

En ouvrant alors la cavité que l'ovule s'est formée en s'enveloppant de ces lamelles, on peut y étudier deux feuillets distincts, quoique continus :

1° L'un, fixé ordinairement au fond de l'organe, dans le point où se développera plus tard le placenta, a reçu le nom de feuillet *utéro-épichorial* ou de *caduque inter-utéro-placentaire.* Ce feuillet est formé par les lamelles ou circonvolutions de la muqueuse, refoulées par l'ovule au fur et à mesure qu'il grossit et profite, et appliquées, pressées ainsi les unes contre les autres. Dans les premiers temps, ce feuillet est très-hypertrophié, parcouru par une grande quantité de vaisseaux. On y voit des lacunes très-irrégulières, plus grandes et plus profondes que sur le feuillet épichorial. Il est en contact avec les villosités choriales qui se développent dans ce point outre mesure pour former le placenta.

2° L'autre, tourné vers la cavité de l'utérus que l'œuf ne remplit pas encore, a reçu le nom de feuillet *épichorial*, ou *caduque réfléchie.* Sur sa face adhérente à l'œuf, il présente le même aspect que le précédent ; mais, sur celle qui répond à la cavité utérine, il ressemble en tous points au reste de la muqueuse. À mesure que l'œuf profite, il refoule ce feuillet épichorial en dehors, contre les parois utérines, le distend vers le centre. Là, la circulation devient moins active

par cela seul qu'il s'amincit. Un peu plus tard, les vaisseaux, les orifices des glandules disparaissent. Le feuillet
épichorial, bientôt privé de vaisseaux, devenu grisâtre,
s'applique contre la paroi utérine. Alors les villosités
du chorion, dans toute l'étendue où il répond à la face
utérine du feuillet épichorial, ne recevant plus dès-lors
de nutrition, s'atrophient et disparaissent aussi; ce qui
fait que le placenta, primitivement développé sur toute
la surface du chorion, se circonscrit au fur et à mesure
que l'œuf grossit; et quand, vers trois ou quatre mois,
le feuillet épichorial s'est mis en contact avec l'utérus,
la membrane muqueuse, pressée par l'œuf qui grossit
sans cesse, disparaît dans beaucoup de points. Elle est
absorbée. Ce qui l'avait fait appeler autrefois membrane
caduque. Pendant ce temps, la muqueuse utérine continue encore à s'épaissir, à s'hypertrophier. Ses vaisseaux
nombreux acquièrent un grand volume. Les glandes de
quatre à cinq millimètres de longueur ne sont plus flexueuses. Les cellules augmentent de volume. Le tissu
cellulaire moins serré est plus abondant; mais, vers
trois mois, elle commence à perdre de son épaisseur et
de sa vitalité, ses plis s'effacent, son aspect poreux
disparaît.

Vers quatre mois de gestation, elle commence à se
modifier de nouveau. Elle s'atrophie, s'amincit, ses
glandules disparaissent. Ses vaisseaux, moins apparents,
la font changer de couleur; elle devient jaune grisâtre.
En même temps elle est moins adhérente avec le tissu
propre de l'utérus. On peut l'enlever par larges lam-

beaux. Cette séparation et l'absorption de cette membrane est due à ce qu'alors commence à se développer, entre elle et le tissu musculaire de l'utérus, une couche mince, molle, qui s'épaissit peu à peu dans les derniers temps de la grossesse. C'est la première trace de la muqueuse nouvelle qui s'organise pour remplacer celle qui se détache de la matrice, afin que les fibres musculaires ne puissent jamais rester à nu.

Après l'accouchement, la muqueuse utérine est entraînée avec le délivre, et forme sur le chorion, surtout autour du placenta, une couche grisâtre, épaisse, ayant l'aspect d'une fausse membrane couenneuse, molle, friable. C'est elle qui, étant déchirée par les contractions utérines au moment de la délivrance, donne à la surface externe du placenta l'aspect irrégulier qu'on lui voit. La membrane que l'on appelait autrefois *caduque*, n'est donc autre chose que la membrane muqueuse de l'utérus, modifiée par la grossesse, qui se renouvelle autant de fois qu'il y a de grossesse successive.

La membrane muqueuse du col utérin, organisée différemment, n'a pas éprouvé les modifications que je viens de constater dans celle de la cavité du corps. Ses glandes sécrètent un mucus épais, tenace, qui, en se concrétant, forme une sorte de bouchon propre à fermer l'orifice inférieur du col, et se dissout au fur et à mesure que le col se dilate et s'agrandit.

Du chorion.

Le chorion est une des membranes de l'œuf. Elle est

transparente, peu épaisse, de nature celluleuse. D'après M. *Coste*, il serait formé de trois membranes, qui se remplaceraient successivement en se substituant l'une à l'autre. Le premier chorion serait formé par la membrane vitelline ; le deuxième, par le feuillet séreux du blastoderme, qui vient s'appliquer contre la membrane vitelline. Le troisième est formé par l'allantoïde appliqué sur le second, qui est refoulé au dehors, s'atrophie et disparaît à son tour. Elle a deux faces : l'une externe, l'autre interne.

La face *externe* présente un grand nombre de villosités qui lui donnent, quand on la voit sous l'eau, l'aspect du tissu du velours. Ses villosités sont blanchâtres. Elles sont d'abord pleines, puis elles deviennent creuses pour recevoir les vaisseaux que leur apporte l'allantoïde. Elles sont partout en rapport avec la muqueuse utérine, et plus tard elles se limitent sur un point où elles servent à former le placenta. Elles existent tout le temps de la grossesse dans le point où le placenta s'est développé ; mais elles disparaissent partout ailleurs, là où le chorion est en rapport avec la muqueuse utérine.

La face *interne* de la membrane chorion est lisse, unie. Pendant les deux premiers mois de la grossesse, elle est en rapport avec les vésicules ombilicale et allantoïde. Puis, après ce temps, la membrane amnios, étant refoulée au dehors par le liquide qu'elle contient, se rapproche de la face interne du chorion, s'applique exactement sur lui en lui formant une sorte de doublure.

Elle est la plus épaisse des membranes de l'œuf ; elle

est celluleuse, dépourvue de nerfs. On ne trouve de vaisseaux dans ses villosités qu'après le développement de l'allantoïde.

Elle a pour fonctions : 1° de servir à la nutrition du fœtus par ses villosités ; 2° de servir au développement du placenta, auquel elle sert de point d'appui ; 3° de former la poche des eaux au moment de l'accouchement.

De l'amnios.

La membrane amnios est la seconde membrane de l'œuf. Elle est mince, transparente, moins résistante que la membrane chorion. Elle a une face externe et une interne.

La face *externe*, dans les deux premiers mois de la grossesse, est séparée de la membrane chorion par un intervalle d'autant plus grand, que l'embryon est moins âgé. Cet intervalle est rempli par deux vésicules : l'allantoïde et l'ombilicale. Mais, au fur et à mesure que le fœtus grandit, l'amnios, refoulé de dedans en dehors, se rapproche du chorion ; les vésicules disparaissent, et, vers deux mois, l'amnios et le chorion sont intimement appliqués l'un contre l'autre. L'amnios forme une sorte de gaîne au cordon ombilical, et se continue avec l'épiderme du fœtus. Ainsi, par sa face externe, il est en rapport, pendant deux mois, avec l'allantoïde et l'ombilicale, puis, pendant le reste de la gestation, avec le chorion et le cordon.

Sa face *interne* lisse contient l'eau de l'amnios et le fœtus. Elle est partout en rapport avec elle-même.

Dans les premiers jours de son développement, il

se continue avec l'embryon, et se réfléchit sur le cordon ombilical, qu'il enveloppe près de son insertion au ventre de l'enfant. Mais, au fur et à mesure que le cordon s'allonge, l'amnios se prolonge sur lui, jusqu'à ce qu'il soit arrivé sur le chorion sur lequel il se réfléchit, pour lui adhérer partout. En se séparant du fœtus, l'amnios se renverse en dehors pour le contourner en tous sens, et former ainsi, comme les membranes séreuses, un sac sans ouverture qui enveloppe le fœtus et le cordon sans les contenir dans sa cavité.

Cette membrane, mince, transparente, de nature celluleuse, ne contient ni nerfs ni vaisseaux. Elle a pour fonction : 1° D'envelopper le fœtus et le cordon ; 2° de sécréter l'eau de l'amnios ; 3° de former la poche des eaux au moment de l'accouchement.

Eau de l'amnios.

L'eau de l'amnios est un liquide sécrété par la membrane de ce nom, dont la quantité varie depuis quelques grammes jusqu'à un kilogramme en plus. Il est clair, limpide, transparent, d'autres fois trouble, d'une couleur verdâtre ou brune plus ou moins foncée. Elle a une odeur fade, qui lui est propre. Il s'y rencontre des filaments blanchâtres et des grumeaux de même couleur, qui ne sont que les détritus de l'épiderme, du méconium ou de la matière sébacée grasse, qui enduit le corps du fœtus. Elle est tantôt fade, d'autres fois astringente, au point de rider l'épiderme des doigts qui sont en contact avec elle.

Ses fonctions sont importantes : 1° elle permet au

fœtus de se mouvoir dans l'utérus ; 2° d'agiter ses membres, et, par là, de les empêcher d'adhérer au corps ; et aux doigts de rester agglutinés les uns contre les autres ; 3° de ne pas être impressionné, blessé par le choc imprimé au ventre de la mère par les violences extérieures ; 4° de ne pas recevoir, supporter directement les contractions utérines pendant l'accouchement, qui auraient compromis son existence en décollant le placenta ; 5° de former la poche des eaux ; 6° de mouiller les organes génitaux, et de faciliter par là le glissement de l'enfant ; 7° de faciliter l'introduction de la main dans les manœuvres à pratiquer dans la matrice.

De la vésicule ombilicale.

La vésicule ombilicale est un organe temporaire de la nutrition du fœtus. Elle est toujours placée en dehors et près du cordon, entre les membranes chorion et amnios. Elle est d'autant plus volumineuse, que le fœtus est plus jeune. Elle est ronde ou ovalaire ; elle a de six à huit millimètres de diamètre ; ses parois sont un peu opaques, blanchâtres. Elle se termine par un canal en forme d'*infundibulum*, tourné vers le fœtus. Après la quatrième semaine, elle diminue de volume, s'affaisse sur elle-même, se ride et s'aplatit. Elle se rapproche alors du chorion en s'éloignant du cordon. A deux mois, elle a souvent disparu ; quelquefois on la trouve encore à quatre ou cinq, beaucoup plus rarement à la naissance.

Elle est creuse, sa cavité contient un liquide épais, semblable à une dissolution de gomme. Il est limpide, blanc ou jaunâtre; M. *Velpeau* y a trouvé des sortes de grumeaux semblables à du jaune d'œuf cuit. La quantité diminue, quand la vésicule s'affaisse et revient sur elle-même. M. *Velpeau* l'a distendue par l'insufflation. Le liquide qu'elle contient s'écoule par le canal, qui la termine.

Le canal de la vésicule ombilicale a de douze à seize millimètres de longueur. Il se continue en se dilatant en forme d'entonnoir, d'un côté avec la vésicule ombilicale, de l'autre avec l'intestin où il s'ouvre. M. *Velpeau* a pu, sur plusieurs vésicules, faire passer le liquide de la vésicule dans l'intestin. Quand le placenta se forme, et que les fonctions de la vésicule cessent, son canal s'allonge, finit par se rompre ou se perdre dans le cordon, au milieu des éléments qui le forment. En un mot, ce canal suit les rapports de la vésicule avec le fœtus.

Sur la vésicule et son canal, on trouve des vaisseaux que M. *Velpeau* a pu injecter, qui ont le volume d'un gros cheveux. Ils ont reçu le nom d'*omphalo-mésentériques*. Ils se ramifient sur la vésicule, et se portent, en suivant son canal, dans le ventre de l'enfant. Ils sont au nombre de deux : une veine qui va s'ouvrir dans la veine ombilicale; une artère née de l'aorte, qui passe sur l'intestin en donnant des branches au mésentère, et, de là, se rend sur la vésicule, le tout est contenu dans le cordon. Ces vaisseaux, qui forment l'appareil nutritif de la vésicule, disparaissent avec la vésicule ombilicale et son canal.

Cette vésicule a pour fonction, de préparer et de transmettre au fœtus le liquide qui doit servir à sa nutrition, depuis la fécondation, jusqu'à l'époque où il y aura des communications plus directes entre le fœtus et la mère, par l'intermédiaire du placenta.

De la vésicule allantoïde.

On a longtemps nié l'existence de cette vésicule, et discuté sur ses fonctions dans l'espèce humaine. M. *Coste* en a donné une description, qui a fait cesser tous les doutes.

A mesure que la paroi abdominale se forme dans l'embryon, on voit une ampoule s'élever de l'extrémité inférieure de l'intestin, formée par le rectum et la vessie primitivement réunis. Il s'élève de ce dernier organe un canal appelé *ouraque*, qui sort par l'ombilic du fœtus, et est alors renfermé dans le cordon ombilical avec le canal de la vésicule ombilicale. Parvenu à l'extrémité du cordon ombilical, l'ouraque se dilate, forme une vaste vésicule mince et très-ténue, qui s'étend, s'épanouit entre les membranes amnios et chorion, dans l'espace qui les sépare. Cette vésicule, appelée *allantoïde*, prend rapidement un grand accroissement, et vient promptement s'appliquer sur la face interne du chorion qu'elle double et finit par remplacer.

Un peu plus tard, son pédicule s'atrophie, disparaît dans le cordon, et forme, derrière la paroi abdominale, un cordon ; se rendant au sommet de la vessie, qui se retrouve pendant tout le temps de l'existence.

Deux vaisseaux accompagnent l'ouraque, quand il sort du ventre du fœtus ; ce sont les *deux artères ombilicales* qui naissent de la fin des iliaques internes, montent jusqu'à l'allantoïde, s'épanouissent dans son tissu, et arrivent au chorion, qu'elles pénètrent, en se distribuant dans les villosités de sa surface externe. Ces vaisseaux se développent avec une grande rapidité là où se forme le placenta, comme les villosités qu'ils pénètrent ; ils s'atrophient, et disparaissent au contraire avec elles dans tout le reste du chorion.

La fonction de l'allantoïde est donc de servir de trame pour porter les vaisseaux ombilicaux de l'embryon sur le chorion, pour contribuer au développement du placenta.

Du cordon ombilical.

Le cordon ombilical est une tige vasculaire qui s'étend du placenta au fœtus. Il est constitué différemment, suivant les diverses époques où on l'étudie. Pendant les premières semaines, il est formé par le canal de la vésicule ombilicale, les vaisseaux omphalo-mésentériques, l'ouraque, les vaisseaux ombilicaux et l'amnios. Mais à six ou huit semaines, le plus grand nombre de ces organes disparaissent (ce sont les trois premiers). Il est alors formé des deux artères et de la veine ombilicales, de la gélatine de *Warthon* et de l'amnios.

A la naissance, la longueur du cordon est de cinquante à soixante centimètres. Quelques-uns n'en ont que dix à vingt, et même moins. Il ne manque jamais. Tantôt il est libre et flottant, plus rarement soudé, uni à la peau du fœtus, ou collé contre le placenta, où il fait relief sous les membranes, comme j'en possède un exemple ; tantôt entortillé autour du cou ou des membres de l'enfant. Il a le volume du doigt. On appelle *gras* ceux qui contiennent beaucoup de gélatine ; *maigres*, ceux qui en contiennent peu.

Il présente de véritables nœuds, qui sont rarement assez serrés pour y intercepter la circulation. On y voit, çà et là, des renflements plus ou moins nombreux, formés par les vaisseaux repliés sur eux-mêmes, ou par des dilatations variqueuses de la veine.

Les vaisseaux qui forment le cordon sont contournés en spirale, comme les brins d'osier qui forment une anse de panier. Quelquefois, les deux artères sont contournées sur un axe central formé ordinairement par la veine. Au dire de *Meckel*, ils sont contournés neuf fois sur dix, de gauche à droite. Cette torsion tient à ce que l'enfant, baigné dans l'eau de l'amnios, tournoie dans ce sens, suspendu par son cordon. Quelquefois, il est contourné en sens opposé à ses deux extrémités.

Le cordon a deux extrémités : l'une s'insère au ventre du fœtus, forme un bourrelet au point où la peau se continue avec elle ; l'autre tient au placenta. Elle s'insère presque toujours à son centre, plus rarement à sa circonférence, ce qui a fait donner à ces sortes de placenta le nom de *placenta en raquette*. Quelquefois, les vaisseaux du cordon se divisent avant d'arriver au placenta, et vont s'attacher dans des points éloignés et séparés, en divergeant, comme les tiges d'un parapluie.

Les deux artères et la veine ombilicales sont réunies par une substance demi-liquide, blanche, nommée gélatine de *Warthon*, et recouvertes par la membrane

amnios. Il n'y a ni nerfs, ni vaisseaux de nutrition dans
le cordon.

Sa fonction consiste à porter le sang de la mère au
fœtus et réciproquement.

Du placenta.

Le placenta est un organe celluleux, vasculaire,
spongieux, placé entre l'utérus et l'enfant, pour les
faire communiquer ensemble. Il a une forme arrondie,
de quarante à quarante-cinq centimètres de circonférence ; il est plus épais à son milieu que sur ses bords.
Il a une face interne, une externe et une circonférence.

La face *interne* ou fœtale est concave, recouverte par
la membrane amnios. On y voit l'épanouissement des
vaisseaux du cordon, qui forment relief. Le cordon s'insère à son centre ordinairement.

La face *externe*, utérine, est convexe. Quand on sépare méthodiquement le placenta de l'utérus, cette face
est recouverte par une membrane grisâtre qui couvre
les lobes, en s'enfonçant entre eux. C'est la membrane
utéro-épichoriale, inter-utéro-placentaire. Mais lorsqu'il
a été séparé par les contractions utérines après l'accouchement, cette face est fongueuse, déchiquetée, irrégulière. On y voit des lobes, au nombre de quinze à vingt,
séparés par des sillons, remplis par la membrane utéro-
épichoriale.

Sa circonférence est de quarante à quarante-cinq centimètres. Elle se continue avec la muqueuse utérine et
le chorion. La première est plus épaisse là que partout
ailleurs. On trouve parfois, dans l'épaisseur de ce bord,

une grosse veine, que son organisation a fait comparer aux sinus veineux de la dure-mère. Elle a été appelée veine *coronaire* par M. *Jacquemier*. Elle est parfois interrompue de distance en distance, mais la continuité en est maintenue par d'autres veines, qui viennent du centre du placenta.

Il n'est pas facile de décrire l'*organisation du placenta*, malgré les recherches multipliées dont elle a été l'objet, dans ces derniers temps. Pour en donner une idée la plus précise possible, nous la considérerons comme formée d'éléments fournis par la mère d'une part, et par le fœtus de l'autre.

Dans le point où l'œuf se greffe sur l'utérus, la membrane muqueuse devient comme hypertrophiée, tant ses lamelles sont nombreuses, serrées, rendues plus rouges par le développement de ses vaisseaux. Elle forme, lorsque le placenta est développé, une membrane épaisse, celluleuse, dont les filaments entre-croisés circonscrivent des aréoles peu étendue. Cette membrane serrée, forme la membrane inter-utéro-placentaire, qui avait été décrite comme une couche couenneuse, caduque, de nouvelle formation, sécrétée par l'utérus.

Cette membrane présente un grand nombre de vaisseaux. Les uns *artériels*, plus multipliés au centre qu'à la circonférence, ont de un à quatre millimètres de longueur, traversent la membrane utéro-épichoriale sans s'y ramifier. Ils offrent la singulière disposition d'être contournés en spirale. Par une extrémité, ils se continuent avec les artères utérines; ils pénètrent, par l'autre, dans le placenta, entre les lobes ou dans leur épaisseur, sans se continuer ni communiquer avec les vaisseaux du placenta fournis par les artères ou les veines ombilicales. Les autres *veineux* ont une disposition bien différente. Les veines sont beaucoup plus nombreuses, plus multipliées, plus volumineuses. Elles se ramifient un grand nombre de fois, se terminent en cul-de-sac, forment quelquefois, çà et là, des renflements, des dilatations. Ces veines, dont le calibre est quelquefois cinq ou six fois plus considérable que celui des artères, se divisent en réseaux très-fins sur les parois des cellules formées par les filaments de la membrane utéro-épichoriale, en s'anastomosant souvent entre elles. Elles pénètrent d'un côté dans le tissu du placenta, et de l'autre se continuent avec les veines utérines. Leurs parois sont formées de la membrane la plus interne des veines. Elles sont, par conséquent, minces et faciles à déchirer. Au point où elles se continuent avec la veine utérine, il y a un renflement dans le tube du vaisseau formé par le tissu musculaire utérin. C'est dans ce point que se ferme la veine par la contraction du tissu musculaire, lors du décollement du placenta, afin d'empêcher l'hémorrhagie après l'accouchement. On doit à M. *Jacquemier* une excellente description de ces organes.

Il s'élève de l'ombilic de l'enfant deux artères appelées *ombilicales*, qui pénètrent dans la face fœtale du placenta. Les villosités du chorion dans lesquelles ces vaisseaux pénètrent, fournissent une gaîne à chacun d'eux, gaîne qui contient toujours une artère et une veine, et les accompagne dans le placenta. Les troncs de ces artères se divisent en deux branches, chacune d'elles en rameaux, les rameaux en ramuscules, jusqu'à l'infini. Plusieurs de ces villosités réunies, groupées ensemble, forment un lobe. Tous les vaisseaux communiquent ensemble dans le même lobe, mais les vaisseaux d'un lobe ne communiquent pas avec ceux d'un lobe voisin. Les infinies divisions des vaisseaux ombilicaux, qui se forment en arcade à droite et à gauche sur les touffes des villosités, embrassent dans tous les sens les mailles formées par les vaisseaux utérins, et tous, réunis ensemble par un tissu cellulaire, forment les cotylédons ou lobes du placenta. Tous ces vaisseaux sont tellement enchevêtrés, qu'il est impossible de reconnaître dans les lobes, à la vue ou au microscope, ceux qui appartiennent à la mère ou au fœtus. Mais jamais les vaisseaux de la mère (utérins) ne communiquent avec ceux du fœtus (ombilicaux), comme le démontrent les injections, seul moyen de les sûrement distinguer les uns des autres.

Des extrémités capillaires des artères ombilicales, des arcades qu'elles forment, naissent de petites veines capillaires qui se mêlent dans les lobes, se réunissent plusieurs ensemble pour former un vaisseau plus volumineux. Puis, deux ou un plus grand nombre de ces vaisseaux forment une branche plus grosse que les premières ; en un mot, ces vaisseaux, en diminuant de nombre, augmentent de volume, jusqu'à ne plus former qu'un seul tronc, qui descend dans le cordon avec les deux artères, pour porter au fœtus le sang préparé dans le placenta. Ce tronc est la *veine ombilicale*.

Indépendamment des vaisseaux, il entre encore des villosités dans les lobes. Chaque villosité choriale forme

un pédicule d'où se détachent des branches nombreuses,
formant une touffe volumineuse, qui se divisent et se
subdivisent elles-mêmes, à tel point qu'on ne peut les
compter. Chaque division des artères ombilicales est plus
spécialement destinée à chacune des touffes de ces villosités. D'après les recherches microscopiques de M. *Robin*,
chaque villosité est creuse, et offre à l'intérieur une
cloison qui la partage en deux tubes vasculaires, placés
parallèlement l'un à l'autre. Ces deux tubes se recour-
bent au sommet, pour ne plus former qu'un seul canal
à l'extrémité de la villosité. De telle sorte, dit M. *Robin*,
que cette disposition rend impossible toute communication directe des deux systèmes vasculaires, maternel et
fœtal.

Dans les derniers mois de la grossesse, beaucoup de
ces villosités s'atrophient et forment des filaments pleins.
Ces filaments, devenus celluleux, forment, par leur ag-
glomération, un tissu d'une couleur grisâtre, coloré en
rose par la matière colorante du sang. Ils sont mous,
élastiques, s'écrasent facilement sous le doigt. Il n'y a
jamais ni nerfs, ni vaisseaux lymphatiques dans le placenta.

Quelquefois, un ou plusieurs lobes s'écartent des
autres, et semblent constituer un placenta particulier,
mais organisé de la même manière que le placenta principal.

Les fonctions du placenta sont de préparer, modifier
le sang qui doit nourrir le fœtus.

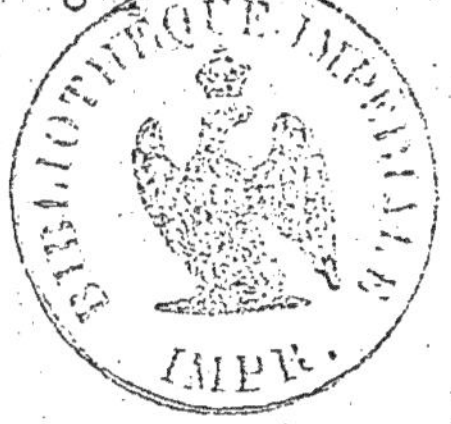

De la nutrition et de la circulation dans le fœtus.

Nutrition du fœtus. — Isolé pendant les premières semaines, puisqu'il ne communique par aucun lien vasculaire avec la mère, l'œuf humain ne peut puiser qu'au milieu des membranes qui l'entourent, ou dans les fluides où il baigne les matériaux de sa nutrition. Indépendamment des deux membranes qui le fixent dans l'utérus, il contient deux vésicules, dont l'une, l'ombilicale, est remplie d'un liquide nutritif analogue au jaune de l'œuf. L'embryon reçoit de cette vésicule, au moyen du canal de la vésicule ombilicale qui communique avec l'intestin, un fluide qu'elle a préparé pour servir à son développement. De plus, les villosités de la surface externe du chorion prennent par imbibition, dans les parois utérines, des liquides qu'elles envoient à l'œuf, à la vésicule ombilicale, pour préparer avec eux les premiers matériaux de la nutrition de l'embryon.

Plus tard, les vaisseaux commencent à apparaître, s'élèvent du ventre de l'enfant le long du cordon en s'épanouissant sur le chorion. Alors une circulation plus active se développe, les vaisseaux du cordon ombilical se dirigent vers l'utérus : le placenta s'achève. A dater de cette époque, une communication directe est assurée entre la mère et l'enfant par l'intermédiaire de ce gâteau vasculaire. Devenues inutiles, les vésicules ombilicale et allantoïde se flétrissent et disparaissent, refoulées par l'amnios qui vient s'appliquer contre la face

interne du chorion. Tel est le mode de nutrition de
l'embryon pendant les six à huit premières semaines.

Lorsque le placenta est développé et les communications entre la mère et l'enfant bien assurées, vers six
semaines ou deux mois à peu près, c'est incontestable-
ment dans le sang de la mère que le fœtus renouvelle
les matériaux de sa nutrition. Le placenta reçoit de deux
sources les matériaux qu'il doit modifier : 1º des deux
artères ombilicales qui rapportent le sang qui a déjà
nourri le fœtus; 2º du sang de sa mère qu'il reçoit par
imbibition des vaisseaux utérins. Le placenta modifie,
change, élabore ces deux fluides, pour les approprier
au but que le fluide nouveau qu'il en forme doit remplir, et à la vie, à l'organisation de l'être si fragile qu'il
doit entretenir et faire croître. Le placenta doit changer
la nature de ces deux espèces de sang, car, tel qu'il
arrive de la mère et du fœtus, il a déjà servi à la nutrition, et, par sa nature, il ferait périr le fœtus, dé-
truirait son organisation plutôt que de servir à son
développement, s'il n'était auparavant modifié.

En effet, le sang qui circule dans les vaisseaux de
l'embryon a une composition chimique différente de
celui de sa mère. Dans l'embryon, il a la même couleur
dans les veines et les artères. Il est d'une couleur rose
claire, comme on peut s'en convaincre dans les fœtus
de quelques mois. Il devient d'autant plus foncé que
l'enfant s'approche davantage du terme, sans jamais
l'être autant que celui de sa mère, sans jamais être dis-
semblable dans les deux ordres de vaisseaux. Sa température, comme celle de son corps, est de deux ou trois

degrés plus basse que celle du sang de sa mère, comme l'ont démontré les expériences de M. *Edwards* sur les animaux.

Chimiquement, le sang du fœtus contient plus de sérosité et moins de fibrine. Les recherches microscopiques faites par MM. *Prévost* et *Dumas* démontrent que ses globules sanguins sont si ténus que, s'il était possible que ceux du sang de la mère circulassent dans les vaisseaux du fœtus, l'harmonie dans ses organes serait bien vite rompue, et sa mort en serait le résultat, par suite de l'engorgement ou de la rupture de ses vaisseaux capillaires. Il faut donc que le placenta modifie, travaille, répare, change ce sang avant de le transmettre au cœur du fœtus par la veine ombilicale. Le placenta est un véritable organe d'hématose pour le fœtus.

Comme je l'ai avancé, les vaisseaux qui viennent de la mère et ceux du fœtus ne communiquent jamais ensemble. Le sang apporté au placenta par la mère pénètre dans le système capillaire de l'organe par imbibition, par endosmose, sans qu'il y ait communication *directe* entre ces vaisseaux et ceux du cordon. Les capillaires forment, avec ces deux espèces de sang, un sang nouveau, une troisième espèce de sang qui est le seul propre à nourrir le fœtus, qui lui est porté par la veine ombilicale. C'est donc le sang de la mère arrivé par imbibition dans les mailles du placenta, et celui du fœtus apporté par les artères ombilicales, que le placenta travaille, afin de lui renvoyer, par la veine ombilicale, ce sang modifié pour sa nutrition et son développement.

De la circulation dans le fœtus. — Le sang qui a été

modifié par le placenta revient de chacun de ses lobes par des branches qui toutes se réunissent en un seul tronc appelé veine ombilicale. Parvenue dans le ventre, cette veine se sépare des deux artères, remonte de bas en haut derrière la paroi abdominale contenue dans le ligament suspenseur du foie. Arrivée au foie, elle y pénètre par le sillon horizontal, et là, bientôt, se divise en plusieurs branches. L'une très-volumineuse va se distribuer au lobe droit du foie; les autres, plus nombreuses et plus petites, se rendent au lobe gauche. Arrivé à l'entre-croisement des sillons du foie, le tronc de la veine ombilicale se continue d'avant en arrière sous le nom de *canal veineux*, qui, après avoir communiqué avec une grosse veine hépatique, va verser le sang dans la veine cave inférieure, tout près du diaphragme. Ainsi le sang qui arrive à l'oreillette droite du fœtus vient de quatre sources : 1º le sang renouvelé dans le placenta apporté par la veine ombilicale; 2º le sang qui a circulé dans le foie; 3º le sang qui arrive des intestins par la veine porte; 4º celui des parties inférieures versé par la veine cave inférieure.

Sous quelle influence le sang arrive-t-il au cœur du fœtus? Assurément ce n'est pas sous l'influence de l'action du cœur de la mère. Mais, si on se rappelle que les capillaires en général impriment au sang un mouvement indépendant de l'impulsion du cœur, qui sont comme le *vis à tergo* des veines, il est très-vraisemblable que les capillaires placentaires si multipliés, distendus par une gouttelette de sang qu'ils viennent de former, la poussent pour faire place à une seconde, et celle-ci à une troisième, constituent la force impulsive du sang qui se rend du placenta au fœtus.

Le sang pénètre dans le cœur par la veine cave inférieure. Il y est versé vis-à-vis le trou de *Botal*. Arrivé dans l'oreillette droite, la contraction de ses parois le chasse de sa cavité par le trou de *Botal*, et le pousse dans l'oreillette gauche. Parvenu dans l'oreillette gauche, aussitôt qu'elle en est remplie, elle se contracte, et la contraction ou resserrement de cette oreillette pousse le sang dans le ventricule gauche. Pendant la contraction de l'oreillette gauche, le reflux du sang dans la droite est empêché par la valvule dont est pourvu le trou de *Botal*, espèce de soupape qui ferme alors cette ouverture de communication entre les deux oreillettes. Le ventricule gauche, distendu à son tour, se contracte, et renverrait une très-grande partie de ce sang dans l'oreillette d'où il arrive, si elle n'était garnie d'une valvule qui s'ouvre de l'oreillette dans ce ventricule ; ce dernier se contracte et pousse le sang de sa cavité dans l'artère aorte, et, suivant les divisions de ce tronc, se rend dans toutes les parties du corps.

De la crosse de l'aorte partent trois branches, qui vont se distribuer aux parties supérieures du corps : au cou, à la tête, aux membres supérieurs. Ce sang revient au cœur par la veine cave supérieure, et le verse dans l'oreillette droite. Là, il se mêle en partie au sang de la veine ombilicale apporté par la veine cave inférieure, comme l'a démontré M. *Martin Saint-Ange*. L'oreillette droite, distendue par ce sang, se contracte sur lui et le pousse dans le ventricule droit. Celui-ci, distendu à son tour par le sang qui y arrive, le transmet dans l'artère pulmonaire. Une portion passerait dans l'oreillette, d'où il vient, s'il n'y avait une valvule qui s'ouvre de l'oreillette dans le ventricule pour s'opposer à son reflux en arrière.

Arrivé dans l'artère pulmonaire, le sang ne peut se porter dans les poumons, qui, n'ayant pas encore respirés, sont imperméables. Il n'y en parvient qu'un mince filet, pour servir à leur nutrition. La plus grande partie passe par le *canal artériel*, né de l'artère pulmonaire, pour aller se rendre dans l'artère aorte, au-dessous de sa crosse. Là, le sang apporté par le canal artériel se mêle à celui qui circule déjà dans l'aorte, poussé par le ventricule gauche. Le sang de l'artère aorte, qui va se distribuer aux parties inférieures du fœtus, est un mélange du sang revivifié de la veine ombilicale et de celui déjà altéré, impropre à la nutrition, des deux veines caves supérieure et inférieure. Ce sang passe dans l'aorte abdominale en suivant ses divisions. Arrivée au-devant de l'avant dernière vertèbre lombaire, l'aorte se divise en deux branches, les iliaques primitives. Après un trajet de trois à quatre centimètres, chacune de ces artères se divise à son tour en deux autres branches : les artères iliaques interne et externe. Les artères iliaques externes suivent le détroit supérieur, sortent du ventre et vont se distribuer jusqu'aux orteils ; les artères iliaques internes descendent dans l'excavation du bassin, fournissent plusieurs branches aux parties voisines. A leur terminaison, elles se relèvent sur les côtés et en arrière de la vessie, arrivent à son sommet, accompagnent l'ouraque, gagnent ensemble l'anneau ombilical, et, sous le nom d'artères ombilicales, se rendent dans le cordon et au placenta où elles versent le sang qu'elles rapportent du fœtus.

La circulation, telle que je viens de l'expliquer, est le résultat du défaut de perméabilité des poumons, et de la nécessité de renouveler, ailleurs que par son mélange avec l'air atmosphérique, le sang rendu impropre à la nutrition du fœtus. Mais aussitôt que l'enfant a respiré, les premières inspirations dilatent les cellules des poumons, qui aspirent, pour ainsi parler, le sang vers elles. Tous les canaux accessoires dont je viens de parler s'oblitèrent. Ainsi, le canal veineux, le trou de *Botal* se ferment. Le canal artériel, véritable canal de dérivation qui porte le sang de l'artère pulmonaire à l'aorte, se solidifie, parce que le sang qui arrive dans cette artère est transmis en entier au poumon, pour y être revivifié avec l'oxygène de l'air. Il en est de même des artères ombilicales.

Arrivé dans le cœur, c'est sous l'influence de l'action de cet organe que le sang circule dans tout le reste du corps du fœtus, et qu'il revient au placenta. Les battements du cœur du fœtus, perceptibles au stéthoscope, sont beaucoup plus multipliés que ceux du cœur de la mère. Mais après que l'enfant a respiré, la fréquence de ces battements diminue de huit à dix pulsations, comme j'ai pu le constater bien des fois, en comparant les battements du cœur du fœtus au moment de l'accouchement avec ce qu'ils sont une demi-heure ou une heure après la naissance.

Pendant la contraction des différentes cavités du cœur, le sang, poussé des oreillettes dans les ventricules, de ceux-ci dans les artères, est empêché de rétrograder par des valvules, sortes de soupapes qui ferment les orifices de communication, et s'opposent à son retour en arrière.

Quelques physiologistes ont prétendu que le fœtus *respirait* dans le sein de sa mère. Si on entend par là que l'air se combine dans le poumon du fœtus avec le sang veineux, comme dans l'homme qui vit à l'extérieur, évidemment il n'y a pas de respiration. Mais on pourrait, jusqu'à un certain point, considérer comme l'analogue de cette fonction, l'action qui se passe dans le placenta, entre le sang de la mère et celui du fœtus ; car, de même que, dans les poumons, le sang change de nature au contact de l'air et devient propre à entretenir la vie, à nourrir nos organes, et acquiert des qualités nouvelles ; de même, dans le placenta, le sang du fœtus rapporté par les artères ombilicales subit aussi, par sa combinaison avec celui qui arrive de l'utérus et par l'action du placenta, des changements qui le rendent propre à nourrir le fœtus, et acquiert des qualités nouvelles, pour être transporté dans tous les organes du fœtus.

Les *sécrétions* sont très-actives dans le fœtus, dans les derniers mois de son existence surtout. Le foie sécréte abondamment la bile ; les glandules de l'intestin forment des mucosités qui se mêlent avec le méconium teint en brun foncé par la bile ; les reins sécrètent l'urine qui s'accumule dans la vessie, et la verse, quand elle est distendue, dans l'eau de l'amnios ; enfin, le corps est couvert d'un enduit blanchâtre, épais, accumulé autour des articulations, qui indique l'activité des fonctions de la peau.

Du développement de l'embryon et du fœtus.

Je ne décrirai pas les transformations continues et incessantes que subit l'ovule fécondé, jour par jour, heure par heure, pour ainsi dire, pendant les premiers temps après la fécondation. Il faut être armé d'un instrument grossissant pour les suivre : la description seule ne suffirait pas pour les faire comprendre, il faudrait l'accompagner des belles figures dont M. *Coste* a enrichi son ouvrage (*du Développement des corps organisés*), où il a consigné les recherches, les expériences, les découvertes si curieuses et si intéressantes dont il a doté la science dans ces dernières années. Je ne commencerai à étudier l'embryon que vers la troisième semaine, époque où il peut être vu sans secours étranger. L'*Embryologie* de M. *Velpeau* est l'ouvrage où on peut le mieux voir et étudier tous les changements dont je vais parler.

A cette époque, il est recourbé sur lui-même, et long de six à huit millimètres. S'il était redressé, il pourrait en avoir de dix à onze. Il est terminé par une extrémité renflée qui représente la tête; l'autre extrémité est pointue et allongée.

Aucun organe ne se développe sur la convexité de sa courbure ; mais, dans sa concavité, ils vont tous successivement se développer. Du centre se détache le cordon ombilical, dont la longueur égale celle de l'embryon. Le front, très-rapproché du coccyx, s'en éloigne plus tard, et une sorte de fente transversale sépare la tête du tronc. Puis apparaissent les rudiments des organes thorachiques et abdominaux, qui, par leur accroissement, éloignent la tête du coccyx, et forcent le tronc à se redresser. En même temps, les membres supérieurs et inférieurs végètent sur les côtés.

Sur la tête, qui se développe la première, apparaissent les organes des sens. La bouche se voit sous la forme d'une fente large et profonde. La machoire inférieure proémine beaucoup, comme je le vois, sur un embryon que j'ai sous les yeux. La langue n'y est visible qu'à quinze jours ou un mois. Il n'y a pas encore de lèvres apparentes; mais, quelques jours plus tard, se dessine au-devant des machoires une bandelette que l'on peut soulever. Les deux lèvres s'allongent de jour en jour, jusqu'à ce qu'elles se touchent. Sur ce même embryon, la lèvre supérieure est divisée en deux moitiés latérales.

Les yeux, placés sur les côtés de la face, sont visibles avant les narines. Ils sont formés par une tache noire d'une demi-ligne de diamètre, au centre de laquelle se trouve un point moins foncé; ce sont la cornée transparente et la sclérotique, doublée par la choroïde qui lui donne sa teinte. Cet organe semble être placé sur la peau sans ligne de démarcation. Mais, quelques jours plus tard, un sillon circulaire se dessine et l'isole de la peau. Cette ligne devient transversale par le prolongement de ses deux extrémités. En même temps, il se détache deux prolongements de la peau pour former les paupières, dont le bord libre, plus épais, offre en dedans un point saillant, qui est le point lacrymal. Plus tard, les deux paupières finissent par se rencontrer et recouvrir le globe de l'œil.

Les narines se développent quelques jours plus tard. Elles se reconnaissent à deux points noirs tournés en avant. La voûte palatine n'est pas fermée, ce qui fait que les fosses nasales communiquent avec la bouche. Elles ne sont pas encore protégées par le nez, mais bientôt celui-ci se distingue, et recouvre l'ouverture des narines qu'il dirige en bas.

Sur les côtés de la tête se dessine le conduit auditif, qui se présente sous la forme d'un point triangulaire. Plus tard, se dégage de la peau chacun des cartilages qui doivent former la conque de l'oreille.

Les quatre membres apparaissent à la même époque sur les parties latérales du tronc. Ce sont d'abord la main et le pied qui se détachent sous la forme d'une membrane aplatie, allongée et ovale sur les pièces dont j'ai parlé plus haut. Quelques jours plus tard, la jambe et l'avant-bras se dessinent, en même temps que le bord libre de la membrane présente des échancrures en forme de digitations. Plus tard, les membres s'allongent, la cuisse et le bras semblent végéter de la peau du tronc, et y tiennent encore par un lambeau sur un de mes embryons. Les pieds ont déjà la forme qu'ils auront toujours, et ne ressemblent jamais à la main.

Par cela seul que les membres inférieurs deviennent plus distincts, le bassin se forme, le coccyx est rejeté en arrière. Au-devant de lui paraît un point noir, l'anus;

plus en avant, un tubercule qui sera le pénis ou le clitoris, suivant le sexe. Le cordon ombilical semble pénétrer dans le ventre entre les deux cuisses. Au fur et à mesure que l'embryon grandit, l'anus devient plus saillant, proémine, d'abord imperforé, puis ouvert un peu plus tard. Deux prolongements de la peau commencent à se montrer, s'inclinent l'un vers l'autre, pour se souder et former le scrotum, si le sexe doit être masculin; restent séparés, au contraire, s'il doit être féminin. Il n'y a pas encore de sexe visible et distinct sur un fœtus de deux mois et demi que je possède. Il n'y a qu'un prolongement imperforé, qui sera une verge ou un clitoris suivant le sexe.

Environ *à trois mois*, c'est-à-dire quand tous les organes sont moins imparfaits et plus apparents qu'ils ne l'étaient jusque-là, l'embryon prend le nom de fœtus. A cet âge, sa longueur est de treize à quatorze centimètres. La tête est encore très-volumineuse, relativement au reste du corps. Le cordon ombilical ne contient plus l'intestin. Les doigts, dont les phalanges sont très-distinctes, présentent aussi les rudiments de l'ongle sous forme de plaques membraneuses. Les parties génitales, mieux conformées, ne permettent plus de confondre les sexes. L'anus est séparé des organes génitaux par une lame transversale. La peau n'est plus aussi molle, quoique rougeâtre, transparente, peu résistante et sans texture apparente. Le fœtus, à cette époque, croît avec une rapidité remarquable, ce qui rend difficile de préciser l'époque et le moment où chacun de ces changements s'effectue.

A quatre mois, sa longueur est de dix-huit centimètres. Il pèse deux cent cinquante grammes. La face est plus allongée qu'elle ne l'avait été proportionnellement. Le cordon s'insère à un point plus élevé de l'abdomen. Le sexe est distinct. Le scrotum est manifeste, le pénis long, le gland à nu. La peau rosée est recouverte d'un léger duvet; quelques cheveux courts, blanchâtres, recouvrent la tête. La graisse se dépose dans les aréoles du tissu cellulaire. Les muscles commencent à produire des mouvements marqués.

A cinq mois, il a de vingt-huit à trente centimètres; il pèse trois cent cinquante grammes. Toutes les parties du corps sont mieux proportionnées. Les membres inférieurs sont plus longs que les supérieurs. Les sourcils se dessinent. Les cheveux sont plus longs et plus foncés en couleur. Les mouvements ont plus de force.

A six mois, il a trente-six centimètres, et pèse un kilogramme. La tête est toujours plus grosse que le reste du corps. Les cheveux sont plus nombreux, plus longs. Les paupières ont une certaine épaisseur, et leurs bords, ainsi que les sourcils, sont hérissés de poils fins. La peau est plus ferme ; on y distingue le derme et l'épiderme. Elle est ridée et plissée, ce qui est dû à la petite quantité de graisse déposée dans les mailles du tissu cellulair sous-cutané. Les ongles se solidifient.

A sept mois, le fœtus a de quarante-deux à quarantequatre centimètres de longueur, il pèse un kilogramme et demi. La graisse donne plus de rondeur aux formes. Les follicules de la peau sécrètent un enduit sébacé blanchâtre. Les cheveux sont plus colorés. Les testicules

commencent à descendre dans le scrotum. A sept mois
et demi, le diamètre transverse de la tête est de sept
centimètres.

A huit mois, c'est surtout en volume que les changements sont plus marqués. Il a de quarante-six à cinquante centimètres de longueur. Il pèse deux kilogrammes à deux kilogrammes et demi. La peau est rouge,
recouverte d'un long duvet. A huit mois et demi, le diamètre transversal de la tête est de huit centimètres et
demi à neuf centimètres.

Du fœtus à terme, à neuf mois.

L'étude du fœtus à terme est d'un très-grand intérêt
en accouchement.

Son poids est de trois kilogrammes à trois kilogrammes
et demi, et ce n'est que dans des cas exceptionnels très-
rares, et le plus souvent sans l'avoir constaté, qu'on a dit
qu'il pesait jusqu'à cinq, six, sept kilogrammes et plus.
Sa longueur du sommet au talon est de cinquante à cin-
quante-cinq centimètres ; mais, dans le sein de sa mère, il
ne présente pas une aussi grande longueur. Il est courbé
sur sa surface antérieure, son menton fléchi en avant repose sur le sternum. Les bras sont rapprochés de la poitrine,
les avant-bras croisés au devant d'elle, la main gauche
portée vers l'épaule droite, la main droite vers l'épaule
gauche. Les cuisses sont fléchies sur le ventre, les
jambes sur les cuisses, les pieds sur les jambes et les
talons croisés et placés sur les ischions. Dans cette atti-
tude, il n'a plus que trente à trente-cinq centimètres.

Il a la forme d'un ovoïde dont la grosse extrémité est représentée par la tête et la petite par le siége. L'insertion du cordon ombilical se fait à peu près vers le milieu de la longueur de son corps. M. *Ollivier*, d'Angers, a donné, comme signe certain de l'âge de neuf mois, l'existence constante d'un noyau osseux au centre du cartilage épiphysaire des condyles du fémur.

La flexion sur son plan antérieur peut être portée très-loin. Le corps de chaque vertèbre est séparé et réuni avec celui des autres par un fibro-cartilage flexible, qui s'affaisse, quand le corps est entraîné dans ce sens. L'étendue de la flexion en avant est due à la réunion des mouvements qui se passent entre chaque vertèbre. En arrière, au contraire, la rencontre des apophyses articulaires et épineuses limite promptement le mouvement d'extension, ce qui fait qu'il ne peut être porté aussi loin que le premier.

Il suit de là que dans la pratique la sage-femme peut porter très-loin la flexion qu'elle fait éprouver au corps du fœtus, sans inconvénient pour lui. Tandis qu'au contraire, elle le tuerait promptement, si elle le renversait en arrière par des mouvements brusques et rapides en l'étendant dans ce sens.

Tous les points de son corps peuvent se présenter au détroit supérieur; mais tous ne s'y engagent pas et ne peuvent le traverser avec la même facilité. De là l'utilité de diviser son tronc en différentes régions. On lui reconnaît une extrémité supérieure représentée par la tête qui est la partie la plus volumineuse de l'ovoïde qu'il forme; une extrémité inférieure représentée par le siége qui répond au sommet de l'ovoïde. Entre ces deux extrémités existe le tronc que nous diviserons en quatre régions, comme je le dirai plus loin en traitant des présentations de cette portion du fœtus. Mais, comme la tête est la partie du fœtus qui s'engage le plus souvent au détroit supérieur, et qu'elle offre le plus de résistance; celle dont les disproportions avec le canal qu'elle doit traverser sont les plus dangereuses; je vais la décrire en particulier.

De la tête du fœtus à terme.

La tête est la partie la plus volumineuse du corps de l'enfant, la plus solide, celle qui résiste le plus au passage à travers le bassin. Elle est formée de deux portions, le crâne et la face. Le crâne est composé de huit os qui sont : le *frontal*, les deux *pariétaux*, les *temporaux*, l'*occipital*, le *sphénoïde* et l'*ethmoïde*. Les six premiers de ces os sont disposés en voûte qui correspond à la partie la plus élevée du cerveau, à ses lobes. Les deux derniers constituent le plancher de cette voûte, sur lequel repose la base du cerveau, point de l'organe où se trouve réunis les nerfs de la vie de relation, qui en partent pour se rendre aux parties chargées d'exécuter les actes les plus essentiels à l'existence.

Les os de la voûte du crâne ne se touchent pas immédiatement à la naissance. Ils sont séparés les uns des autres par des espaces membraneux appelés *sutures*. Il y a plusieurs sortes de sutures :

1° La suture *coronale*, qui réunit l'os coronal avec les pariétaux en avant;

2º La suture *longitudinale* ou *sagittale*, qui sert à réunir les deux pariétaux entre eux ;

3º La suture *lambdoïde*, qui est courbe, sert à réunir les deux pariétaux en arrière avec l'occipital.

On a aussi étudié deux fontanelles :

1º La *fontanelle antérieure*, qui se trouve au point où la suture coronale se croise à angle droit avec la longitudinale. Elle est large, elle a la forme d'un *carré allongé*, ne s'ossifie que longtemps après la naissance.

2º La *fontanelle postérieure* se trouve au point où les deux branches de la suture lambdoïde se réunissent avec la terminaison de la longitudinale. Celle-ci est *triangulaire*, le plus ordinairement étroite. Les angles des trois os qui la forment se touchent très-souvent. Elle est, par cela seul, plus difficile à distinguer que la première, pendant le travail.

L'une et l'autre sont très-utiles à connaître, surtout la dernière. C'est elle qui sert de point de repère pour la tête de l'enfant.

L'étude des sutures a une autre utilité pratique. Quand les dimensions de la tête et celles du canal qu'elle doit traverser ont perdu leur rapport, que la tête est trop volumineuse et le bassin trop petit, l'accouchement ne se ferait pas, si les sutures étaient ossifiées. Mais la tête étant comprimée et poussée par les contractions utérines, les os se rapprochent, se touchent par leurs bords correspondants, chevauchent quelquefois l'un sur l'autre. Ces espaces membraneux s'effacent et disparaissent, ce qui permet à la tête réduite de passer à travers le canal qu'elle n'aurait pu franchir sans cela, pour reprendre son premier volume aussitôt après sa sortie.

Pour déterminer d'une manière précise les rapports des dimensions de la tête avec ceux du bassin, il a fallu mesurer les différents points de la tête, et établir des diamètres. Les diamètres sont donc des lignes fictives qui servent, à la tête comme dans le bassin, à mesurer l'étendue d'un point à un autre.

1° Le diamètre *occipito-bregmatique*, qui s'étend de la bosse occipitale à la fontanelle antérieure. Il a huit centimètres et demi d'étendue. (*V. pl.* 2, *fig.* 2, *pag.* 138.)

2° Le diamètre *occipito-frontal*, qui s'étend de la bosse occipitale à la racine du nez. Il a onze centimètres.

3° Le diamètre *occipito-mentonnier*, qui s'étend de la bosse occipitale au menton. C'est le plus long de tous, il a près de quatorze centimètres.

4° Le diamètre *bi-pariétal*, qui s'étend d'une bosse pariétale à l'autre. Il a neuf centimètres et demi.

5° Le diamètre *vertical* ou *perpendiculaire*, qui s'étend du sommet de la tête au trou occipital. Il a la même longueur que le précédent, neuf centimètres et demi.

Il y a aussi des circonférences. On pourrait en établir autant que nous avons reconnu de diamètres. Nous nous bornerons à en reconnaître deux.

1° La circonférence *occipito-mentonnière*, dont les points passent par le milieu du menton, de l'occiput, du front, et coupent la tête en deux parties égales, l'une droite, l'autre gauche. Elle a trente-six à trente-huit centimètres.

2° La circonférence *bi-pariétale*, qui passe par les

extrémités du diamètre, transverse, coupe la tête en deux parties, l'une supérieure, l'autre inférieure. Elle a trente à trente-trois centimètres.

Il faut remarquer que ces mesures ne sont que des moyennes prises sur un grand nombre de têtes ; que les unes sont plus petites, les autres plus grandes : mais, en général, les différences ne sont pas telles qu'elles puissent nuire à l'accouchement, à moins de conformation anormale du bassin ou de la tête.

De l'articulation de la tête avec la colonne vertébrale
et de ses mouvements.

Indépendamment des mouvements généraux de la colonne vertébrale, il y en a d'autres qui se passent dans l'articulation de la tête avec la première et la deuxième vertèbre du cou. Ce sont des mouvements de flexion et d'extension, et des mouvements de rotation. Par les premiers, la tête se fléchit sur la poitrine ou se renverse sur le dos ; par le second, elle tourne sur l'axe de la colonne vertébrale, à gauche et à droite, de manière à ce que le menton vienne se tourner vers l'épaule. Ce dernier mouvement ne peut être porté au delà de ce point sans que la vie de l'enfant soit mise en danger.

1° Pour produire les mouvements de flexion et d'extension de la tête, les surfaces articulaires présentent les dispositions suivantes : sur les côtés et un peu en avant du trou occipital, on voit deux surfaces articulaires appelées condyles, ovalaires d'arrière en avant et convexes de dedans en dehors. Ces condyles sont reçus dans deux surfaces taillées en sens opposés, placées sur la face supérieure des masses latérales de la première vertèbre. Ces surfaces sont aussi ovalaires d'avant en arrière; mais elles sont déprimées, creusées, concaves de dehors en dedans. Les condyles de l'occipital, comme les surfaces creuses de la vertèbre qui les reçoit, sont les uns et les autres revêtus d'une lame cartilagineuse et d'une membrane synoviale. Elles sont maintenues en rapport par des ligaments.

Pendant le mouvement de flexion de la tête sur la poitrine, les condyles de l'occipital glissent d'avant en arrière. Les ligaments sont tendus en arrière et relâchés en avant. Dans le mouvement d'extension, c'est l'inverse. Ces mouvements sont assez limités, et, quand ils doivent être étendus, toutes les vertèbres du cou y participent.

2° Le mouvement de rotation se passe dans l'articulation de la seconde vertèbre cervicale avec la première. Les mouvements de flexion et d'extension lui sont à peu près étrangers.

La face supérieure du corps de la seconde vertèbre présente, en avant et dans son milieu, une apophyse appelée *odontoïde*, qui est reçue dans la concavité de l'arc antérieur de la première vertèbre. En dedans du canal de cette vertèbre s'attache un ligament fort et court, qui s'étend d'un côté à l'autre de ses masses latérales, appelé ligament *transverse*. Il transforme en un véritable trou la concavité de cet arc antérieur. C'est dans cet anneau, osseux dans ses trois quarts antérieurs, fibreux dans son quart postérieur, qu'est reçue l'apophyse odontoïde. Elle y tourne comme

le gond d'une porte dans l'anneau qui le reçoit. Cette
apophyse est maintenue en place, en outre, par deux
ligaments courts et serrés, qui, s'élevant de son sommet, montent, en divergeant, s'attacher, l'un à droite,
l'autre à gauche, à une surface raboteuse et déprimée,
qui se voit de chaque côté du trou occipital en dedans
des condyles. La surface de contact de l'apophyse odontoïde, un peu convexe et oblongue, avec celle de l'arc
antérieur de la première vertèbre, légèrement concave,
est revêtue d'une lame cartilagineuse et d'une membrane
synoviale propre à faciliter le jeu de cette petite articulation.

La seconde vertèbre est unie avec la première par
des apophyses articulaires larges, légèrement concaves
du côté de l'atlas, un peu convexe sur l'axis, placées
en avant et sur les parties latérales de leur corps. Elles
sont fixées par deux ligaments qui unissent antérieurement et postérieurement ces vertèbres entre elles, en se
portant de l'une à l'autre. Ce n'est pas dans ces articulations que se passe le mouvement de rotation; elles ne
sont le siége que d'un glissement l'une sur l'autre, qui
favorise celui de rotation en se portant alternativement
en avant ou en arrière.

Le mouvement de rotation de la tête est le seul propre
à l'articulation de l'apophyse odontoïde avec la première
vertèbre. Dans ce mouvement, dans lequel la tête décrit
sur la colonne vertébrale un arc de cercle, l'anneau
ostéo-fibreux tourne sur l'apophyse odontoïde. Des deux
facettes presque planes de l'articulation de la première
avec la seconde vertèbre, l'une glisse d'arrière en avant,

l'autre d'avant en arrière. L'un des ligaments odontoïdiens est relâché, l'autre est tendu. Ce sont ces ligaments qui mettent des bornes à ce mouvement. Quand
la rotation est portée trop loin, l'un de ces ligaments
est rompu. L'apophyse odontoïde passe sous le ligament transverse et détermine la mort en comprimant la
moelle. Dans le fœtus, où les ligaments sont plus lâches, moins résistants, et l'apophyse odontoïde non
ossifiée, cet accident peut avoir lieu sans qu'il y ait
rupture du ligament odontoïdien.

Il découle de la disposition de ces surfaces articulaires
et de la limite de leurs mouvements, un enseignement
qu'il ne faut jamais perdre de vue : c'est qu'il est toujours inutile et souvent très-dangereux de saisir le fœtus
pendant sa naissance, lorsque le tronc est dégagé et la
tête retenue dans le bassin, pour imprimer au tronc des
mouvements de torsion d'un côté et de l'autre, à droite
et à gauche, dans l'intention de faire tourner la tête,
retenue dans le bassin, et de lui faire prendre une meilleure direction. Cette pratique est inutile, parce que, si
la tête est fixée dans le bassin, elle n'obéit pas à ce
mouvement. Elle est dangereuse, parce que ce mouvement, porté au delà de certaines limites que la sage-
femme ne peut pas apprécier, l'apophyse odontoïde peut
se luxer, sortir de sa cavité, et faire périr l'enfant à
l'instant même.

De plus, les tractions que l'on pourrait exercer sur
le tronc du fœtus, pour extraire la tête retenue dans le
bassin, iraient contre le but, et, loin d'aider sa sortie,
la rendraient plus difficile.

En tirant sur le tronc, le mouvement arrive à la tête par la colonne vertébrale. Il en résulte que l'occiput se renverse en arrière, que le mouvement d'extension s'opère, et qu'au lieu du diamètre occipito-frontal de quatre pouces qui s'engageait, c'est peu à peu l'occipito-mentonnier de cinq pouces, qui se trouve en rapport avec les diamètres du bassin beaucoup moins étendus. Loin donc d'avancer la terminaison de l'accouchement, ces tractions maladroites la retardent. Il est donc plus rationnel de s'abstenir, ou d'agir autrement, comme je le dirai plus loin, quand il faudra dégager la tête, de favoriser le mouvement de flexion plutôt que d'extension.

Les mouvements de flexion et d'extension de la tête sur la première vertèbre du cou ne sont pas les seuls utiles à connaître en accouchement. Ces mêmes mouvements se passent encore dans toute la colonne vertébrale. Dans la flexion, la colonne vertébrale se courbe comme un arc que l'on tend, et devient concave en avant et convexe en arrière. Ce mouvement doit être considéré comme la conséquence d'une série de mouvements partiels qui se passent dans chaque vertèbre, et qui, pris isolément, sont peu étendus; mais de leur ensemble résulte un mouvement considérable.

C'est ce qui fait que, chaque fois que l'on veut agir sur le fœtus, on doit le courber sur la partie antérieure de son tronc, où le mouvement peut être porté fort loin. Le mouvement d'extension, au contraire, est très-limité à cause des apophyses épineuses qui se rencontrent et des surfaces articulaires latérales qui ne permettent pas de mouvements aussi étendus dans ce sens, sans se rompre.

Aussi n'est-il jamais permis de renverser le fœtus en arrière, de porter le mouvement d'extension au delà de limites très-bornées, sans craindre de rompre la colonne vertébrale et de faire périr le fœtus.

Disposition des membranes dans les grossesses multiples.

Lorsqu'il y a plusieurs enfants contenus dans l'utérus, la disposition des membranes présente des modifications utiles à connaître. Il peut se faire que les deux œufs arrivant dans l'utérus l'un après l'autre ou descendant par chacune des trompes, chacun d'eux se mette en rapport avec des points éloignés de la membrane muqueuse utérine. Chaque œuf aura un placenta séparé. Il n'y aura entre eux aucune communication. A l'accouchement, ils naîtront l'un après l'autre dans un court espace de temps, et quelquefois à des intervalles très-éloignés. — Dans d'autres cas, et ce sont les plus nombreux, placés dans des points voisins, mais distincts, en grossissant, les œufs se touchent, les deux chorions se réunissent, se confondent ensemble. Il n'y aura pas encore de communication entre les deux œufs, et il sera possible de les isoler à l'extérieur. Les placentas, s'ils se touchent, ne seront pas confondus; chacun des deux fœtus aura un placenta distinct, se développera isolément. — Mais il pourra arriver que la cloison qui sépare les deux œufs, formée du chorion et de l'amnios, disparaisse au point où ils se rencontrent et s'unissent. Alors il y aura communication entre les deux œufs. Les deux fœtus pourront passer d'un œuf dans l'autre. A la naissance, il sera facile d'isoler les deux membranes amnios et chorion dans leur plus grande étendue, mais on les trouvera confondues dans le point où les deux œufs communiqueront ensemble. Presque toujours les deux placentas sont réunis, se touchent par la plus grande partie de leur circonférence. — Enfin, il pourra arriver que les placentas réunis dans un même point n'en fassent plus qu'un seul, quoiqu'il y ait deux cordons. — D'autres fois, placés près l'un de l'autre, mais sans se toucher, il y aura des anastomoses qui permettront au sang de circuler de l'un à l'autre placenta. Dans ces cas, que les fœtus soient placés chacun dans une coque distincte ou dans une coque unique, à la naissance, l'hémorrhagie pourra se continuer par le cordon de l'enfant né, hémorrhagie qui compromettra les jours de la mère comme ceux de l'enfant encore renfermé dans la matrice, par les anastomoses qui unissent les deux placentas, si on n'a pas le soin de lier le bout du cordon du côté de la mère.

Disposition des membranes dans les grossesses extra-utérines.

Dans les grossesses extra-utérines, l'œuf n'étant pas développé dans l'intérieur de la matrice, la membrane muqueuse utérine n'en éprouve pas moins une sorte de végétation, d'hypertrophie, elle se plisse, remplit la cavité de l'organe. La modification imprimée à la membrane muqueuse, à la suite de la fécondation, peut être portée aussi loin que dans la grossesse utérine.

Si l'œuf se développe dans la trompe ou au milieu des fibres de l'utérus, renfermé là dans un espace étroit, les parois de la cavité s'appliquent sur lui, le fixent, le retiennent, et forment corps avec lui jusqu'à ce qu'elles se rompent à la suite de son augmentation de volume. Le placenta se forme d'une manière irrégulière autour du chorion, il est moins limité, moins circonscrit que dans l'utérus, quoique développé de la même manière.

Mais, si l'œuf tombe sur le péritoine, dans la cavité abdominale, il se fixe d'une autre manière. Les villosités du chorion excitent et irritent par leur contact le point où l'œuf s'est arrêté. Le sang y afflue de toutes parts; il y a là une fluxion, puis épanchement de sérosité, de lymphe plastique autour de lui. Cette lymphe s'organise et forme un véritable kyste, qui sert d'enveloppe externe à l'œuf pour le maintenir dans ce point. La circulation devient plus active dans les tissus environnants et dans le kyste, des vaisseaux volumineux y apparaissent, transmettent au fœtus le sang nécessaire à son développement. Le placenta se développe sur les villosités du chorion dans toute l'étendue de sa surface. Ce n'est guère qu'une membrane rougeâtre qui reçoit des vaisseaux, anormalement développés autour du kyste, le sang propre à la vie du fœtus.

CHAPITRE III.

DU BASSIN NORMAL. — DU BASSIN VICIÉ.

Le bassin est un canal courbe, osseux, situé au-dessous de la colonne vertébrale, au-dessus des deux cuisses. Il est formé par quatre os : deux situés à sa partie postérieure, le *sacrum* et le *coccyx* ; deux autres placés sur les parties latérales et antérieures, les deux os *iliaques*. Ces os sont réunis entre eux par quatre articulations ou symphyses, dont trois sont immobiles, ce sont : la symphyse *du pubis*, les deux symphyses *sacro-iliaques* ; une seule est mobile, l'articulation *sacro-coccygienne*.

Du sacrum.

Le sacrum est situé sur la ligne moyenne et postérieure du bassin, au-dessous de la colonne vertébrale qu'il soutient. Il a la forme d'un cône tronqué et renversé, dont la base est en haut et le sommet en bas, aplati d'avant en arrière et recourbé sur lui-même. On lui considère une face antérieure, une postérieure, deux bords, une base et un sommet.

1° Sa face *antérieure* est concave. Elle présente quatre lignes transversales, qui sont la trace de l'union des cinq pièces dont cet os est composé. La ligne, qui unit la première avec la seconde pièce du sacrum, est parfois très-saillante, et forme une véritable crête qui pourrait être prise pour l'angle sacro-vertébral pendant le toucher. On y voit, de chaque côté, deux rangées de quatre trous placés les uns au-dessus des autres. Ils sont appelés trous sacrés antérieurs, et donnent passage aux branches antérieures des nerfs sacrés, à des veines et à des artères. De chaque côté et en dehors, ces trous se terminent en gouttières, et sont séparés par des ponts qui donnent attache aux languettes du muscle pyramidal. Cette face est concave de haut en bas, et sa concavité est de deux à trois centimètres de profondeur.

2° La face *postérieure* est convexe. On voit sur son milieu une rangée d'éminences appelées apophyses épineuses, qui continuent la rangée de celles de la colonne vertébrale. La dernière se bifurque et se continue de chaque côté avec un bourrelet qui termine le canal sacré. Plus en dehors et des deux côtés, se voient deux autres rangées d'éminences, qui sont les analogues des apophyses transverses des vertèbres. Les uns et les autres donnent attache aux derniers faisceaux des fibres des muscles des lombes. Entre ces deux rangées d'éminences, il y a de chaque côté une gouttière qui fait suite à celle des vertèbres, au fond desquelles sont quatre trous moins larges que ceux de la face antérieure, qui donnent passage aux branches postérieures des nerfs sacrés, à des veines et à des artères. Plus en dehors de ces éminences externes, on voit de chaque côté une surface raboteuse, avec des enfoncements et des aspérités qui donnent attache aux ligaments sacro-iliaques. Enfin, en bas se voit l'orifice ou la terminaison du canal sacré qui forme un bourrelet, terminé par une petite surface articulée avec les cornes du coccyx.

3° Les *deux bords* du sacrum sont divisés en deux portions. La supérieure est irrégulière, inégale, encroutée de cartilage dans l'état frais, taillée en forme d'oreille humaine. Elle s'articule avec une facette semblable de l'os iliaque. L'inférieure, plus mince, forme un véritable bord oblique de haut en bas, donne attache au ligament sacro-sciatique.

4° La *base*, tournée en haut, présente au milieu une surface ovale transversalement, qui s'articule avec le corps de la dernière vertèbre des lombes. Elle est saillante en avant, pour former avec le corps de la vertèbre l'angle sacro-vertébral ou le promontoire. En arrière, se trouve l'orifice triangulaire du canal sacré, et deux facettes articulaires concaves qui s'articulent avec les apophyses articulaires inférieures de la vertèbre lombaire, de chaque côté, un bord saillant, convexe, qui fait partie du détroit supérieur.

5° Le *sommet* est tronqué, ovale transversalement, encrouté de cartilage dans l'état frais, et recouvert d'une membrane synoviale, pour servir à la mobilité de son articulation avec le coccyx.

Du coccyx.

Le coccyx ressemble à un petit sacrum. Il est placé au-dessous de cet os. 1° Il a une face *antérieure*, concave, et qui continue, en l'augmentant, la concavité de celle du sacrum. Il y a deux petites lignes qui sont la trace de l'union des trois pièces dont il est formé. 2° Une face *postérieure*, convexe, recouverte par la peau et quelques fibres aponévrotiques. De sa partie supérieure s'élèvent deux prolongements, pour s'articuler avec deux facettes qui se voient sur les côtés de la terminaison du canal sacré, à la partie inférieure du sacrum. 3° Deux *bords*, qui donnent attache aux ligaments et à quelques fibres du muscle ischio-coccygien. 4° Une *base* concave, encroutée de cartilages, et recouverte d'une membrane synoviale, pour s'articuler avec le sommet du sacrum. 5° Un *sommet* qui se termine par des fibres, où viennent s'attacher le sphincter externe de l'anus.

De l'iliaque.

Les os iliaques sont au nombre de deux. Ils partent des bords du sacrum, forment un demi-cercle, se portent en avant pour s'articuler ensemble. Ces os sont irrégulièrement quadrilatérés, contournés en sens opposé, mais rétrécis à leur milieu. On considère sur un os iliaque :

1° Une *face externe*, sur laquelle il n'y a rien d'important à noter pour l'accouchement. Cependant, on y voit la fosse iliaque externe, concave en arrière, con-

vexe en avant, recouverte par les muscles fessiers qui
s'y attachent à des empreintes très-marquées; au-dessous,
la cavité cotyloïde qui reçoit la tête du fémur. À la partie
inférieure du contour de la cavité cotyloïde, une profonde échancrure convertie en trou par un ligament, et
dans lequel passent des artères, des veines, des nerfs;
puis, au-dessous, le trou sous-pubien.

2° La *face interne*, à sa partie supérieure, offre une
large surface concave qui donne insertion, dans toute
son étendue, aux fibres du muscle iliaque. Plus en
arrière, et en haut, on voit une surface rugueuse,
empreinte d'aspérités, où s'insèrent les ligaments sacro-iliaques. En bas de cette même surface, se voit un
espace contourné en forme d'oreille humaine, encrouté
de cartilage dans l'état frais, pour s'articuler avec une
facette semblable du bord du sacrum. Au-dessous de la
fosse iliaque, se trouve un bord arrondi, épais, qui fait
partie du détroit supérieur. Plus bas, se voit une large
portion carrée qui répond au fond de la cavité cotyloïde.
Plus en avant, se trouve un large trou, nommé trou
sous-pubien, de forme triangulaire chez la femme, ce
qui le distingue de l'os iliaque de l'homme, qui est
ovalaire. Ce trou est fermé par une membrane, appelée
obturatrice, et par deux muscles, nommés obturateurs.
Au point le plus élevé de ce triangle se trouve une
coulisse, dans laquelle glisse l'artère et le nerf obturateurs. En avant de ce trou, on rencontre la face interne
de la branche horizontale du pubis, et le corps du pubis,
qui donne attache au muscle obturateur interne et au
releveur de l'anus. Enfin, la face interne à l'ischion.

3° Le *bord supérieur*, plus épais à ses deux extrémités qu'à sa partie moyenne, est contourné en forme d'S, où s'attachent les muscles qui forment la paroi latérale et antérieure de l'abdomen. Chacune de ses extrémités se termine par une portion saillante appelée épine supérieure, dont l'une est antérieure, l'autre postérieure. Elles donnent attache à des muscles.

4° Le *bord inférieur* se divise en deux portions distinctes : 1° une supérieure *droite*, longue de trois à quatre centimètres, taillée obliquement d'arrière en avant, s'articule avec l'os du côté opposé pour former la symphyse du pubis ; 2° une inférieure, se portant *obliquement de haut en bas, d'avant en arrière* ; ce bord peu épais, formé par la branche descendante du pubis et l'ascendante de l'ischion, est en même temps déjeté de dedans en dehors. Réuni avec celui du côté opposé, il forme une arcade au-dessous de laquelle passe le corps de l'enfant.

5° Le *bord antérieur* est en partie vertical, en partie horizontal. La portion verticale présente, de haut en bas, une échancrure, puis l'épine antérieure et inférieure de l'os iliaque ; au bas de celle-ci, une coulisse qui se porte d'arrière en avant et de bas en haut, dans laquelle glisse le tendon des muscles iliaque et psoas réunis. La portion horizontale commence au-devant de cette coulisse et présente une saillie nommée éminence ilio-pectinée ; une surface lisse, triangulaire, inclinée en dehors et en bas, qui donne attache au muscle pectiné. Plus en devant l'épine du pubis, où se fixe le pilier externe de l'anneau inguinal ; puis, enfin, l'angle du pubis, où s'attache le pilier interne du même anneau, mais du côté opposé.

6° Le *bord postérieur* présente une petite échancrure, puis une épine postérieure et inférieure, et une profonde échancrure convertie en trou par le ligament sacro-sciatique. La petite épine sciatique, qui donne attache au ligament ischio-coccygien et au muscle du même nom. Au-dessous de l'épine, une coulisse convertie en trou par le ligament sacro-sciatique, sur laquelle glisse le tendon du muscle obturateur interne. Et enfin la grosse tubérosité de l'ischion, sur laquelle nous nous asseyons ; trois muscles de la cuisse s'y attachent.

7° Il y a *quatre angles* : 1° l'*angle supérieur et antérieur* de l'os iliaque, à la réunion du bord supérieur avec l'antérieur ; 2° l'angle *inférieur* ou du pubis, à la réunion du bord antérieur avec l'inférieur ; 3° l'angle *postérieur* et *supérieur*, à la réunion du bord supérieur avec le postérieur ; 4° l'angle *inférieur* et *postérieur*, à la réunion du bord postérieur avec l'inférieur.

Des symphyses du bassin.

Nous avons étudié les os isolés, séparés les uns des autres ; mais, chez la femme qui accouche, ils sont réunis entre eux et tellement serrés les uns contre les autres, qu'ils sont immobiles. Leurs points de réunion se nomment les symphyses du bassin.

1° La symphyse *pubienne* est immobile et formée par la rencontre des deux os pubis en avant, sur la ligne médiane. Dans la portion verticale de leur bord inférieur, les os sont coupés obliquement de dedans en dehors et d'arrière en avant, de sorte que, rapprochés, ils se touchent en arrière et s'éloignent en avant. Ils laissent entre eux un espace triangulaire, dont le vide est rempli par un ligament interarticulaire plus épais en avant qu'en arrière. Ses fibres se portent d'un côté à l'autre en s'entre-croisant. En avant, ces os sont recouverts d'une lame mince de périoste, qui passe de l'un à l'autre. Il en est de même en arrière, où parfois les deux os, en se réunissant, forment une crête saillante dans le bassin. En haut, un ligament nommé pubien supérieur, qui comble le vide que laissent les deux os entre eux. Enfin, en bas, il y a un ligament pubien inférieur, de forme triangulaire, très-fort, dont les fibres entre-croisées en sautoir donnent à l'arcade des pubis la courbe régulière accommodée au passage de la tête du fœtus. Chez les jeunes femmes, on trouve dans l'articulation une membrane synoviale, qui disparaît avec le temps.

2° La symphyse *sacro-iliaque* est aussi immobile et formée par la rencontre du sacrum et de l'os iliaque. Il y en a deux, une de chaque côté. La partie supérieure du bord du sacrum présente une surface taillée en demi-lune, où se voient des enfoncements et des aspérités, pour s'engrener avec les saillies et les dépressions de la surface correspondante de l'os iliaque. Cette surface est encroutée d'un cartilage. La partie postérieure de la fosse iliaque de cet os offre à son tour une surface en demi-lune garnie d'aspérités et de saillies, plutôt que d'enfoncements. Dans la jeunesse, il y a entre ces deux os une membrane synoviale qui plus tard ne se retrouve plus.

Ces os sont réunis par des ligaments. Les uns lui sont *propres*, et n'appartiennent qu'à la symphise ; les autres lui sont étrangers, *accessoires*, quoique servant à la consolider.

Les ligaments *propres* sont : en avant, dans le bassin, une lame fibreuse formée par le périoste qui se porte de l'os iliaque au sacrum, en recouvrant l'articulation. En haut, un ligament à fibres serrées, épaisses, qui se porte de la crête de l'os iliaque, en arrière, au bord supérieur du sacrum. Enfin, les ligaments *sacro-iliaques postérieurs.* Ils sont nombreux, formés de fibres serrées les unes contre les autres, quoique séparées en faisceaux par des espaces remplis de graisse et où passent des nerfs et des vaisseaux. Ils sont courts, denses, d'autant plus qu'ils sont plus profonds. Les superficiels sont formés de fibres plus allongées. Ils se portent des inégalités osseuses qui se voient à la partie la plus reculée de la face interne de l'os iliaque, à la face postérieure du sacrum, où elles s'insèrent aux aspérités de cette face. Nombreux, forts, résistants, ils maintiennent solidement ces os les uns contre les autres.

Les ligaments *accessoires* sont au nombre de deux. En haut, l'*ilio-lombaire*, qui s'étend du sommet de l'apophyse transverse de la dernière vertèbre des lombes, jusqu'à la crête de l'os iliaque, en arrière. Ses fibres sont courtes, serrées, solides.

Le ligament grand *sacro-sciatique* qui s'attache d'une

part à toute la moitié inférieure des bords du sacrum et du coccyx, et de l'autre s'étend en dehors jusqu'à l'épine et la tubérosité sciatiques. Ce ligament, large, aplati, recourbé sur lui-même, dont la face interne fait partie du bassin, et qui convertit en trou la grande et la petite échancrure sciatique, sert aussi à la solidité des os qui la forment.

3° L'articulation *sacro-coccygienne* est seule mobile, et cette mobilité est due au peu d'énergie de ses moyens d'union et à une membrane synoviale. Le sommet du sacrum présente une surface ovalaire transversalement, convexe d'arrière en avant, encroutée d'un cartilage et d'une membrane synoviale. La surface correspondante du coccyx est aussi ovale et un peu concave en sens opposé.

Les moyens d'union de ces surfaces articulaires sont : 1° en avant, une lame mince fibreuse, en forme de ruban, appelée ligament *sacro-coccygien antérieur*, qui, après avoir recouvert la face antérieure du sacrum, passe au-devant de l'articulation pour se porter sur la face antérieure du coccyx. 2° En arrière, une lame semblable, qui, après avoir tapissé le canal sacré, s'être attachée autour de la terminaison de ce canal et l'avoir fermé, se porte sur la face postérieure du coccyx. Ce ligament se nomme *sacro-coccygien postérieur*. Il est recouvert en arrière par les fibres des muscles fessiers. Ces filaments forment comme une sorte d'enveloppe peu solide, qui fixe ces deux os ensemble. De là sa mobilité dans la première moitié de la vie, car plus tard cette articulation disparaît par la soudure des deux os.

Il y a de plus deux autres petites articulations qui complètent celles du coccyx et du sacrum, au point où les cornes du coccyx se réunissent avec deux petites facettes sur les côtés et en bas du canal sacré.

Du bassin dépourvu de ses parties molles.

Pris dans son ensemble, le bassin doit être divisé en grand et en petit bassin, en détroit supérieur et en détroit inférieur. Nous y étudierons aussi les axes.

1.º Le *grand bassin* est tout ce qui se trouve au-dessus du détroit supérieur. Il ne joue aucun rôle en accouchement. Il présente une échancrure en avant, qui est remplie par les muscles de la paroi antérieure du ventre. En arrière, la terminaison de la colonne vertébrale ou l'angle sacro-vertébral ; et, sur les côtés, une échancrure remplie par les muscles sacro-lombaires psoas et carrés ; puis, les fosses iliaques internes, recouvertes par les muscles iliaques.

2º Le *petit bassin*, dont l'étude importe beaucoup à l'accoucheur, est une cavité de forme irrégulière, située entre le détroit supérieur et l'inférieur. Il est rétréci à ses ouvertures d'entrée et de sortie, et a plus d'étendue dans le milieu de sa hauteur, d'arrière en avant, que d'un côté à l'autre. En avant et à son milieu, on voit la trace de la symphyse des pubis légèrement saillante en dedans ; sur les côtés, la face interne du corps de cet os et des branches, qui forment l'arcade des pubis ; le trou ovalaire, fermé par la membrane obturatrice ; le plancher de la cavité cotyloïde ; plus en arrière, l'échancrure sciatique, convertie en trou par le ligament du même nom; puis, enfin, les articulations sacro-iliaques, la face interne du sacrum, avec les quatre trous sacrés antérieurs de chaque côté, et la face interne du coccyx. Cette cavité n'a que trois centimètres de hauteur, vis-à-vis de la symphyse du pubis. Ses régions latérales ont neuf centimètres dans la partie moyenne. Sa paroi postérieure en a treize à quatorze au moins sur la ligne médiane, en suivant la courbure du sacrum, et onze à douze, si on tire une ligne droite de la pointe du coccyx à l'angle sacro-vertébral. Dans l'excavation du bassin, le diamètre antéro-postérieur augmente de près de deux centimètres, en raison de la courbure du sacrum, pendant que le transverse diminue en s'abaissant vers les ischions. Il suit de là, que la cavité du bassin diminue, se rétrécit en convergeant vers le détroit inférieur.

Indépendamment de la diminution de ses diamètres, au fur et à mesure qu'ils approchent du détroit inférieur, le petit bassin présente aussi des *plans inclinés*, dont il faut bien se rappeler la disposition, pour se rendre un compte rigoureux de la marche du travail et des mouvements que la tête exécute dans le petit bassin. Son quart antérieur présente une surface droite, formant, d'un côté à l'autre, une courbe régulière. Sa face postérieure, au contraire, présente, dans un bassin bien conformé, une courbure manifeste, dirigée d'arrière en avant et de haut en bas, due à la courbure du sacrum et du coccyx. De telle sorte, qu'elle forme un plan incliné qui dirige le corps qui glisse sur lui, vers l'arcade pubienne, et tend à le chasser du bassin par ce point. Sur les côtés, les plans inclinés, en même temps qu'ils s'infléchissent en dedans en se rapprochant des ischions, forment deux courbures. L'une, dirigée d'arrière en avant, plus prononcée, tend à se confondre avec celle du plan antérieur, et porte le corps qui repose sur elle, non-seulement de haut en bas, mais encore des symphyses iliaques vers celle des pubis; l'autre se dirige en arrière vers la concavité du sacrum. En analysant avec soin la direction de ces différents plans inclinés, on voit que les plus nombreux convergent vers l'arcade des pubis.

3° Le *détroit supérieur* ou abdominal est la ligne qui sépare le grand du petit bassin. Sa forme, assez irrégulière, se rapproche de celle d'un cercle déprimé en arrière. En arrière et au milieu, il est formé par l'angle sacro-vertébral; plus en dehors, par le bord saillant de la base du sacrum; plus en avant, par le bord saillant et arrondi qui sépare la fosse iliaque interne du petit bassin; plus en devant encore, par l'échancrure où glissent les tendons du psoas et de l'iliaque, par l'éminence ilio-pectinée, l'échancrure pectinée, l'épine, l'angle et la symphyse du pubis.

La forme irrégulière du détroit a fait que l'on a créé, pour le mesurer, des lignes fictives appelées *diamètres*, pour établir des rapports précis entre les différents points de ce détroit et ceux de la tête. On y a établi quatre diamètres. (*V. pl.* 1, *fig.* 1, *pag.* 136.)

A. — Le *sacro-pubien*, qui a onze centimètres, s'étend de l'angle sacro-vertical vers le haut de la symphyse du pubis.

B. — Le *transversal*, qui s'étend de la base d'un

ilium à celle du côté opposé. Il a treize centimètres et demi sur un bassin dépourvu de ses parties molles.

C. — Le diamètre *oblique gauche*, qui s'étend du point le plus élevé de la cavité cotyloïde gauche à la symphyse sacro-iliaque droite. Il a douze centimètres.

D. — Le diamètre *oblique droit*, qui s'étend du bord de la cavité cotyloïde droite à la symphyse sacro-iliaque gauche. Il a la même longueur que le précédent.

4° Le *détroit inférieur* ou détroit périnéal est le cercle qui termine le petit bassin. Sur un bassin sec, il présente trois saillies séparées par trois échancrures profondes, dont deux sont converties en trous sur les côtés par les ligaments sacro-sciatiques. Ces saillies sont formées, en arrière, par le sommet du coccyx, et, sur les côtés, par les tubérosités des ischions. Des trois échancrures, une seule est permanente, c'est celle que forme l'arcade des pubis. Les deux latérales sont fermées par le ligament sciatique.

Des diamètres ont aussi été établis au détroit inférieur, au nombre de quatre. (*V. pl.* 1, *fig.* 2.)

A. — Le *coccy-pubien* s'étend du sommet du coccyx au sommet de l'arcade pubienne. Il a dix centimètres. Mais, comme l'articulation sacro-coccygienne est mobile, lorsque la tête de l'enfant est descendue dans l'excavation du bassin, elle presse sur le coccyx d'avant en arrière, le fait basculer, et agrandit ce diamètre d'un à deux centimètres.

B. — Le *bis-ischiatique* s'étend depuis la partie la plus reculée, d'un ischion à l'autre. Il est invariable, et a onze centimètres.

C. — Les deux autres sont *obliques*. Ils s'étendent du milieu d'un ligament sciatique, d'un côté au milieu de la branche pubienne du côté opposé. Ils ont onze centimètres.

L'arcade du pubis a été aussi mesurée. Elle a huit centimètres et demi d'élévation. Les deux branches qui la forment présentent près de trois centimètres d'écartement à leur point le plus élevé, et dans le bas, huit centimètres et demi.

Il résulte de ces dimensions, que, hors le temps du travail, le détroit périnéal est rond, qu'il change de forme pendant l'accouchement, et acquiert plus d'étendue d'avant en arrière, ce qui est dû au refoulement du coccyx. Il prend alors la forme ovalaire.

5° Le bassin n'est pas parfaitement horizontal, il est incliné par rapport à l'axe du corps, et c'est l'angle que forme son axe avec celui du corps, qui a reçu le nom d'*inclinaison* du bassin. Elle n'est pas la même pour toutes les parois de cette cavité. C'est pour mieux apprécier cette inclinaison, qu'on considère au bassin *deux axes*, c'est-à-dire deux lignes imaginaires passant par le centre des détroits. Sans la connaissance de ces axes, on ne peut ni comprendre le mécanisme de l'accouchement naturel, car le canal courbé que présente le bassin est précisément le trajet que doit suivre l'enfant pour sortir de cette cavité, ni appliquer convenablement la main ou les instruments dans les accouchements contre nature. (*V. pl.* 2, *fig.* 1.)

L'*axe du détroit supérieur* est une ligne qui, passant par le centre du détroit supérieur, viendrait tomber dans

le bassin sur la terminaison du sacrum, et, en s'élevant
hors de cette cavité, viendrait sortir à peu près vers
l'ombilic de la mère. C'est la ligne ou la direction que
doit suivre l'enfant pour descendre du grand dans le
petit bassin. La direction de cette ligne, si importante
à connaître, doit varier suivant le degré d'inclinaison de
l'ouverture du bassin. Elle sera plus droite, et se rapprochera davantage de la ligne verticale du tronc, si la
symphyse du pubis est plus élevée, et si son niveau se
rapproche de celui de l'angle sacro-vertébral. Elle sera
plus oblique, plus inclinée en avant, se rapprochera
davantage de l'horizon, si la symphyse du pubis est plus
abaissée, et son niveau plus éloigné de celui de l'angle
sacro-vertébral.

L'axe du détroit inférieur est une ligne qui, passant
par le centre de ce détroit, va tomber, en se prolongeant dans le bassin, sur l'union de la première avec
la deuxième pièce du sacrum. La direction de l'axe du
détroit supérieur et celle du détroit inférieur sont différentes l'une de l'autre. Les lignes de ces deux axes se
croisent dans le bassin, sur un plan plus antérieur que
la face concave du sacrum, en faisant un angle ouvert
en avant. Le corps de l'enfant, en s'engageant dans le
bassin, suit d'abord l'axe du détroit supérieur, et sorti-
rait à environ deux pouces en arrière de l'anus, s'il continuait à suivre cette ligne. Mais, rencontrant dans le
bassin la résistance que lui oppose le sacrum, il doit,
pour venir à la lumière, s'engager dans l'axe du détroit
inférieur, et, conséquemment, décrire une ligne courbe
dans le bassin, d'autant plus fermée, que l'axe du détroit

supérieur est plus incliné en avant. Son corps, se trouvant placé dans ces deux axes à la fois, suit, dans l'excavation du bassin, la direction moyenne entre eux.

La ligne courbe que suit alors l'enfant, est la *ligne moyenne ou centrale* qui marque la direction de la cavité du bassin. (*V. pl.* 2, *fig.* 1.)

Du bassin recouvert de ses parties molles.

L'étude du bassin recouvert de ses parties molles nous offre des modifications intéressantes à connaître, par les changements qu'elles déterminent dans sa forme. Dans le grand bassin, les muscles psoas qui descendent de chaque côté de la colonne vertébrale, rendent moins saillante cette colonne, en diminuant la profondeur des deux échancrures placées de chaque côté de l'angle sacro-vertébral. Les muscles iliaques, qui remplissent les fosses du même nom, offrent à l'utérus un point d'appui mou et élastique.

Ces deux muscles réunis, passant sur les côtés du détroit supérieur pour sortir du bassin, diminuent le diamètre transverse de ce détroit de trois centimètres au moins. Les artères, les veines iliaques, les nerfs cruraux, les uretères placés sur ces muscles et en dedans, contribuent également à rétrécir ce diamètre. Ces parties changent la forme du détroit, et font que la grosse extrémité de l'ovale qu'il représente, est tourné en avant dans un bassin de femme qui accouche, tandis que sur le bassin sec elle est transversale. L'intestin rectum, en descendant à gauche au-devant de la sym-

physe sacro-iliaque, diminue de quelques lignes le diamètre oblique droit, surtout s'il est distendu par les fèces,
qui sont presque toujours expulsées par la pression de
la tête au moment du passage. L'excavation du bassin
présente en avant la vessie ; mais, comme elle est presque
toujours vide d'urine au moment du travail, son volume
n'apporte pas de changement sensible. Sur les côtés et
en arrière, on voit l'échancrure sciatique que le ligament
de ce nom convertit en trou. Elle est fermée par le
muscle pyramidal. Au-devant de lui repose le plexus
sciatique et les veines et artères du même nom. Au-
dessous de ce muscle, sortent des nerfs, le grand et le
petit sciatique, qui vont se rendre, le premier dans tout
le membre inférieur, le second autour de la tubérosité
de l'ischion et la partie postérieure de la cuisse, accom-
pagnés des artères et des veines sciatiques. Les crampes si
douloureuses qu'éprouvent les femmes pendant l'accouchement, et qui s'étendent jusqu'à l'extrémité des orteils,
sont le résultat de la compression des plexus sciatiques
par la tête de l'enfant. Par le même point s'échappent
l'artère, la veine et le nerf honteux, qui ne tardent pas
à rentrer dans le bassin par la petite échancrure sciatique. L'artère et le nerf fessiers sortent du bassin par le
point le plus élevé de l'échancrure sciatique.

La petite échancrure sciatique est remplie par le
tendon du muscle obturateur interne, par l'artère, le
nerf et la veine honteux internes.

Enfin, le trou sous-pubien est fermé par la membrane
obturatrice, les muscles obturateurs interne et externe.
On voit une coulisse à sa partie supérieure, où passent

le nerf et l'artère obturateurs. La compression de ce nerf par la tête de l'enfant cause des douleurs, des crampes qu'éprouvent les femmes dans le haut des cuisses pendant le travail de l'enfantement.

Du plancher du bassin.

La partie inférieure du bassin est formée par des parties de nature différente, mais disposées de manière à présenter une grande résistance. Les unes semblent continuer la charpente osseuse, résistent passivement ; ce sont les *aponévroses*. Les autres, contractiles, résistent activement ; ce sont les *muscles*. Il y a, de plus, du tissu cellulaire graisseux, des vaisseaux, des nerfs, de la peau. Ces parties réunies forment un plancher concave en haut, convexe en bas. Je vais décrire ces parties dans l'ordre où elles sont superposées.

Quand on a enlevé tous les organes contenus dans le bassin, on voit qu'il est tapissé, ainsi que son plancher, par une lame fibro-celluleuse mince qui couvre le muscle releveur de l'anus. Elle naît de tout le pourtour du bassin, se confond, en arrière, avec les aponévroses qui couvrent les muscles psoas et iliaques. Elle descend dans l'excavation du bassin, passe au-devant des muscles, nerfs, vaisseaux qui ferment ses ouvertures. Sur la ligne médiane, elle se confond avec celle du côté opposé ; ses fibres s'écartent pour laisser passer le rectum, la vessie et le vagin, en se réfléchissant quelquefois sur ces organes. Sa face supérieure, concave en haut, est tapissée par le péritoine. L'inférieure, convexe, répond aux parties sous-jacentes que nous allons décrire.

En enlevant l'aponévrose pelvienne, on voit au-dessous d'elle un premier plan musculaire formé par le releveur de l'anus et par l'ischio-coccygien. Le releveur de l'anus est concave en haut, convexe en bas. Il s'attache à la face interne et au corps du pubis, en avant; sur les côtés, à une arcade fibreuse blanchâtre, qui passe au-devant du trou et du muscle obturateur interne; en arrière, à la face interne de l'épine sciatique. Là, ses fibres se confondent avec celles de l'ischio-coccygien. Les fibres du muscle se portent de dehors en dedans et de haut en bas, et, de chaque côté, se confondent avec celles du muscle opposé sur la ligne médiane. Les fibres les plus antérieures s'arrêtent à la vessie; les moyennes, sur le vagin; les postérieures passent sur les fibres du sphincter, se continuent sur le rectum et se croisent en arrière et en avant de lui. Sa face supérieure est partout tapissée par l'aponévrose pelvienne. L'inférieure est séparée de l'obturateur interne et de l'aponévrose inférieure du périnée par beaucoup de graisse.

Le muscle ischio-coccygien naît sur l'épine sciatique et le ligament du même nom. Confondu, en avant, avec les fibres du releveur de l'anus, il se porte en dedans et s'entre-croise avec celui du côté opposé, au-devant du ligament fibreux qui s'étend du coccyx à l'anus.

L'aponévrose périnéale supérieure prend naissance au sommet de l'arcade des pubis, se porte en dehors et sur les côtés, en s'attachant à la lèvre interne des branches de l'arcade des pubis, et plus loin à la face interne de la tubérosité de l'ischion. En arrière, elle se replie

de haut en bas, pour se continuer avec l'aponévrose
inférieure. Sur la ligne médiane, elle est traversée par
le vagin et le canal de l'urètre. Beaucoup de vaisseaux,
de nerfs, qui se rendent au périnée, passent sous sa face
inférieure. Entre cette aponévrose et l'inférieure, se
trouve une couche de muscles que je vais décrire.

Les *sphincters de l'anus* forment une sorte d'anneau
allongé autour du rectum. Ils naissent en arrière d'un
cordon fibreux qui part du sommet du coccyx. Arrivés
au rectum, leurs fibres s'écartent de chaque côté, l'entourent et se réunissent au-devant de lui sur la ligne
médiane. Ces fibres, aplaties latéralement, recouvrent
le rectum en dedans et s'élèvent jusqu'au muscle releveur de l'anus. Il y a des fibres profondes et des fibres
superficielles ; ce qui a fait diviser ces muscles en interne
et en externe.

Le *constricteur du vagin* a la même disposition autour
de l'orifice de ce canal que le sphincter autour du rectum. Lorsque les fibres du sphincter de l'anus se sont
réunies en avant, il y a là un tissu blanchâtre, fibreux,
résistant. C'est de ce tissu, et sur la ligne médiane, que
naissent les fibres du constricteur du vagin. Elles se
portent en avant, s'écartent et forment deux bandes qui
s'appliquent sur le vagin et vont se perdre en pointe
sous le clitoris. En dedans, ces fibres musculaires reposent sur le bulbe ; en dehors, elles sont en rapport avec
le muscle ischio-caverneux et la glande vaginale.

Il y a deux muscles *transverses du périnée*, un de
chaque côté. Ils naissent de la face interne et un peu antérieure des tubérosités de l'ischion, au-devant du tissu

fibreux placé devant le sphincter de l'anus. De là, ces fibres se portent en dedans et se joignent, sur la ligne médiane, à celles du côté opposé et aussi avec les fibres du constricteur du vagin sur la ligne médiane.

Les muscles *ischio-caverneux*, placés plus en avant que les transverses, naissent de la lèvre interne des branches de l'ischion, se portent en haut et en avant le long de l'arcade, en recouvrant les racines du clitoris. Ils se terminent sur ce corps. Ces deux derniers muscles sont enveloppés et séparés comme par une sorte de gaîne formée par un dédoublement de l'aponévrose inférieure.

Au-dessous de cette couche de muscles, se trouve l'aponévrose *périnéale inférieure*. Elle naît de la face antérieure du pubis, s'attache, de haut en bas, à la lèvre externe de l'arcade pubienne. En se portant en arrière, elle se divise en deux feuillets pour envelopper chacun des muscles du périnée, et se continue, en arrière, avec l'aponévrose supérieure. Ces deux aponévroses, supérieure et inférieure, laissent passer sur la ligne médiane le vagin et l'urètre.

Sur les côtés, et en arrière du plancher du bassin, se trouve un large espace à peu près triangulaire, limité en haut par le muscle releveur de l'anus, en dehors par le muscle obturateur et l'ischion, en dedans par le rectum et en bas par l'aponévrose périnéale supérieure. Cet espace est rempli de tissu cellulaire et de graisse.

Il y a des artères, appelées *honteuses*, qui circulent à la face interne de l'ischion et envoient des branches nombreuses dans le périnée ; d'autres, formées par les

branches de terminaison des *vaginales* et des *hémor-*
rhoïdales, inférieure et moyenne ; des veines qui suivent
le même ordre, la même distribution que les artères qui
vont se rendre dans les plexus veineux du vagin, de
la vessie, ou dans les veines hypogastriques ; des *nerfs*
qui viennent des nerfs honteux et des filets du petit sciatique ; enfin, du tissu cellulaire qui réunit toutes ces
parties ensemble et où il ne s'accumule pas de graisse,
si ce n'est dans l'espace ischio-rectal dont j'ai parlé.
Enfin, la peau forme en dessous une membrane qui
revêt toutes ces parties.

Trois orifices s'ouvrent dans cette région, d'arrière en
avant : l'anus, placé en arrière des deux aponévroses
périnéales qu'il ne traverse pas ; le vagin, canal excréteur des organes génitaux, séparé du rectum par un
espace de quatre centimètres ; l'orifice de l'urètre. Ces
orifices, placés sur la ligne médiane, donnent passage
aux matières que contiennent les réservoirs auxquels ils
aboutissent.

Du périnée.

De la réunion des grandes lèvres, en arrière jusqu'à
l'anus, il y a un espace couvert par la peau ; c'est cet
espace qui a reçu le nom de périnée. Il est borné de
chaque côté par les tubérosités de l'ischion. Il a une
forme triangulaire, quand on l'étudie de bas en haut, et
la peau en forme la base.

Lorsque le vagin descend dans le bassin, il est uni à
la face antérieure de l'intestin rectum par un tissu cellulaire ferme, lamelleux, résistant. Mais, arrivé dans

l'excavation près du détroit inférieur, le vagin change de direction, se sépare du rectum et se recourbe en avant, pour suivre l'axe du détroit inférieur, pendant que le rectum continue à se porter directement en bas. C'est l'espace que laissent ces deux organes en se sépa--rant l'un de l'autre, qui forme le périnée. C'est une des parties qu'il importe le plus de bien étudier. C'est sur lui que se concentrent tous les efforts de la femme, au moment où la tête va franchir. Il est dilaté, distendu, aminci. Mais bientôt, il réagit à son tour par l'élasticité de ses aponévroses et par la contraction des muscles du plancher du bassin, et repousse dans le vagin le corps qui le distend et le presse. Ce balancement, entre les contractions et les dilatations alternatives de l'utérus et du périnée, est un des phénomènes les plus dignes d'attention du dernier temps du travail.

La distension et la prolongation du périnée en avant forcent en même temps la vulve à se dilater, et forment une ouverture équivalente à celle des détroits. Alors le bassin représente un canal beaucoup plus long et plus courbe que celui formé par les os dépourvus de leurs parties molles. L'ouverture de la vulve projetée en avant, devient presque parallèle à l'axe du corps de la femme, de telle sorte que l'axe de la vulve est très-différent de celui du détroit inférieur. Le canal étant fortement prolongé en avant, l'axe central du bassin ou la ligne courbe que suit l'enfant en naissant, devient de plus en plus concave en haut. Ces remarques deviennent surtout d'une grande utilité, quand il faut porter la main ou les instruments dans l'utérus. De même que son amincissement porté très-loin expose le périnée à de profondes déchirures et oblige la sage-femme, pour les prévenir, à lui donner un point d'appui. Le plancher du bassin est une partie que la sage-femme habile doit le plus étudier et connaître, le mieux comprendre.

DES VICES DE CONFORMATION DU BASSIN.

On appelle bassin *vicié*, *mal conformé*, celui dont les dimensions s'éloignent sensiblement de celles que j'ai assignées plus haut au bassin normal.

Il peut être trop grand ou trop petit.

Du bassin trop grand.

Le bassin trop grand est celui dont les diamètres dépassent l'étendue qu'ils doivent avoir dans un bassin normal. Ce genre de bassin est rare; rare, du moins au point de rendre l'accouchement dangereux.

L'accouchement à travers un bassin trop grand est bien plus facile. Il semblerait, au premier abord, que, loin d'être nuisible, il devrait être plus avantageux. Il n'en est cependant pas ainsi; au contraire, il peut devenir fort dangereux. Au milieu des douleurs, l'enfant peut être expulsé trop rapidement, tomber et périr, si la mère est debout ou à genoux. Le périnée peut être déchiré; le cordon ombilical trop tiraillé peut se rompre, le placenta se décoller et produire une hémorrhagie promptement mortelle, ou bien l'utérus être renversé. Lorsque les contractions utérines deviennent trop vives, énergiques, pressantes, et que le col ne se dilate pas assez rapidement, la matrice, mal soutenue, peut être expulsée de la cavité du bassin encore chargée du produit de la conception après l'accouchement. Un bassin trop grand expose encore la femme à la chûte de la matrice.

Pendant la grossesse, le fond de l'utérus, dont le poids est augmenté par la présence de l'œuf, au lieu de s'élever suivant l'axe du détroit supérieur, peut s'incliner en arrière ou en avant, continuer de s'accroître dans cette direction vicieuse, et produire ainsi des *anté* ou des *rétro-versions* qui mettront en grand péril les jours de la mère comme ceux de l'enfant, au moment de l'accouchement. (*V. pl.* 3, *fig.* 1.)

Du bassin trop petit.

Ces bassins peuvent être trop *petits* d'une manière *absolue* ou *relative*.

A. — Du bassin trop étroit d'une manière absolue.

Le bassin trop étroit d'une manière absolue est celui qui s'écarte des dimensions du bassin normal, de manière à ce que tous ses diamètres soient rétrécis dans les mêmes proportions. Ce genre de rétrécissement est bien plus rare que le précédent. Avant *Nœgèle*, les accoucheurs n'avaient point fixé leur attention sur ce genre de rétrécissement. Il y en a deux variétés :

Dans la première, les femmes ne présentent ni dans leur taille, ni pendant la marche, ni dans l'habitude extérieure, rien qui puisse faire soupçonner un vice de conformation. Les os ne diffèrent en rien, quant à leur couleur, leur force, leur texture, de ce qu'ils sont dans l'état sain et dans l'âge adulte. « Ces sortes de bassins,

» dit *Nœgèle*, semblent devoir être considérés comme
» un jeu de la nature, tout aussi bien que les bassins
» trop grands. »

Le bassin régulièrement rétréci peut être, par lui-
même, une cause de dystocie beaucoup plus fréquente
qu'on ne le pense généralement. Il mérite autant de
fixer l'attention que les autres vices de conformation,
car il peut rendre l'accouchement impossible et nécessiter
l'opération césarienne.

Il serait superflu, dit encore *Nœgèle*, de rappeler que
dans ces cas, rien ne peut absolument faire soupçonner
d'*avance* que le bassin n'a pas ses dimensions normales.
C'est, sinon toujours, au moins dans la très-grande
majorité des cas, au moment de l'accouchement et à
cause de la difficulté qu'il oppose à sa terminaison,
qu'on reconnaît le bassin simplement rétréci. L'expulsion du fœtus ne peut avoir lieu par les efforts de la
nature, quelques vigoureuses que soient les contractions
de la matrice. En le mesurant, on trouve qu'il est trop
étroit, d'une étendue à peu de chose près la même, dans
tous ses diamètres.

Dans la deuxième, au dire de *Nœgèle*, l'étroitesse
absolue du bassin est due au rachitisme ou à un arrêt
de développement. Mais alors les os sont petits, grêles,
fragiles. La petitesse des os iliaques, la trop faible courbure du sacrum donnent au bassin l'empreinte du rachitisme. Dans ces bassins, le rapport des diamètres
entre eux, la forme anguleuse de l'arcade pubienne sont
tels qu'on l'observe dans le bassin de l'enfant ou dans
celui de l'homme. Ils sont bien plus rares que les pré-

cédents; leur réduction peut être portée jusqu'à la moitié de l'étendue d'un bassin normal. (*V. pl.* 3, *fig.* 2.)

B. — Du bassin trop étroit d'une manière relative.

Le bassin trop étroit d'une manière relative est celui dont un ou plusieurs diamètres sont trop petits, pendant que les autres conservent leur étendue normale ou sont devenus trop grands. Ce sont, de tous les rétrécissements, les plus fréquents. Il est très-rare qu'ils n'atteignent qu'un seul diamètre du bassin.

Des causes des vices de conformation. — Les bassins viciés d'une manière relative, le sont le plus ordinairement à la suite d'une maladie appelée *rachitisme*. Dans cette maladie, les os sont plus mous, moins solides. Leur tissu compacte est plus mince; leur tissu spongieux, au contraire, a quelquefois acquis plus d'épaisseur par la distension de ses cellules, dont le gonflement primitif ne s'est pas entièrement dissipé.

Le rachitisme, comme l'ont démontré MM. *Bouvier* et *Guérin*, ne porte pas seulement sur les os du bassin; souvent, en même temps, ceux des membres inférieurs sont incurvés, les articulations des genoux volumineuses. Les os du bassin devant supporter tout le poids des parties supérieures du corps, devenus moins résistants sous l'influence du rachitisme, il est facile de comprendre qu'ils s'affaisseront sur eux-mêmes, se courberont ou se redresseront, seront poussés dans un sens opposé à leur direction naturelle, s'ils sont tiraillés, entraînés par l'action musculaire, courbés par des pressions longtemps continuées ou comprimées à la suite de travaux ou d'habitudes qui font trop longtemps porter le poids du corps sur un même point. La déformation, dès-lors, pourra prendre toutes les figures, atteindre tous les degrés suivant le degré du rachitisme, l'énergie ou la continuité de l'action musculaire ou de la cause mécanique.

Il est une autre maladie qui a beaucoup de rapport, quant à ses effets du moins, avec le rachitisme : c'est l'*ostéo-malaxie*. Cette maladie, rare en France, a été étudiée par les accoucheurs anglais, qui la rencontrent assez souvent dans les villes manufacturières, au dire de *Burns*. Elle ramollit les os ; au point que les pressions ou l'action musculaire leur impriment des déformations bizarres. Elle vicie le bassin plus profondément que le rachitisme, et peut réduire ses diamètres à un degré tel, qu'il n'y a plus, pour ainsi dire, de passage pour l'expulsion de l'enfant. C'est à cette cause que l'on doit rapporter le plus grand nombre des bassins profondément viciés. Cette cause se développe, contrairement au rachitisme, chez des femmes qui ont déjà eu plusieurs couches heureuses et sur lesquelles on ne pouvait pas soupçonner de vices dans le bassin. On a rapporté des cas dans lesquels les os s'étaient ramollis, après plusieurs accouchements faciles, au point que, le bassin étant beaucoup trop étroit pour permettre à la tête de descendre, l'accoucheur put écarter les os avec la main, aller chercher les pieds et terminer le travail. Cette maladie est rarement portée aussi loin. Les causes en sont peu connues. Elles sont le plus souvent rapportées au vice rhumatismal ou syphilitique, à la misère, à l'air vicié, à la mauvaise alimentation, aux chagrins.

Les causes que nous venons d'étudier vicient presque toujours plusieurs diamètres à la fois. Mais il y en a d'autres bien plus rares qui n'agissent que sur un seul point du bassin.

Dans le musée *Dupuytren* se trouve une pièce sur laquelle une fracture de l'os des îles et de la cavité cotyloïde, mal consolidée, présente un cal qui fait dans le bassin une saillie de plus de quatre centimètres.

Il en est de même des exostoses qui peuvent se développer sur les os du bassin dans l'intérieur de sa cavité. Ces tumeurs sont assez rares pour que *Nœgèle* ait contesté la nature de celles qui ont été relatées sous ce titre, par un grand nombre d'auteurs. Cependant il s'en trouve deux observations fort curieuses dans son traité des principaux vices de conformation du bassin, tirées de la pratique de cet habile accoucheur.

Il y a des tumeurs qui s'élèvent du périoste du bassin, semblent être de nature fibreuse, squirrheuse, ou de nature indéterminée. Ces tumeurs, en ne rétrécissant qu'un petit nombre des diamètres du bassin, n'en mettent pas moins un obstacle trop souvent insurmontable à l'accouchement.

M. *Sédillot* a démontré que les luxations congéniales, simples ou doubles, produisent des déformations très-considérables du bassin, en pressant d'une manière continue sur un point plus ou moins étendu de sa surface externe. Il en serait de même des luxations accidentelles non réduites, surtout si elles s'étaient produites dans l'enfance, comme j'en ai observé un cas à la Maternité de Poitiers.

1º Des vices de conformation portant sur les diamètres antéro-
postérieurs.

Ces vices de conformation, les plus fréquents de tous, peuvent porter sur le diamètre antéro-postérieur de l'un ou l'autre détroit, et quelquefois de tous les deux à la fois. La base du sacrum, pressée par le poids des parties supérieures du corps, qui tend à l'enfoncer de haut en bas entre les os iliaques qui résistent, bascule en avant, ou l'os se courbe sur lui-même vers son milieu, et se rapproche des pubis par ses deux extrémités. Les diamètres sacro et coccy-pubien sont rétrécis.

D'autres fois, en même temps que la base de l'os est entraînée et abaissée en avant, son sommet bascule et se porte en arrière. De la sorte, le diamètre coccy-pubien du détroit inférieur se trouve agrandi. Ce mouvement pourrait être porté très-loin, et proportionné à l'inclinaison de la base vers les pubis, si les ligaments sacro-sciatiques ne le limitaient pas.

Dans quelques bassins, en même temps que le promontoire est incliné en avant, la symphyse des pubis est déprimée en arrière. Au lieu de la courbe qu'elle doit former en avant, la région pubienne est aplatie. Alors le détroit supérieur ressemble à un ∞ de chiffre couché. Le diamètre sacro-pubien est diminué autant que possible, et le transversal agrandi. (*V. pl.* 4, *fig.* 1, 2.)

Dans d'autres, au contraire, le sacrum a perdu sa courbure normale, l'angle sacro-vertébral est déjeté en arrière. Le diamètre sacro-pubien est alors agrandi. Dans un bassin que j'ai sous les yeux, le promontoire est pour ainsi dire effacé. L'articulation du sacrum avec la dernière vertèbre lombaire est beaucoup plus élevée et moins saillante que la jonction de la première avec la seconde pièce du sacrum.

Dans les bassins où le sacrum est peu courbé ou presque droit, le coccyx est rapproché du pubis, le diamètre coccy-pubien se trouve rétréci, pendant que le sacro-pubien est agrandi. On voit dans le musée *Dupuytren* un bassin dont le sacrum est convexe en avant, au lieu d'être concave. Le diamètre antéro-postérieur de l'excavation est diminué. Il est agrandi, au contraire, quand le sacrum se trouve trop courbé dans son milieu.

Le diamètre sacro-pubien étant le moins long de tous ceux du détroit supérieur, il est facile de comprendre qu'un rétrécissement de ce diamètre, même peu marqué, pourra retarder l'engagement de la tête à ce détroit, et, pour peu qu'il soit avancé, l'accouchement ne pourra plus se faire par les seules forces de la mère. Aussi la sage-femme devra-t-elle, lorsque la tête tardera à s'engager ou à franchir le détroit supérieur, rechercher s'il n'y a pas de rétrécissement dans ce diamètre.

2º Des vices de conformation portant sur les diamètres obliques et le transverse.

Dans ces vices de conformation, l'os iliaque perd sa courbure normale, il est ployé en forme de tuile dans son point le plus faible, un peu en dehors de l'articulation sacro-iliaque. L'os peut être différemment contourné, et le diamètre oblique qui part de cette symphyse se trouve plus ou moins rétréci. (*V. pl.* 4, *fig.* 1, 2.)

Le plus ordinairement, c'est de la cavité cotyloïde que part le vice de conformation. L'os iliaque, pressé de haut en bas et de dedans en dehors par le sacrum, transmet cette pression sur la tête du fémur par l'intermédiaire de la cavité cotyloïde. Celle-ci, comprimée à son tour de bas en haut et de dehors en dedans par la tête de l'os, tend, quand l'os est malade ou l'ossification retardée, à relever le détroit supérieur et à faire saillir le plancher de la cavité cotyloïde dans le bassin. La branche horizontale du pubis projette la symphyse pubienne en avant et de côté. Par là, le diamètre sacro-pubien se trouve agrandi, et le transverse diminué. S'il n'y a qu'un des os iliaques de vicié, le vice de conformation, étant limité, nuit peu au travail; mais, s'ils le sont tous les deux, les plus grandes difficultés pourront compliquer l'accouchement.

Les pubis, portés en avant, peuvent se couder et se rapprocher au point de rendre inutile à l'accouchement une partie de la moitié antérieure du bassin.

Dans d'autres variétés, c'est le sacrum qui a moins d'étendue en travers; les deux côtés du bassin sont alors rapprochés.

Dans tous ces vices de conformation, le diamètre antéro-postérieur est constamment agrandi. Les diamètres obliques et le transverse du détroit supérieur, comme celui de l'excavation du bassin, sont diminués. Quant au diamètre transverse du détroit inférieur, il a parfois aussi perdu de son étendue.

5° Du rétrécissement oblique-ovalaire.

Le rétrécissement oblique-ovalaire a été décrit pour la première fois, dans ces derniers temps, par *Nœgèle*. Il était inconnu avant lui, quoiqu'il ne soit pas aussi rare qu'on pourrait le croire d'après le silence des auteurs. Porté à un certain degré, il paraît avoir constamment causé la mort de la mère et de l'enfant. (*V. pl.* 5, *fig.* 2.)

D'après *Nœgèle*, ses caractères sont les suivants :

1° Soudure complète du sacrum avec l'un des os iliaques ;

2° Développement imparfait de la moitié du sacrum, et rétrécissement ou disparition des trous sacrés antérieurs, du côté correspondant à la soudure ;

3° Du même côté, largeur moins considérable de l'iliaque et de l'échancrure sacro-sciatique ;

4° La face antérieure du sacrum est plus ou moins tournée vers le côté soudé. En même temps, la symphyse pubienne est entraînée du côté opposé, de sorte qu'elle ne correspond plus directement au milieu de l'angle sacro-vertébral.

5° Du côté de la soudure, l'os des îles et la moitié correspondante de l'excavation du bassin sont plus planes et plus allongées que dans l'état de bonne conformation ;

6° L'autre moitié du bassin, où existe la symphyse sacro-iliaque, n'est pas non plus dans un état de régulière conformation. En arrière elle est moins, et en avant plus courbe que sur un bassin bien conformé.

7° Le bassin est rétréci obliquement. Le diamètre

oblique, qui s'étend de la symphyse sacro-iliaque soudée à la cavité cotyloïde du côté opposé, est augmenté, pour peu que le vice de conformation ait d'étendue; mais le diamètre oblique qui croise celui-ci est rétréci.

8° Les parois de l'excavation du bassin convergent l'une vers l'autre, et l'arcade pubienne, rétrécie, se rapproche, par sa forme, de celle de l'homme.

Le rétrécissement oblique-ovalaire a une très-grande influence sur l'accouchement. Si le bassin est peu difforme, la tête petite, ou l'enfant né avant terme, le travail pourra ne pas être sensiblement retardé. Mais dans les circonstances les plus ordinaires, le rétrécissement est porté au point de gêner, d'empêcher, soit l'engagement de la tête au détroit supérieur, soit le mouvement de rotation dans l'excavation du bassin, ou son passage au détroit inférieur. Les mutilations du fœtus ou l'opération césarienne seront trop souvent la seule ressource contre un tel vice de conformation.

4° Des vices de conformation portant sur l'arcade des pubis.

L'arcade pubienne est rarement viciée seule. Ses rétrécissements sont presque toujours liés à ceux du reste du bassin.

L'arcade des pubis peut être agrandie, quand la cavité cotyloïde a été déprimée, déjetée vers l'excavation du bassin, ou quand la tête du fémur l'a abandonnée pour prendre un point d'appui nouveau sur la fosse iliaque externe, ou, enfin, quand une pression constante sur la tubérosité sciatique l'a déjetée en dehors, comme celle produite par un cuissard. Dans les luxations spontanées ou accidentelles non réduites, la tête du fémur presse de dehors en dedans la fosse iliaque, pendant que l'ischion bascule en dehors. Les muscles jumeaux, carré, obturateurs, qui du bassin se portent au grand trochanter, tiraillent en dehors l'ischion et l'entraînent à la longue dans ce sens.

M. *Sédillot* a publié un travail intéressant dans le journal l'*Expérience*, où il fait ressortir d'une manière évidente l'influence de ces causes sur le bassin. L'arcade pubienne se trouve alors agrandie, déformée.

Le diamètre bis-ischiatique, en s'agrandissant par l'écartement des ischions, rétrécit en même temps le coccy-pubien. Les ligaments sacro-sciatiques portent en avant le sommet du sacrum et du coccyx. De même, la courbure trop grande de la partie inférieure du sacrum produit le même résultat. Cependant, pour être nuisible au travail, il faudrait que le rétrécissement dans ce diamètre fut porté très-loin, car le refoulement du coccyx en arrière permet toujours l'agrandissement de ce diamètre, et de racheter la mauvaise disposition.

Le rétrécissement de l'arcade peut être dû à l'inflexion en dedans d'un seul ischion, par exemple, à la suite de la pression d'un os luxé, non réduit, ou à la tuméfaction rachitique portée assez loin pour nuire d'une manière grave à l'accouchement. J'ai trouvé deux fois, dans ma pratique, des bassins viciés au détroit inférieur, dont le rétrécissement portait sur un seul ischion. Dans l'un, l'ischion gauche était très-tuméfié en dedans. La mère, après avoir été délivrée avec de très-grandes difficultés dans les deux premières couches, finit par succomber à la troisième. Les enfants naquirent toujours morts.

Dans l'autre, l'ischion, étant porté en dedans, produisait un rétrécissement qui, chaque fois que je l'ai mesuré, s'est toujours trouvé de deux centimètres et demi. Cette fille était primipare, et j'ai pratiqué sur elle l'accouchement prématuré avec succès.

Une difformité dans les diamètres en entraîne presque toujours une dans les axes.

L'exagération de *l'inclinaison antérieure* est la plus fréquente. Alors l'angle sacro-vertébral est plus élevé, ou bien le bord supérieur des pubis est fortement abaissé ; de telle sorte que l'ouverture de ce plan est plus inclinée, portée plus en avant et en bas. Le détroit inférieur et la vulve sont portés plus en arrière. L'utérus est plus exposé aux anté-versions, et la direction des forces expultrices ne conduit pas toujours le fœtus vers le détroit supérieur. L'accouchement peut être plus lent ou retardé. Mais il y a peu d'observations où cette cause seule ait été un obstacle difficile à surmonter. Ainsi, dans les deux observations rapportées par *Nœgèle*, le vice de conformation dans la direction des axes du bassin était certainement porté très-loin. Les accouchements ne s'en firent pas moins facilement. Dans le cas si remarquable rapporté par M. *Moreau*, ce furent les vices de conformation du détroit inférieur et l'état de la mère, qui rendirent les résultats de cet accouchement si funestes.

L'*inclinaison postérieure* est beaucoup plus rare, et ne paraît pas avoir d'influence plus souvent fâcheuse que l'antérieure, sur le résultat du travail. Dans cette variété,

la portion supérieure des pubis est élevée au niveau, et
quelquefois plus haut que l'angle sacro-vertébral, de
sorte que le plan ou l'ouverture du détroit supérieur est
horizontal ou même incliné en arrière. Le détroit inférieur
et la vulve sont portés plus en avant.

Cependant, si on avait à faire la version ou à appliquer le forceps dans des bassins ainsi viciés, il faudrait
en tenir un grand compte, car l'opération en serait
rendue bien plus difficile.

En rapprochant les vices de conformation du bassin,
si variés dans leur étendue et leur forme de la forme régulière de la tête d'un enfant à terme, il sera facile de
comprendre quels dangers suivent les vices de conformation, et combien la sage-femme et le médecin doivent
apporter de soins, pour peu que la tête tarde à s'engager,
à rechercher s'il y a rétrécissement, à mesurer son
étendue, à apprécier le volume de la tête, l'étendue des
sutures, leur degré d'ossification, le degré d'énergie des
contractions utérines, afin d'en déduire les ressources
que la nature lui présente, et la conduite à tenir pour
arriver à conserver les jours de la mère et ceux de
l'enfant.

Des moyens de reconnaître les vices de conformation du bassin,
et d'apprécier l'étendue de ses rétrécissements.

La connaissance des rétrécissements du bassin aurait
été inutile à l'accoucheur, s'il n'eût pu arriver à déterminer leur forme ou à mesurer leur étendue. Les moyens
qui servent à le faire peuvent être appliqués à l'extérieur
ou à l'intérieur.

Il faut, avant de mesurer le bassin, s'enquérir des

11

antécédents de la personne à examiner, s'informer si la première enfance ou la jeunesse ont été exemptes de maladies, s'il y a des incurvations de la colonne vertébrale, si les hanches ne sont plus au même niveau, si surtout les extrémités inférieures sont incurvées ou portent des traces de rachitisme, il y aura lieu de soupçonner un vice de conformation du bassin, et de pousser plus loin ses recherches.

On doit faire placer la femme debout sur un plan horizontal, afin de juger s'il n'y a pas un membre plus court que l'autre, rechercher si le raccourcissement n'est pas dû à une fracture ou à une luxation non réduite. Appliquer les deux mains sur le milieu de chaque crête de l'os des îles ou sur l'angle antérieur et supérieur des iliaques, afin de juger si les deux hanches sont bien de niveau. Si la base du sacrum forme un angle rentrant et trop profond avec la colonne vertébrale, on sera porté à croire que cet os est déprimé en dedans, et le diamètre sacro-pubien trop petit, si les pubis, au lieu de former une courbe régulière et assez élevée, sont trop déprimés ou aplatis.

Pour lever les doutes que cette exploration préalable a pu faire naître, il faut appliquer le compas d'épaisseur.

Mesurer le bassin à l'extérieur. — 1° Pour mesurer le diamètre *sacro-pubien*, il faut appliquer l'une des olives du compas sur le sommet de l'apophyse épineuse de la première pièce du sacrum, et l'autre au-devant de la symphyse des pubis, après avoir déprimé avec les doigts les graisses accumulées dans ce point chez certaines femmes. Il doit y avoir dix-neuf centimètres et demi d'écartement (sept pouces). On défalque sept centimètres (deux pouces et demi) pour l'épaisseur de la base du sacrum, un centimètre et demi (un demi pouce) pour l'épaisseur de la symphyse pubienne, et les onze centi-mètres (quatre pouces) qui restent, donnent l'étendue du diamètre sacro-pubien.

2° Pour mesurer les diamètres *obliques*, l'olive du compas est placée sur le grand trochanter, et l'autre sur le point le plus reculé de la crête de l'os des îles du côté opposé. Il doit y avoir vingt-cinq centimètres (9 pouces) d'écartement entre elles. On retranche sept centimètres (deux pouces et demi) pour l'épaisseur du col de la tête du fémur et de la cavité cotyloïde, et quatre centimètres (un pouce six lignes) pour l'épaisseur de la partie posté-rieure du bassin, au niveau de la symphyse sacro-iliaque. Il reste quatorze à quinze centimètres (quatre pouces et demi) pour l'étendue du diamètre oblique.

3° Il est plus difficile de mesurer le diamètre *transverse* d'une manière précise. Mais il est rarement vicié, et il faudrait que le vice de conformation fut porté bien loin, pour qu'il pût nuire au travail. S'il y a vingt-cinq à vingt-huit centimètres (neuf à dix pouces) entre le milieu d'une crête de l'os des îles et celle du côté opposé, ou vingt-trois centimètres (huit pouces) entre une épine iliaque antéro-supérieure de l'os des îles et celle du côté opposé, le diamètre transverse de ce détroit sera certai-nement assez étendu. Il en sera de même, si le diamètre transverse du détroit inférieur, ou si l'écartement de l'arcade des pubis ont leur étendue normale.

4° Au détroit inférieur, il est facile d'arriver à une mesure précise. Le compas d'épaisseur est ici remplacé avec avantage par le doigt indicateur. La femme doit être placée comme pour la version, afin de faire saillir la pointe du coccyx et les tubérosités de l'ischion.

Pour mesurer le diamètre *transverse* de ce détroit, on porte le bout du doigt indicateur sur le point le plus reculé de la tubérosité sciatique, et, portant le pouce sur l'autre ischion, au même point, on place alors les quatre derniers doigts de l'autre main entre leur écartement. Puis, reportant sur un mètre la mesure prise, on juge s'il y a onze centimètres (quatre pouces) de longueur, étendue de ce diamètre.

5° Pour mesurer le *coccy-pubien*, on porte le bout du doigt indicateur sur le sommet du coccyx, et, soulevant le poignet, le bord radial vient se placer dans le point le plus élevé de l'arcade pubienne. On marque avec le doigt de l'autre main le point où elle s'arrête, et on porte sur un mètre la mesure que l'on vient de prendre. Il doit y avoir dix à onze centimètres d'étendue (quatre pouces). La mobilité du coccyx peut rendre l'étendue de ce diamètre variable.

6° Les bassins viciés par *excès d'amplitude*, comme ceux *trop petits dans tous leurs points*, étant ou trop grands ou trop petits dans tous leurs diamètres, on doit les mesurer dans tous leurs points. Le compas d'épaisseur sera donc successivement appliqué sur tous les diamètres.

7° La mensuration du bassin oblique-ovalaire devra porter chaque fois, non pas seulement sur une ou deux directions, mais sur toutes à la fois ; car, si elle ne portait que sur une seule direction, le bassin pourrait être défectueux, sans, pour cela être impropre à l'accouchement.

Ces points et les intervalles qui les séparent à l'état normal sont les suivants :

1º D'une épine iliaque antérieure et supérieure d'un côté à l'épine iliaque supérieure et postérieure du côté opposé, vingt-un centimètres ;

2º D'une tubérosité sciatique à l'épine iliaque postérieure et supérieure du côté opposé, dix-huit centimètres ;

3º Du grand trochanter d'un côté à l'épine iliaque postérieure et supérieure du côté opposé, vingt-trois centimètres ;

4º Du milieu du bord inférieur de la symphyse pubienne à l'épine iliaque postérieure et supérieure de l'un et l'autre côté, dix-sept centimètres ;

5º De l'apophyse épineuse de la dernière vertèbre lombaire à l'épine iliaque antérieure et supérieure de l'un et l'autre côté, dix-huit centimètres.

Ces mesures, données par *Nœgèle*, ont été reconnues exactes par M. *Danyau*, dont les recherches ont porté sur quatre-vingts femmes bien conformées. Ainsi quand les mesures, prises dans ces cinq directions, s'éloigneront sensiblement de ces moyennes, il y aura un rétrécissement oblique-ovalaire.

Mesurer le bassin à l'intérieur. — L'exploration interne ne se fait guère qu'au moment de l'accouchement. Par le toucher, on peut juger, si l'arcade pubienne est trop

élevée ou trop étroite, ou si l'un des ischions n'est pas
infléchis en dedans. C'est par le toucher que j'ai pu diagnostiquer les deux vices de conformation du détroit
inférieur dont j'ai parlé.

On a inventé des instruments compliqués pour mesurer à l'intérieur les vices de conformation du bassin.
Presque tous ces instruments ont été rejetés de la pratique. En outre de leur complication, ils ont l'immense
inconvénient d'être douloureux et désagréables, de ne
pouvoir donner de mesures précises, par la difficulté où
l'on se trouve de les guider par le toucher ou par la
vue, de juger du point précis où ils rencontrent les
points du bassin à mesurer. On pourrait faire une exception pour l'instrument inventé par M. *Vanhuevel.* Je
ne l'ai jamais vu appliquer, mais il me semble théoriquement tout à la fois plus précis et devoir être moins
douloureux dans son application. Le seul instrument
que l'on puisse employer est la main ou le doigt indicateur. Avec eux, la sage-femme peut toujours apprécier
le point où se pose le doigt et celui où il arrive. C'est,
en un mot, un instrument que peut toujours guider l'intelligence, qui ne peut en rien blesser, ni être douloureux.

Il n'y a que le diamètre *sacro-pubien* qui puisse être
mesuré d'une manière précise à l'intérieur. Pour cela,
on place le doigt indicateur sur l'angle sacro-vertébral,
on rapproche le bord radial de la main de la symphyse
pubienne, et on marque avec l'indicateur de l'autre main
le point où correspond cette symphyse. On le rapproche
d'un mètre, et on doit trouver douze centimètres (quatre

pouces et demi) de longueur, quand le diamètre est bien
conformé. La ligne que parcourt le doigt, du promontoire à la partie inférieure de la symphyse, est une ligne
oblique. En en retranchant un centimètre et demi (six
lignes) pour l'obliquité, il reste quatre pouces (dix centimètres et demi) qui marquent l'étendue normale du
diamètre sacro-pubien.

Il ne faudra jamais prendre un parti sans avoir com-
biné les deux modes de mensuration, pour les rectifier
ou les fortifier l'une par l'autre.

Les diamètres obliques et transverses du détroit supérieur et de l'excavation ne peuvent pas se mesurer
par le toucher. Mais ce mode d'exploration peut cependant fournir de précieux renseignements. Ainsi, au moment du travail, le doigt, et mieux encore la main, s'il
le faut, peuvent parcourir, explorer tout le contour de
cette cavité, les symphyses comme les surfaces osseuses,
de manière à ne pas laisser de doute, à éclairer sur le
degré d'intégrité et de bonne conformation des os, sur
les tumeurs qui peuvent exister dans le périoste, etc.

Lorsque, par les moyens que je viens d'indiquer, la
sage-femme aura reconnu un vice de conformation du
bassin, son seul devoir sera de faire prévenir un médecin,
d'avertir la famille du danger de la mère, de faire coucher la femme, de lui recommander de ne pas seconder
ses douleurs, de ne pas pousser, de ne pas s'agiter dans
son lit, afin de prévenir une rupture de matrice. Dans
ces cas, la mère et l'enfant courent les plus grands dangers.

Du côté de la mère, pendant le travail, l'obstacle invincible qui s'oppose au passage de la tête, les efforts incessants, les contractions énergiques de l'utérus qui s'augmentent par la résistance qu'elles rencontrent à l'expulsion, produisent des épuisements par la longueur de l'accouchement, des ruptures de matrice, des compressions de la vessie ou du rectum, suivies de gangrène et de fistules urinaires ou stercorales, des hémorrhagies par décollement du placenta. *Après l'accouchement*, peuvent survenir des inflammations dans les organes voisins, des métrites, des fièvres puerpérales. La gêne ou l'interruption de la circulation dans les organes maternels, placés au-dessous de la tête, en déterminent la tuméfaction, l'infiltration, des ecchymoses et des inflammations. Les symphyses écartées, tiraillées, deviennent le siége d'inflammation, de ramollissement, de suppuration quelquefois incurable ou de relâchement toujours lent à guérir.

Du côté de l'enfant, les désordres ne sont ni moins grands ni moins rapides. La position déclive de la tête, après la rupture de la poche des eaux, et sa compression dans le bassin, qui empêche la circulation du sang, produisent non-seulement des infiltrations dans les téguments, mais encore des décollements du cuir chevelu ou de la dure-mère, des congestions vers le cerveau. On a vu *les os de la tête être bossués et fracturés*. Le cordon dans lequel la circulation est gênée ou interrompue, la lenteur de la descente de la tête, exposent l'enfant à périr d'asphyxie. Sa mort pourrait encore être le résultat des tiraillements exercés sur lui, des manœuvres propres à l'extraire.

CHAPITRE IV.

ÉTUDE DES SYMPTÔMES ET DE LA MARCHE DE L'ACCOUCHEMENT.

Je divise les phénomènes de l'accouchement en trois périodes : la première commence avec les premières douleurs, et s'étend jusqu'à la dilatation complète du col ; la seconde s'étend depuis la dilatation complète du col, jusqu'à l'expulsion du fœtus ; la troisième comprend la délivrance.

Première période. — La première période ne comprend ni des caractères aussi tranchés, ni une durée aussi précise que les deux autres. Pour quelques femmes, elle n'est que d'une heure, d'une heure et demie à peine ; pour d'autres, elle est de plusieurs jours.

Ainsi, plusieurs jours à l'avance, le ventre s'affaisse, *tombe*, comme disent les femmes. L'enfant se rapproche du détroit supérieur, la poitrine se dilate mieux, la respiration et la circulation sont moins gênées, plus libres, l'estomac est moins comprimé, l'appétit devient meilleur, les digestions plus faciles.

Les fonctions, qui se préparent dans les organes génitaux, appellent dans le bassin un afflux de liquide et de sang qui fait que les sécrétions sont augmentées. Les tissus ramollis se prêtent à une dilatation plus facile. Plusieurs jours avant la couche, la femme sent s'écouler par la vulve des glaires blanchâtres, filantes, réunies en globe le plus souvent. La partie la plus élevée du vagin est manifestement dilatée, agrandie, et reçoit le segment inférieur de l'utérus, qui le distend.

Les femmes éprouvent plus souvent le besoin de rendre les urines et d'aller à la selle, par suite de la compression que la tête exerce sur la vessie et le rectum, ou bien la constipation augmente. Les glaires se teignent de sang. Il survient des douleurs instantanées, vives mais rapides, qui partent des reins. Ces douleurs sont appelées des *mouches.*

Des douleurs, des coliques plus persistantes que les premières se montrent; elles partent des reins, font le tour du bassin pour venir se concentrer dans les organes génitaux et le pubis. Ces douleurs arrachent des cris à la femme. Quelques-unes marchent sans cesse, ne peuvent rester en repos, vont et viennent dans l'appartement. Quelques autres restent au lit, incapables de se livrer à quelque mouvement que ce soit, tant leurs forces sont brisées. Ces douleurs sont accompagnées de cris plus ou moins continus. Elles réagissent singulièrement sur le moral, et les impressionnent péniblement. Elles durent à peine une minute, puis cessent sans que la femme puisse prendre du repos. Pendant les douleurs, si on place la main sur le ventre, l'utérus revient sur lui-même, occupe moins de place, se porte sur la ligne médiane, et forme un cône allongé ; sa sensibilité est augmentée au point que, pendant ce temps, le poids de la main est insupportable. Pendant la douleur et les contractions, si celles-ci sont fortes, les *bruits* du cœur du fœtus cessent et disparaissent, de même que le *souffle*, pour reparaître l'un et l'autre, quand la contraction se calme.

Pendant les contractions, il y a des mouvements fébrillaires dans le col ; il s'entr'ouvre, se dilate, lentement d'abord. La douleur passée, le doigt se loge dans son orifice, et constate que le bourrelet qu'il formait au début du travail a disparu.

Pendant les contractions, et avant d'avoir acquis l'étendue d'une pièce de cinq francs, il se resserre, se rétrécit, presse davantage le doigt, comme s'il résistait à la violence des contractions qui poussent l'œuf, quoique cependant il reste plus large, quand elles ont cessé, qu'il ne l'était auparavant. Puis, arrivé à cette étendue, il s'agrandit, au contraire, pendant la contraction. C'est surtout chez les primipares qu'il se comporte ainsi. Chez ces dernières, le col est plus mince, plus tranchant que chez celles qui ont eu déjà des enfants, ou il est plus mou, plus épais et moins résistant.

Son orifice est rempli, en même temps qu'il s'entr'ouvre, par un corps lisse, tendu, poli. Ce corps, formé par les membranes de l'œuf, est résistant, et non dépressible. Il a reçu le nom de *poche des eaux*. Celle-ci presse et agrandit le col de dedans en dehors, comme un coin. Tantôt elle est peu saillante et se forme à peine, plus souvent elle s'allonge dans le vagin comme un cône, qui est parfois assez long pour paraître à la vulve. Quand elle se forme pendant la contraction, le doigt n'apprécie rien au-dessus d'elle; mais, quand elle disparaît, il reconnaît la partie de l'enfant qui se présente, au travers des membranes affaissées.

Cet affaissement des membranes commence, quand la contraction cesse. Elles se plissent, deviennent molles, et la saillie qu'elles forment disparaît complètement pour être remplacée sur le col par la tête de l'enfant. Quand elle est très-tendue et au milieu d'une douleur, la mère entend un craquement qui surprend les primipares. Elle est aussitôt inondée par un flot de liquide; alors, la partie de l'enfant qui se présente, couvre le col à nu, et les débris des membranes déchirées flottent dans son ouverture.

Il n'est pas rare de trouver la poche des eaux rompue avant que le travail soit commencé. Quelquefois elle se déchire à la première douleur. Mais c'est ordinairement quand le col est complètement dilaté, que la rupture de la poche des eaux s'opère, et au milieu d'une douleur.

Il peut arriver parfois que, pendant le cours du travail, et quelquefois plusieurs jours ou plusieurs semaines avant son début, les femmes sont inondées, mouillées par une grande quantité de liquide, sans pour cela que la poche des eaux soit rompue. C'est ce qu'on appelle les *fausses eaux*. On a donné de ce phénomène bien des théories différentes, sans pouvoir arriver à s'en rendre compte d'une manière complètement satisfaisante pour l'esprit, et à l'abri d'objections. Je me borne à le noter.

Quelquefois, la poche des eaux ne se forme pas toujours ; c'est surtout quand il y a peu d'eau ou quand la partie qui s'engage appuie immédiatement sur le col, et empêche l'eau de passer au-dessous d'elle. On doit toujours éviter de la rompre, car sa rupture, trop prématurée, peut avoir des dangers.

Deuxième période. — La deuxième période commence, quand le col est suffisamment dilaté pour laisser passer le fœtus. La tête de l'enfant est ordinairement descendue très-bas, entraînant avec elle le segment inférieur de l'utérus. On apprécie alors facilement les sutures et les fontanelles. La tête, en s'engageant au détroit inférieur, va bientôt distendre le périnée.

Lorsque la tête est arrivée dans ce point, les douleurs changent de nature. La femme fait une profonde inspiration pour dilater sa poitrine et remplir les poumons d'air. Le diaphragme est abaissé, les intestins refoulés ; la base de la poitrine étant agrandie, les muscles du ventre, qui se fixent sur elle, se contractent violemment, et joignent leurs contractions à celles de l'utérus. Ils forment ainsi une ceinture inflexible pour soutenir la matrice en avant et sur les côtés, et augmenter son énergie en lui prêtant un point d'appui solide. Pendant ces contractions, la respiration est suspendue. La respiration ne se faisant pas, les capillaires de la face s'injectent, elle devient bleuâtre, les veines du cou sont tuméfiées, distendues ; les battements du cœur sont à peine perceptibles, le pouls est petit et précipité, la peau est inondée de sueur, les pieds fixés sur le lit, les mains cramponnées sur les rideaux ou les bras passés autour du cou des personnes qui l'entourent, la femme pousse avec une violence qui annonce l'énergie de ses efforts. Après une minute au plus, la contraction s'arrête, la respiration se rétablit, le ventre est moins tendu ; la tête de l'enfant, qui était descendue, remonte dans le vagin après l'effort, mais reste cependant plus basse qu'elle n'était auparavant. Chaque douleur est interrompue par un intervalle de temps qui varie. Chez quelques femmes, aussitôt que l'inspiration a eu lieu, que le sang a été oxigéné, les contractions recommencent et se succèdent rapidement. Chez d'autres, il s'écoule plusieurs minutes et même jusqu'à un quart d'heure, pendant lesquels certaines femmes s'endorment. Puis, tout à coup, elles sont tirées de leur sommeil par une nouvelle douleur.

Pendant les efforts, la tête presse contre le périnée et le distend. Il se porte en avant et s'allonge de quatre à cinq centimètres. Les grandes lèvres participent à cette distension, se portent en avant pour former sur la tête du fœtus comme une sorte de coiffe. Bientôt elles sont écartées et on aperçoit le cuir chevelu. En arrière le rectum est comprimé ; l'anus porté en avant est entr'ouvert. Mais, quand la douleur cesse, les contractions des muscles du périnée reprennent leur empire et repoussent la tête dans le vagin ; elle disparaît et semble rentrer dans l'utérus. Mais, aussitôt que de nouvelles contractions reviennent, les mêmes phénomènes se renouvellent ; chaque fois la vulve s'entr'ouvre davantage, et une plus grande portion de la tête se montre, jusqu'à ce qu'une douleur plus forte, plus prolongée que les précédentes, chasse la tête hors des voies génitales. La mère alors se sent plus libre, plus soulagée, elle peut croire que tout est terminé. Cependant, après quelques instants de repos, l'utérus se contracte de nouveau, les épaules sont dégagées et l'enfant expulsé. Quelquefois, au contraire, la tête, les épaules et le tronc sortent en même temps. D'autres fois il s'écoule assez de temps pour faire craindre pour les jours de l'enfant.

La durée de cette seconde période est bien moins longue que celle de la première. Elle n'est souvent que d'une heure. Aussitôt que la femme est accouchée, elle ressent un état de bien-être, de calme très-grand, qui dure jusqu'à ce que de nouvelles douleurs se fassent sentir pour expulser le placenta, ce qui constitue la troisième période.

On peut voir, d'après ce que je viens de dire, qu'il y a quatre signes plus saillants, et qu'il convient d'étudier plus particulièrement dans le cours du travail : les glaires, les douleurs ou contractions, la poche des eaux, la dilatation du col.

La durée totale du travail et de ses différentes périodes diffère, non-seulement chez les différentes femmes, mais encore chez la même mère, à des accouchements différents. Il est rare cependant qu'il dure plus de vingt à vingt-quatre heures. La moyenne des mères ne souffre pas plus de huit ou neuf heures. C'est une opinion fondée de croire qu'un premier accouchement est plus long que ceux qui suivent, ce qui dépend de la plus

grande facilité avec laquelle les parties molles se dilatent, après avoir été distendues une première fois.

J'appelle l'attention des sages-femmes sur l'étude des
signes de l'accouchement; car, pour celles qui sont jeunes
et qui débutent, il y a là, pour elles, trop souvent un
écueil. Quand elles touchent, si le col a disparu, est
effacé, ou même entr'ouvert, elles croient que le travail
est commencé, ce qui n'est pas toujours vrai. Elles
l'annoncent, et ce n'est souvent que plusieurs jours après
qu'il débute, ce qui fait douter de leur savoir. Il faut
donc, pour l'annoncer sûrement, non-seulement que le
col soit effacé ou entr'ouvert, ce qui même peut n'avoir
pas toujours lieu, mais encore que le doigt placé dans
le col apprécie des mouvements fibrillaires, qu'il se dilate
ou se resserre alternativement, que sa circonférence
devienne mince; en même temps que l'autre main placée
sur le ventre sent l'utérus se durcir, se resserrer sur lui-
même, puis se relâcher ensuite. Alors, elles peuvent
annoncer le début du travail. Elles ne doivent jamais,
même, quand le travail marche bien, fixer sa durée,
quoiqu'elles soient souvent interrogées à cet égard, tant
on a hâte de le voir terminer; car il peut survenir des
phénomènes ou des causes imprévues qui le retardent
longtemps. Elles ne doivent jamais quitter la femme,
parce qu'il pourrait se faire que le travail fût achevé
dans une heure ou même moins, quand elles avaient
estimé qu'il en durerait plusieurs. L'accoucheur le plus
habitué ne peut lui-même fixer, d'une manière certaine,
la durée ou la prolongation d'un accouchement.

Quand la poche des eaux s'est rompue prématurément,

ou quand la partie qui s'engage dans le col utérin est longtemps arrêtée au passage, tête, face ou siége, il se forme, sur la partie qui est dans le vide du col, une *bosse sanguine*. Cette partie, n'étant plus soutenue par la poche des eaux, se tuméfie, parce que les fluides qui y arrivent, ne pouvant plus retourner facilement vers le cœur, retardés par la compression circulairement exercée par le col, s'infiltrent dans les tissus mal soutenus, et forment ces bosses, qui se dissipent d'ordinaire peu d'heures après la naissance.

DE L'ACCOUCHEMENT.

Je ne m'arrêterai pas à rechercher pourquoi l'utérus entre en contraction à neuf mois, pour expulser le fœtus. Cette question, propre à être discutée dans un cours, serait inutile dans un livre de ce genre. L'utérus est un muscle creux, pourvu d'une sorte de sphincter, et qui, comme les autres réservoirs de l'économie, se contracte, pour expulser son contenu, quand celui-ci l'irrite ou l'agace.

Quant aux causes qui effectuent l'accouchement, on les a placées tantôt dans le fœtus, tantôt dans la matrice.

Pour le fœtus, il est passif dans le sein de sa mère ; il est chassé aussi facilement, aussi promptement, quand il est mort que quand il est vivant, comme tous les corps étrangers, môles, placenta, caillots, polypes, corps assurément inertes.

L'utérus est la seule cause efficiente de l'accouchement. C'est un muscle creux, formé de plusieurs couches superposées, entre-croisées. Si on place la main sur lui pendant la douleur, il se durcit en diminuant de volume. Si on touche, le col se dilate, en cédant lentement. Si on place la main dans l'utérus, elle est pressée, chassée, engourdie.

Mais, à la fin du travail, les contractions des muscles de la paroi abdominale viennent s'ajouter accessoirement aux contractions utérines, pour aider à leur action. C'est donc sous l'influence de ces deux causes, les contractions utérines d'abord, puis accessoirement celles des muscles abdominaux, que se fait l'accouchement. Les contractions des fibres de l'utérus ne sont pas soumises à l'empire de la volonté. La femme ne peut, à son gré, ni les ralentir ni les accélérer. Elles peuvent seules effectuer l'accouchement. C'est le contraire pour les contractions des muscles du ventre. C'est sur elles qu'elle peut agir, quand on l'engage à aider ou à ne pas faire valoir ses douleurs. Celles-ci ne pourraient pas seules expulser l'enfant.

CHAPITRE V.

DE L'ACCOUCHEMENT NATUREL.

Le fœtus, courbé sur lui-même, a la forme d'un ovoïde qui ne peut franchir les détroits qu'autant qu'il s'y engage par l'une de ses extrémités. L'accouchement est alors *naturel*, parce que les diamètres de ces extrémités sont en rapport d'étendue avec ceux du canal que l'enfant doit traverser, et que les seules forces de la mère peuvent suffire au travail de l'enfantement.

Chacune des deux extrémités du fœtus ne se présente pas aussi souvent l'une que l'autre au détroit supérieur. Il résulte des statistiques qui ont été faites et de l'expérience de chaque jour, que la tête s'engage bien plus souvent que le siége.

Lorsque la tête est fléchie en avant et le menton rapproché de la poitrine, elle s'engage par le *sommet*.

Si, au lieu d'être fléchie en avant, elle est renversée en arrière, elle s'engage par la face.

De là, deux variétés dans les présentations de la tête :

1° *Présentation du sommet ;*

2° *Présentation de la face.*

Dans l'ordre de fréquence, après les présentations de l'extrémité céphalique, viennent celles de l'extrémité inférieure.

Lorsque les cuisses, les jambes sont relevées au-devant de la poitrine, le siége s'engage seul ; mais plus souvent les extrémités inférieures conservent leurs rapports ordinaires, les talons restent appliqués contre les ischions.

D'autres fois les pieds et les genoux abandonnent leurs rapports, descendent les premiers à travers le col.

De là aussi deux variétés dans les présentations de l'extrémité inférieure :

1° *Présentation du siége ;*

2° *Présentation des genoux ou des pieds.*

Des présentations et des positions du sommet.

Le sommet se présente dans des positions dont le nombre a varié suivant chaque auteur. Les *positions* sont déterminées par les rapports de la *fontanelle postérieure*, qui sert de point de *repère*, avec celui du bassin auquel elle correspond. Cette fontanelle permet de suivre les mouvements de la tête, sa progression et sa marche dans le bassin. Il est d'observation que la fontanelle postérieure correspond bien plus souvent à l'une des deux extrémités du diamètre oblique gauche, qu'à celles de l'oblique droit. Je décrirai le mécanisme de l'accouchement dans deux positions seulement.

1° Dans la *première*, la fontanelle postérieure correspond au plancher de la cavité cotyloïde gauche, et le front à la symphyse sacro-iliaque droite;

2° Dans la *deuxième*, la fontanelle postérieure correspond à la symphyse sacro-iliaque droite, et le front à la cavité cotyloïde gauche. — Je m'abstiendrai de décrire le travail, quand la tête s'engage dans le diamètre oblique droit, sa marche étant la même que dans l'oblique gauche; car, si la fontanelle postérieure répondait à la cavité cotyloïde droite, elle suivrait, pour se rendre sous les pubis, la même marche qu'elle aurait suivie, si elle eût correspondu à la cavité cotyloïde gauche. Si, au contraire, elle correspondait primitivement à la symphyse sacro-iliaque gauche, elle suivrait, pour se dégager sous les pubis, la même marche qu'elle aurait suivie, si elle eût correspondu à la symphyse sacro-iliaque droite.

Diagnostic dans les présentations du sommet.

La tête, portion la plus volumineuse de l'enfant, occupe souvent la partie la plus inférieure de l'utérus, dès les derniers mois de la grossesse. Le toucher permet de la rencontrer dans l'excavation du bassin, dès sept ou huit mois, longtemps avant la dilatation du col utérin. Si le col n'est pas dilaté, on reconnaît le sommet *à une tumeur dure, volumineuse*, enveloppée par l'utérus, qu'elle pousse au-devant d'elle, et sur un point de laquelle on trouve le *col utérin*. Ce segment inférieur de l'utérus est tellement aminci dans quelques cas, qu'il permet d'apprécier, au travers de son tissu, les *espaces membraneux de la tête, les sutures et les fontanelles.*

Plus tard, quand le col est entr'ouvert et la poche des eaux intacte, au travers des membranes, le doigt touche *un corps dur, arrondi, qui disparaît et fuit quand vient une douleur*, pour reparaître *quand la douleur cesse. En même temps la poche des eaux se forme.*

Si la poche des eaux est rompue et le col dilaté, le doigt apprécie la *tête aux cheveux qui la recouvrent.* En pénétrant dans l'ouverture du col utérin, il rencontre l'une des *bosses pariétales.* En le portant un peu plus en arrière, *en déprimant le cuir chevelu, il arrive sur la suture longitudinale, reconnaissable à un espace dépressible, limité par deux bords osseux. Le doigt fixé sur cette suture la parcourt en se portant du côté gauche du bassin, sans l'abandonner.* A l'extrémité de cette suture, il trouve la *fontanelle postérieure.* A moins d'avoir acquis une certaine habitude du toucher, cette fontanelle n'est pas toujours facile à reconnaître. Elle est très-étroite, et, d'un autre côté, *la tête étant pressée contre le détroit, les trois os qui la forment sont rapprochés, chevauchent souvent et la font disparaître.* La bosse sanguine, dont je parlerai plus loin, y contribue beaucoup aussi, en la recouvrant. Cependant, *en déprimant ce point avec le bout du doigt, on apprécie la saillie des angles des trois os.* S'il y a du doute pour l'esprit, afin d'apporter plus de précision dans le diagnostic; en partant de *l'extrémité de la suture longitudinale et en portant le doigt en arrière, il touche une ligne courbe formée par une branche de la suture lambdoïde.* Après un trajet de quelques lignes, le doigt est ramené au point de départ, et est aussitôt reporté dans un sens opposé, en avant, vers les pubis. *Il ap-*

précie une seconde ligne courbe se rendant au même point.
Ces deux lignes sont toujours reconnaissables, et rien sur
la tête ne peut leur ressembler. *C'est là qu'est le point
cherché, le point de repère qui doit servir à déterminer la
position. C'est la fontanelle postérieure.*

Il est important, pour les élèves et ceux qui manquent
d'habitude, de rechercher les deux branches de la suture lambdoïde; car, sur le trajet de la suture longitudinale, il y a parfois des espaces larges, non ossifiés,
qui pourraient devenir des causes d'erreur. De ces points
non ossifiés, il ne part aucune branche de suture, ce
qui sert à les différencier de la fontanelle.

Quand la poche des eaux est rompue depuis longtemps, il se forme, sur la portion de la tête placée dans
le vide du col, une bosse sanguine. En élargissant sa
base, elle s'étend jusque sur la fontanelle postérieure,
qu'elle couvre. Cette bosse est un obstacle à un diagnostic précis; et si, en déprimant fortement la bosse
sanguine, on ne peut reconnaître cette fontanelle, les
deux lignes courbes de la suture lambdoïde sont les seuls
points propres à guider l'accoucheur dans le diagnostic.

Si, malgré ces précautions, il restait encore du doute
dans l'esprit, il faudrait ramener le doigt le long de la
suture longitudinale, et le porter en sens opposé pour
aller à la recherche de la *fontanelle antérieure*, plus difficile à atteindre, en raison de son élévation. Le doigt
apprécie alors un *large espace membraneux dont les angles
sont tronqués.* S'il ne peut l'atteindre tout entière, en
raison de son élévation, il peut, du moins, en explorer
une partie en arrivant sur l'angle de réunion des parié-

taux entre eux. L'étendue du défaut d'ossification suffit, à coup sûr, pour la reconnaître. En auscultant les bruits du cœur du fœtus, on trouve que ces bruits ont une intensité plus grande, sont plus vibrants, plus énergiques dans le flanc gauche, vers la fosse iliaque, que dans tout le reste du ventre.

Mécanisme de l'accouchement dans la première position
du sommet.

Dans la première position du sommet, de beaucoup la plus fréquente, l'occiput est tourné du côté gauche du bassin de la mère, et la fontanelle répond à l'éminence pectinée ou au plancher de la cavité cotyloïde gauche, et le front à la symphyse sacro-iliaque droite.

Dans cette position, les diamètres de la tête sont dans les rapports les plus avantageux avec ceux du détroit supérieur. L'occipito-frontal s'engage dans l'oblique gauche de ce détroit ; — le bi-pariétal dans l'oblique du côté opposé ; — l'occipito-mentonnier s'engage dans l'axe du détroit supérieur, en raison de la flexion de la tête sur la poitrine, qui le rapproche de l'axe du corps de l'enfant. La tête, pour traverser tous les points du bassin, devra exécuter quatre mouvements : (*V. pl.* 6, *fig.* 1.)

1º *Mouvement de flexion.* — Lorsqu'elle arrive au détroit supérieur, elle remplit tout le vide de ce détroit ; autrement toute l'eau de l'amnios s'écoulerait au dehors aussitôt après la rupture de la poche des eaux. Les contractions de l'utérus, transmises par l'intermédiaire de la colonne vertébrale, arrivent à la tête de manière à l'appliquer contre les tissus qui garnissent le détroit. Si la tête éprouve de la résistance à le franchir, les deux extrémités du diamètre, le front et l'occiput, descendent difficilement en même temps. L'occiput, recevant plus directement ces contractions, descend le premier. Il devient le point le plus déclive de la tête. En s'abaissant ainsi, la tête exécute le mouvement de *flexion*. Par là, le menton se trouve rapproché de la poitrine, et est d'autant plus pressé contre elle, que la difficulté pour franchir le détroit est plus grande. Par ce mouvement, le front s'élève, devient moins accessible au doigt. Par ce rapprochement du menton de la poitrine, le diamètre occipito-bregmatique prend la place de l'occipito-frontal, ce qui favorise le travail, si la tête est un peu volumineuse ou le diamètre du bassin étroit.

En arrivant dans l'excavation du bassin, la bosse pariétale droite placée en avant est la partie la plus déclive; c'est elle que le doigt touche la première. Mais, quand la tête repose sur le plancher, la résistance qu'elle éprouve fait que la bosse pariétale gauche s'abaisse, en glissant d'arrière en avant, sur le plan incliné postérieur et se met au niveau de la première. Le doigt rencontre alors le sommet en plein. Pendant cette descente de la tête, la fontanelle postérieure est plus basse que l'antérieure.

2° *Rotation intérieure.* — Arrivée dans l'excavation du bassin, la tête, étant moins gênée, commence à exécuter le second de ses mouvements. Les contractions utérines continuant sans cesse, l'occiput, suivant la courbure formée par les plans inclinés antérieurs du bassin, glisse d'arrière en avant, touche successivement le plancher de la cavité cotyloïde, le trou sous-pubien, la branche gauche du pubis, et vient se placer sous la symphyse des pubis. Pendant ce même temps, l'autre extrémité du diamètre, le front, roule d'avant en arrière, en sens inverse, pour se porter dans la concavité du sacrum. Ce mouvement est le mouvement de *rotation interne*.

L'occiput n'arrive pas tout à coup sous la symphyse du pubis. C'est successivement et à chaque contraction, que la bosse pariétale droite, qui est en avant, passe sous la branche gauche de l'arcade des pubis; puis, après une nouvelle contraction, l'occiput vient prendre sa place jusqu'à ce que le derrière du cou arrive sous l'arcade des pubis. Il se dégage d'abord obliquement, et c'est au moment où le dégagement se complète, que l'occiput ou le derrière du cou répond au milieu de l'arcade pubienne.

Arrivés au détroit inférieur, les diamètres de la tête se mettent en rapport avec ceux de ce détroit. L'occipito-frontal s'engage dans le coccy-pubien de onze centimètres d'étendue; il peut en acquérir davantage par la mobilité et le refoulement du coccyx en arrière. — Le bi-pariétal se trouve en rapport avec le bis-ischiatique. — L'occipito-mentonnier s'engage, ici comme au détroit supérieur, dans l'axe du détroit périnéal qu'il va franchir, parce que la tête conserve toujours le mouvement de flexion qu'elle a reçu en franchissant le détroit supérieur. (*V. pl.* 11, *fig.* 1.)

Si, au lieu de se trouver placé vis-à-vis de la cavité cotyloïde gauche, l'occiput se rencontrait primitivement à la symphyse sacro-iliaque gauche ou dans le diamètre transverse, après avoir franchi le détroit supérieur de la manière que je viens de dire, et être arrivé dans l'excavation du bassin, il glisserait encore en avant pour se dégager sous la symphyse pubienne.

3° *Mouvement d'extension de la tête.* — La tête se présentant au détroit inférieur dans les rapports que je viens d'établir, l'occiput se dégage le premier sous la symphyse pubienne. L'impulsion qui lui arrive directement par la colonne vertébrale ne peut le pousser plus en avant, parce que les épaules, entraînées après lui, sont retenues dans l'excavation. Cette impulsion est transmise à l'autre extrémité du diamètre occipito-frontal. Le front descend dans l'excavation du bassin, au-devant du périnée, où il vient se dégager; puis, après lui, les yeux, le nez, le menton. L'occiput ou le derrière du cou, immobile sous la symphyse, ressemble à un pivot sur lequel tourne chacun des diamètres occipito-frontal, bregmatique et mentonnier, pour dégager successivement toute la face. Pendant ce temps, la tête semble se renverser en arrière, l'occiput sur le pubis de la mère. C'est ce mouvement qu'on a appelé mouvement d'*extension*. Il est l'opposé de celui de flexion. La tête ne s'étend pas réellement, ne se renverse pas en arrière, comme on pourrait le croire. Par le mouvement de flexion, le menton ayant été forcément rapproché de la poitrine, aussitôt que la tête devient libre au dehors, elle reprend sa position naturelle et semble ainsi se renverser en arrière.

4° *Mouvement de rotation extérieure.* — Pendant que

la tête arrivait au détroit inférieur, les épaules franchissaient le supérieur dans le diamètre oblique opposé à celui où s'est engagé le diamètre occipito-frontal de la tête, de l'éminence pectinée droite à la symphyse sacro-iliaque gauche. Elles descendent dans l'excavation du bassin dans une position oblique par rapport au détroit périnéal. Elles le franchissent rarement dans cette position.

Lorsque la tête est sortie et libre au dehors, après un temps d'arrêt plus ou moins long, on la voit tourner, en même temps que les épaules commencent à paraître. L'occiput se porte vis-à-vis de la cuisse gauche de la mère et le front vis-à-vis de la cuisse droite. Ce quatrième mouvement a reçu le nom de *rotation extérieure*. Il est l'inverse du deuxième; on l'appelait autrefois mouvement de *restitution*. On croyait qu'il se passait dans le cou seulement, qui, en se détordant, ramenait, restituait la tête à sa position première. Il ne se produit pas ainsi. Les épaules étant placées obliquement, quand elles arrivent sur le plancher du bassin, franchissent rarement le détroit périnéal dans cette position oblique. Alors elles tournent avec le reste du corps de l'enfant, de manière à engager le diamètre bis-acromial dans le diamètre coccy-pubien. Par ce mouvement, l'épaule droite est portée sous la symphyse pubienne, la gauche dans la concavité du sacrum. C'est cette impulsion à laquelle obéit la tête à l'extérieur, qui produit le mouvement de rotation. L'épaule droite, placée sous la symphyse du pubis, apparaît la première à la vulve; mais c'est la gauche, en arrière, qui se dégage la première au-de-

vant du périnée. Le bras sorti laissant un vide au-devant du périnée, le corps de l'enfant s'affaisse sur lui ;
pendant ce temps, l'épaule droite se dégage à son tour.
Le reste du corps, présentant le sommet d'un cône dont
la base est sortie, s'écoule lui-même aussitôt.

Pendant la sortie des épaules, le tronc de l'enfant est
fortement relevé, incliné sur le côté correspondant à la
symphyse pubienne. Cette disposition du tronc tient à ce
que la tête et le haut du corps sont placés dans l'axe du
détroit inférieur, pendant que le reste du tronc est encore
dans l'axe du détroit supérieur. Comme ces deux axes
ont une direction différente, le tronc doit nécessairement
être incliné sur le côté pour les parcourir en même
temps, et s'accommoder à la ligne courbe de l'excavation. Quelquefois, quand le travail est rapide, les deux
épaules se dégagent en même temps.

Il arrive assez rarement que la tête s'engage dans le
diamètre oblique droit ; l'occiput répond alors à la cavité
cotyloïde droite, le front à la symphyse sacro-iliaque
gauche. Dans cette position, le mécanisme de l'accouchement est en tout point le même que dans celle que je
viens de décrire. L'occiput se rend sous la symphyse du
pubis, le front se porte en arrière, les mêmes diamètres
de la tête sont en rapport avec des diamètres équivalents
du bassin. Il est par conséquent inutile de décrire le
mécanisme du travail une seconde fois, ce que je viens
d'en dire devant suffire dans l'engagement de l'occiput
en avant dans ce dernier diamètre.

Mécanisme de l'accouchement dans la deuxième position du sommet.

Dans cette position, l'occiput ou la fontanelle postérieure correspond à la symphyse sacro-iliaque droite, et le front à la cavité cotyloïde ou à l'éminence pectinée gauche.

Dans cette position, les diamètres de la tête sont dans les rapports les plus avantageux avec ceux du détroit supérieur. L'occipito-frontal s'engage dans le diamètre oblique gauche ; mais la tête est placée en sens inverse de la première position. — Le bi-pariétal dans le diamètre oblique droit. — L'occipito-mentonnier s'engage dans l'axe du détroit supérieur, en raison de la flexion de la tête sur la poitrine. Comme dans la première position, la tête, en parcourant le bassin, exécute quatre mouvements.

En auscultant avec le stéthoscope, on trouve que les battements du cœur du fœtus ont une intensité plus grande, sont plus forts, plus énergiques dans le côté droit du ventre que partout ailleurs. (*V. pl.* 6, *fig.* 2.)

Lorsque la tête arrive au détroit supérieur, les contractions de l'utérus, transmises par la colonne vertébrale, arrivent à la tête de manière à l'appliquer contre les parties qui garnissent le détroit. S'il y a quelque résistance, l'occiput qui reçoit plus directement les contractions descend le premier, devient le point le plus déclive de la tête. En s'abaissant ainsi, elle exécute son *mouvement de flexion.* Par là, le menton se trouve rapproché de la poitrine, et en même temps le front s'élève, devient moins accessible au doigt, et engage le diamètre occipito-bregmatique au lieu de l'occipito-frontal.

En arrivant dans l'excavation du bassin, le toucher rencontre aussitôt la bosse pariétale gauche, inclinée en avant. Mais, quand la tête est descendue sur le plancher du bassin, la bosse pariétale droite, placée en arrière, et un peu plus élevée, glisse sur son plan incliné postérieur, de manière à s'abaisser et se placer au niveau de la première.

Parvenue dans l'excavation du bassin, la tête, étant moins gênée, commence à exécuter le second de ses mouvements. Les contractions utérines continuent, l'occiput tourne d'arrière en avant, de telle sorte que, descendu au-devant de la symphyse sacro-iliaque droite, il glisse successivement devant le ligament sciatique droit, le plancher de la cavité cotyloïde, le trou sous-pubien, la branche droite de l'arcade des pubis, et vient se placer sous la symphyse pubienne. Pendant ce même temps, le front roule d'avant en arrière, en sens inverse, pour se porter dans la concavité du sacrum.

Ce mouvement de rotation intérieure, en portant l'occiput sous la symphyse pubienne, met en rapport les diamètres de la tête avec ceux du détroit périnéal, où elle va s'engager. Alors, en effet, le diamètre occipito-frontal va se trouver en rapport avec le coccy-pubien. — Le bi-pariétal avec le bis-ischiatique. — L'occipito-mentonnier s'engage ici, comme au détroit supérieur, dans l'axe du détroit inférieur. (*V. pl.* 11, *fig.* 1.)

La tête se présentant au détroit périnéal dans les rapports que je viens d'établir, l'occiput se dégage le premier sous la symphyse du pubis. Quelquefois ce sont alternativement une bosse pariétale, puis l'autre, qui paraissent les premières à la vulve. Quoi qu'il en soit, le derrière du cou se fixe sous la symphyse pubienne ; l'impulsion, qui lui arrive directement par la colonne vertébrale ne pouvant dégager le tronc, à cause de la résistance opposée par les épaules, est transmise à l'autre extrémité du diamètre occipito-frontal, de sorte que le front se dégage au-devant du périnée, et après lui les yeux, le nez, le menton.

Pendant ce temps, la tête semble se renverser en arrière, l'occiput sur le pubis de la mère. C'est ce mouvement qu'on appelle *mouvement d'extension*. Il est l'opposé de celui de flexion.

En même temps que la tête arrive dans l'excavation du bassin, les épaules traversent le détroit supérieur, dans le diamètre oblique opposé à celui où s'est engagé la tête, de l'éminence pectinée droite à la symphyse sacro-iliaque gauche. Elles arrivent ainsi dans l'excavation du bassin dans une position oblique par rapport au détroit périnéal. Lorsque la tête est sortie et libre au dehors, après un temps d'arrêt plus ou moins long, on la voit tourner en même temps que les épaules commencent à s'engager au détroit inférieur. L'occiput se porte vis-à-vis de la cuisse droite. Ce quatrième mouvement a reçu le nom de *rotation extérieure*. Il est l'inverse du deuxième. Ce mouvement, comme je l'ai expliqué en décrivant la première position du sommet, ne se passe pas dans le cou, mais tout le tronc de l'enfant y participe. Il est dû à ce que l'épaule gauche se porte sous la symphyse des pubis, et la droite dans la concavité du sacrum, pour que le diamètre bis-acromial puisse s'engager dans le coccy-pubien. Le bras droit qui est en arrière se dégage le premier, puis le gauche placé sous la symphyse du pubis. Quelquefois, quand le travail est rapide, les deux épaules sortent en même temps.

Il arrive bien plus rarement que la tête s'engage dans le diamètre oblique droit, la fontanelle postérieure en rapport avec la symphyse sacro-iliaque gauche. Dans le cas où les rapports seraient tels, le mécanisme de l'accouchement serait le même que dans la position que je viens de décrire. L'occiput, primitivement en arrière, viendrait se rendre sous la symphyse pubienne. Je ne décrirai pas le mécanisme du travail dans cette position. Ce que je viens d'en dire, quand l'occiput est en rapport avec la symphyse sacro-iliaque droite, devant suffire dans l'engagement à gauche en arrière, le mécanisme étant le même.

1° Des déviations du sommet.

La tête de l'enfant, en s'engageant au détroit supérieur, peut y être mal placée, ne pas s'y engager d'aplomb, et donner lieu à un travail long et difficile. Cela a lieu, surtout quand le sommet, au lieu de s'engager en plein au détroit supérieur, ne s'y présente que de côté ou dévié. On conçoit alors que les contractions soient en partie épuisées pour corriger la position plus ou moins oblique de la tête. Ces déviations sont de différentes sortes. Tantôt le mouvement de flexion de la tête sur la poitrine n'aura pas eu lieu, et le front se présentera au milieu du détroit dans une position intermédiaire entre celles du sommet et de la face. D'autres fois ce mouvement de flexion sera porté trop loin, et ce sera la fontanelle postérieure et le derrière du cou qui se rencontreront au détroit. Ou bien, enfin, ce sera sur l'un ou l'autre côté de la tête que la déviation aura lieu, et l'une des deux bosses pariétales prendra la place du sommet.

1º On reconnaîtra que le front remplace le sommet au détroit supérieur, parce que le doigt touchera immédiatement la fontanelle antérieure devenue la partie la plus déclive. Dans cette position intermédiaire entre celle du sommet et celle de la face, l'accouchement pourra se faire, si les parties ont leur dimension normale. Un diamètre voisin de l'occipito-frontal s'engage dans l'un des obliques. Il convient donc d'abandonner le travail aux forces de la nature. Cependant *Burns*, à l'exemple de ses prédécesseurs, donne encore le conseil « de favoriser la descente de l'occiput en soutenant le » front avec les doigts pendant la douleur, ou en le » poussant en haut après les contractions, et en le sou- » tenant vigoureusement pendant l'action de l'utérus. » Il y aurait beaucoup d'inconvénient à agir plus activement ; il est beaucoup plus sage de s'abstenir complètement.

2º On reconnaît que l'occiput s'engage au lieu du sommet, parce que la fontanelle postérieure occupe le centre de l'orifice, et le derrière du cou est appuyé sur le bord de l'une des fosses iliaques. La fontanelle antérieure est très-élevée, il est impossible de l'atteindre. Le diamètre qui s'engage ne part plus de la fontanelle postérieure, mais du derrière du cou, près des épaules. Il mesure, comme dans la variété précédente, un diamètre oblique, ce qui, à la rigueur, pourrait permettre à l'accouchement de se faire. Mais la marche du travail finit par rectifier cette position. Il est sage de l'abandonner à la nature et de se borner à corriger l'obliquité utérine qui en est la cause la plus ordinaire.

3° Les parties latérales de la tête peuvent aussi se présenter. Ces sortes de déviations sont les plus rares. Tantôt c'est le pariétal droit, d'autres fois c'est le gauche qui se présente. On les reconnaît à une tumeur solide, formée par la bosse pariétale, près de laquelle on touche l'oreille. La suture longitudinale se trouve inclinée en avant, derrière le pubis, quand c'est le pariétal tourné vers le sacrum qui est incliné en bas. Cette suture se trouve en arrière tournée du côté du sacrum, quand c'est le pariétal correspondant au pubis qui est incliné en bas. Dans tous ces cas, l'occiput est toujours tourné dans la moitié droite ou gauche du bassin. L'engagement est plus long, moins à cause du défaut de rapport des diamètres, que parce que les douleurs s'épuisent à faire descendre la tête, qui cède lentement à leur action.

Dans toutes ces variétés, et lorsque le bassin est bien conformé, il faut abandonner le travail à lui-même. C'est dans ce cas qu'il importe de conserver intacte la poche des eaux.

Les contractions finissent par régulariser le travail, par engager la tête directement. Au fur et à mesure que la tête descend, elle vient reposer sur le plancher du bassin, qui, par sa résistance, la force à reprendre sa position naturelle.

Aussitôt la rectification opérée, le travail reprend sa marche ordinaire. Du reste, si la tête franchit le détroit dans cette position inclinée, presque toujours la rectification a lieu dans l'excavation, parce qu'il y a là plus de liberté pour les mouvements. La sage-femme et le médecin doivent favoriser cette tendance heureuse de la nature par une position convenable donnée à la femme, de manière à détruire les obliquités, causes fréquentes de ces déviations, et à conserver la poche des eaux en pratiquant le toucher avec ménagement.

On ne doit jamais essayer de changer ces positions par des manœuvres dans le bassin, comme le conseillaient autrefois les hommes les plus habiles. Pour changer les déviations et ramener le sommet en plein, il faudrait passer les doigts entre la tête et l'utérus, pour ensuite saisir la tête et la ramener en position directe. Mais alors l'eau de l'amnios, qu'il faut toujours conserver avec soin, s'écoule entre la tête et les doigts. Si on ne réussit pas dans cette manœuvre, ce qui arrive très-souvent, les contractions utérines portent immédiatement sur l'enfant et le font périr, pour peu qu'elles se prolongent. Le cordon ombilical ou un membre de l'enfant peuvent s'échapper avec l'eau et compliquer le travail. Ces manœuvres sont toujours difficiles, si on réussit, et la position nouvelle donnée à la tête peut n'être pas convenable. On a vu des cas où la tête, qui avait été ramenée à une position meilleure, reprenait, peu de temps après, sa première situation.

En somme, la sage-femme doit attendre patiemment, et demander un médecin, si la nature ne rectifie pas ces mauvaises positions, si les forces s'épuisent et le travail se prolonge. Si la tête est encore au détroit supérieur, si l'utérus n'était pas rétracté sur lui-même, si l'eau de l'amnios n'était pas complètement écoulée, il faudrait faire la version et aller chercher les pieds.

Dans toutes les autres circonstances, il n'y aurait qu'à appliquer le forceps. Dans tous ces cas, le médecin doit être mandé et doit seul agir. Le danger deviendrait très-grand, s'il y avait en même temps un vice de conformation du bassin.

2° L'occiput se porte dans la concavité du sacrum.

On voit quelquefois, dans les présentations dans lesquelles l'occiput correspond à l'une des symphyses sacro-iliaques, le mouvement de rotation qui doit porter l'occiput en avant, pour le dégager sous la symphyse du pubis, le faire en sens inverse, le porter dans la concavité du sacrum. Dans cette position, les rapports des diamètres de la tête sont les mêmes, avec ceux du détroit périnéal, que lorsque l'occiput a été porté en avant; mais la tête est placée dans un ordre inverse. Dans ces rapports, l'accouchement se fera encore naturellement, mais le travail sera plus long, plus pénible pour la mère, plus dangereux pour l'enfant, que si l'occiput était venu se placer sous la symphyse pubienne.

Les causes de cette plus grande difficulté dans le travail sont les suivantes : 1° l'occiput devant se dégager le premier de la vulve, aura un trajet beaucoup plus long à parcourir, pour y arriver, quand il sera placé dans la concavité du sacrum ; 2° le mouvement de flexion de la tête sur la poitrine étant porté très-loin, l'occiput entraîne les épaules et le haut de la poitrine de l'enfant dans le bassin, en se rapprochant du périnée ; de telle sorte que la poitrine, arrivant dans l'excavation avant l'expulsion de la tête, gêne nécessairement sa progression ultérieure ; 3° les contractions utérines arrivant beaucoup plus obliquement à l'occiput, à cause de la courbure forcée de la colonne vertébrale, perdent une grande partie de leur énergie en se décomposant. Les contractions utérines deviennent de plus en plus violentes sans que la tête avance en proportion. Puis, à la fin, elles se ralentissent et diminuent au moment où de plus grands efforts sont nécessaires, où la résistance devient plus grande. La femme s'épuise, et le travail s'arrête.

Dans ces rapports de la tête, la mère est exposée à des déchirures du périnée ou de l'utérus ; l'enfant, violemment comprimé, succombe à des congestions cérébrales, par suite de la gêne apportée au cours du sang dans les veines du cou, ou à des distensions de la partie supérieure de la moëlle épinière.

Dans cette position, l'occiput descend au-devant du sacrum, du coccyx et du périnée qu'il distend fortement, et se dégage le premier au-devant du périnée. Quand il est sorti, le derrière du cou devient le centre autour duquel s'opère le troisième mouvement, celui d'*extension*, pendant lequel la fontanelle antérieure, le front, la face, se dégagent successivement de dessous la symphyse pubienne. Le coccyx est alors fortement refoulé en arrière, et, s'il y a défaut de proportion entre les parties, le travail se termine difficilement.

M. *Moreau* dit avoir vu l'accouchement se terminer d'une autre manière, dans cette position difficile. Suivant ce professeur, l'occiput s'arrête dans un des points du bassin, se renverse en arrière, d'où il suit que le front et la face s'abaissent derrière les pubis et viennent se dégager les premiers comme dans une position de la face.

Abandonné à lui-même, ce travail se termine souvent par les seules forces de la femme. Beaucoup d'accoucheurs considèrent cet accouchement comme étant contre-nature. La longueur du travail, la couleur livide du fœtus, l'état de mort apparente où il se trouve, témoignent assez des dangers qu'il a courus.

En général, quand la sage-femme reconnaîtra que l'occiput se porte en arrière, elle devra se tenir sur ses gardes. Si les efforts sont trop violents, trop énergiques et peu fructueux, et, à plus forte raison, quand ces efforts s'éloignent, ou bien, si le travail se prolonge, que les battements du cœur du fœtus se ralentissent, elle devra mander un médecin pour appliquer le forceps.

3º Déviations dans le mouvement des épaules.

Les épaules ne traversent pas toujours le détroit inférieur en s'engageant dans le diamètre coccy-pubien. Les exceptions à cet égard ne sont pas rares. J'ai vu quelquefois, quand le travail est lent, l'une des épaules placée sous une branche pubienne et non sous la symphyse, et l'autre vis-à-vis du ligament sacro-sciatique du côté opposé, se dégager ainsi diagonalement. Elles franchissent plus rarement le détroit en travers. L'étendue du diamètre bis-acromial rend facilement compte de ces exceptions. Dans ces cas, le quatrième mouvement, celui de rotation externe, manque.

Quand la tête se dégage lentement, on observe aussi un léger mouvement qui se passe dans le cou seul. Il est très-limité, et est dû à la torsion du cou pendant le cours du travail. Il a été appelé mouvement de *restitution*. Ce mouvement très-borné, qui est loin d'être constant, commence quand la tête est entièrement dégagée, et est terminé avant que le mouvement de rotation extérieure, dû à une autre cause, commence à son tour. Il y a un temps d'arrêt, souvent très-court, entre les deux. Il suffit, pour ne pas les confondre, d'observer attentivement ce qui se passe aussitôt que l'occiput se dégage au-dessous des pubis.

DES PRÉSENTATIONS DE LA FACE.

Dans les présentations de la face, les diamètres, qui correspondent à ceux des détroits du bassin, n'ont pas l'étendue de ceux du sommet. Il importe d'en étudier les dimensions pour comprendre la marche de ces accouchements et agir, quand il y aura nécessité, dans l'ordre même de la marche de la nature. Contrairement à ce qui arrive dans les présentations du sommet, c'est le menton qui, dans celles de la face, se dégage le premier. C'est donc lui et non l'occiput qui sert de point de *repère*. Mais aussitôt après son dégagement , le menton n'appuie plus sous les pubis, mais bien le devant du cou ou la trachée-artère. C'est donc de ces deux points que devront partir les différents diamètres à étudier.

Des diamètres de la face. (*V. pl.* 2, *fig.* 2.)

Nous en étudierons cinq :

1° Le diamètre *mento-frontal*, qui a huit centimètres d'étendue ;

2° Le diamètre *mento-bregmatique*, qui s'étend du menton à la fontanelle antérieure, a onze centimètres ;

3° Le diamètre *trachélo-bregmatique*, qui s'étend de la trachée-artère à la fontanelle antérieure, a neuf centimètres et demi d'étendue ;

4° Le diamètre *trachélo-occipital*, qui s'étend de la trachée-artère à l'occipital, a onze centimètres et demi d'étendue ;

5° Le diamètre *bi-temporal*, qui a sept à huit centimètres.

Comme on peut le voir, il n'y a aucun de ces diamètres qui puissent franchir ceux des détroits du bassin, quand ils s'y engagent régulièrement.

Les présentations de la face pourront être ramenées à deux positions, comme celles du sommet.

Dans la *première position*, le menton est tourné vers le côté droit du bassin de la mère, plus ou moins en avant ou en arrière, le plus souvent vis-à-vis du diamètre transversal ou de la symphyse sacro-iliaque droite, et le front ou le bregma est placé au-dessus du plancher de la cavité cotyloïde ou de la fosse iliaque gauche. Cette position est appelée *mento-iliaque droite*. Elle n'est autre que la première position du sommet défléchi ; car, si on ramène le menton contre le sternum par la flexion de la tête, on aura la première du sommet. C'est la position de la face la plus fréquente.

Dans la *deuxième*, appelée *mento-iliaque gauche*, le menton est placé dans la fosse iliaque gauche ou au-dessus du plancher de la cavité cotyloïde du même côté, et le front est placé au-dessus de la fosse iliaque droite ou la symphyse sacro-iliaque du même côté. C'est la deuxième du sommet défléchi, car, en ramenant le menton contre le sternum, on aura la seconde position du sommet.

Dans ces présentations, les diamètres mento-frontal et mento-bregmatique, suivant que la tête est plus ou moins complètement étendue, mesurent le diamètre transversal ou l'oblique gauche, comme le fait l'occipito-frontal dans celles du sommet. Cependant, il faut reconnaître que, si les deux positions que nous avons admises sont les plus fréquentes, le menton peut néanmoins se trouver en rapport avec tous les autres points du détroit supérieur, correspondre avec les extrémités des diamètres obliques ou transverse de ce détroit. Mais, quand l'accouchement marche régulièrement, le menton n'en vient pas moins se dégager sous la symphyse pubienne, quelle que soit la position dans laquelle il s'engage au détroit supérieur.

Diagnostic des présentations de la face.

Le diagnostic des présentations de la face n'est pas toujours facile au début du travail, ou du moins exige du soin et de l'attention pour n'être pas erroné.

Quand le col utérin est peu dilaté, l'accouchement au début ou peu avancé, et la poche des eaux intacte, pendant la douleur, *la face remplit mal le détroit supérieur ; elle fuit au milieu du liquide amniotique, et le doigt ne l'atteint qu'avec peine. Il est alors difficile de reconnaître la partie qui s'engage.*

Mais, si la poche des eaux est rompue, le doigt arrive sur une joue. En le portant un peu plus en arrière vers la concavité du sacrum, il arrive sur le *dos du nez. En suivant la saillie qu'il forme, on trouve, d'un côté, le front et les yeux, de l'autre, l'orifice des narines séparées par une cloison ; plus bas, l'ouverture de la bouche dans laquelle on sent le bord des gencives, puis la langue, et enfin le menton.*

Si plusieurs heures se sont écoulées, et si la poche des eaux est rompue depuis longtemps, la face, étant en plein dans le vide du col utérin sans être soutenue, en raison de sa position déclive, devient le siége d'une tuméfaction qui fait saillir les joues en avant. Il y a entre elles un sillon au fond duquel les inégalités du milieu de la face peuvent être prises pour le sillon, et les anfractuosités dans les présentations du siége. Il est facile de commettre une erreur de diagnostic, et de prendre la face pour le siége.

Le bout du nez se distingue de la pointe du coccyx par

la double ouverture des narines. La bouche se distingue de l'anus au bord saillant des gencives, à la résistance opposée par la contraction des sphincters qui se resserrent sur le doigt, et au méconium dont il est teint, quand on l'en retire; enfin, à l'absence des organes génitaux.

Mécanisme de l'accouchement dans la première position de la face.

Lorsque le doigt est porté dans le vagin, dans cette position, on trouve le *menton tourné vers la symphyse sacro-iliaque droite du bassin de la mère, ou vers la fosse iliaque de ce même côté; le front correspond à gauche*, dans le point opposé. Le diamètre mento-frontal de huit centimètres et quelques millimètres (trois pouces) s'engage presque toujours dans le diamètre oblique gauche. Le diamètre bi-malaire et plus tard le bi-pariétal, de neuf centimètres, passent dans l'autre diamètre oblique. Le diamètre occipito-mentonnier, de treize centimètres (cinq pouces), s'engageant très-obliquement, le menton en avant, franchit le bassin dans la direction de l'axe du détroit supérieur. Il en est de même des diamètres occipito-frontal et bregmatique. La tête exécute dans ces présentations de la face quatre mouvements, comme dans celles du sommet. — Il y a la plus grande analogie dans les mécanismes de l'accouchement de ces deux présentations. (*V. pl.* 7, *fig.* 1.)

La face, pressée contre le détroit supérieur par les contractions utérines, se renverse en arrière, et, en s'y engageant, exécute le premier de ses mouvements,

celui d'*extension*. Le menton, en descendant dans l'excavation, entraîne le devant du cou, qui glisse le long
de la paroi du bassin. Le haut de la poitrine et des
épaules, ne pouvant pénétrer en même temps, reste
retenu au-dessus du détroit supérieur. Le menton commence alors à se diriger en avant vers le pubis, avant
d'être arrivé sur le plancher du bassin. Lorsque la face
est parvenue dans l'excavation, la joue droite, étant plus
basse que la gauche et plus en avant, vient se placer
derrière la branche gauche du pubis, et alors le menton
exécute le second mouvement, celui de *rotation intérieure*. Il vient successivement passer devant l'échancrure
sciatique, le plancher de la cavité cotyloïde, le trou
sous-pubien et la branche droite de l'arcade des pubis.
Pendant ce temps, le front a parcouru une portion de
cercle en sens opposé, et s'est porté dans la concavité
du sacrum.

Arrivée au détroit inférieur, la tête établit de nouveaux rapports avec lui. Le diamètre mento-frontal mesure d'abord le coccy-pubien ; mais bientôt le menton
sort de dessous les pubis pour dégager la première,
l'une des extrémités du diamètre occipito-mentonnier.
Quand le menton est dégagé, c'est alors la trachée-artère qui repose sous la symphyse des pubis. Alors les
diamètres trachélo-bregmatique et trachélo-occipital
s'engagent successivement dans le diamètre coccy-
pubien. La trachée-artère devient ainsi le centre d'un
mouvement de pivot autour duquel se dégagent successivement tous les diamètres qui en partent. Le diamètre
bi-malaire et plus tard le bi-temporal s'engagent, l'un

après l'autre, dans le bi-ischiatique, en même temps que l'occipito-mentonnier traverse très-obliquement le détroit inférieur. La face apparaît à la vulve en écartant les grandes lèvres. Le périnée, après des mouvements alternatifs de dilatation et de resserrement, se laisse distendre, et l'on voit successivement se dégager, au-devant de lui, le front, la fontanelle antérieure, les bosses pariétales et l'occiput. Le front, en descendant au-devant du coccyx et du périnée pour se dégager, a permis au menton de remonter devant la symphyse du pubis et d'exécuter le troisième mouvement de la tête, celui de *flexion*. (*V. pl.* 9, *fig.* 1.)

Quand la tête est dégagée, il y a chez la plupart des mères un mouvement de repos, pendant lequel le travail semble être suspendu. Mais bientôt les épaules, qui ont franchi le détroit supérieur dans le diamètre opposé à celui où s'est engagée la face, placées obliquement ou transversalement dans l'excavation du bassin, se portent dans le diamètre coccy-pubien. L'épaule droite se place sous la symphyse des pubis, l'épaule gauche au-devant du périnée. Pendant ce temps, la tête exécute son quatrième mouvement, celui de *rotation extérieure*, par lequel l'occiput se tourne vers la cuisse gauche de la mère, et la face vers l'aine droite. Le reste du travail s'achève comme dans les positions du sommet.

En rapprochant cette description de celle des présentations du sommet, il sera facile de voir qu'il y a entre elles la plus grande analogie. Seulement, les mouvements de flexion et d'extension se font dans un ordre inverse. La tête étant fléchie, quand elle s'engage dans les positions du sommet, les contractions doivent la dégager par un mouvement d'extension. Dans les positions de la face, au contraire, la tête étant étendue, les contractions utérines ne peuvent la dégager que par un mouvement de flexion.

Deuxième position de la face. (*V. pl.* 7 , *fig.* 2.)

Dans cette position , le doigt trouve *le menton tourné vers la cavité cotyloïde gauche* , ou bien un peu plus en arrière vers la base de l'ilium gauche, et *le front vis-à-vis de la symphyse sacro-iliaque droite* , ou au-dessus de la fosse iliaque de ce même côté. Dans cet état , les diamètres de la face qui s'engagent dans les diamètres équivalents du bassin sont les mêmes que dans la première position. La tête, en franchissant le détroit supérieur , renversée en arrière, exécute son mouvement d'*extension*. Le menton, en descendant dans l'excavation du bassin , commence à se porter vers la symphyse pubienne, avant d'en toucher le plancher. La joue gauche est plus abaissée que la droite. La tête exécute alors son second mouvement, celui de *rotation*. Le menton , passant successivement devant le trou sous-pubien , la branche gauche de l'arcade des pubis, vient se placer sous la symphyse pubienne. Le front , roulant en sens opposé, se porte dans la concavité du sacrum. La face s'engage alors au détroit inférieur, en établissant de nouveaux rapports avec ce cercle. Ils sont les mêmes que ceux dont j'ai déjà parlé dans la première position. Le front, placé dans la concavité du sacrum, du périnée , vient se dégager à la vulve, et on voit successivement apparaître la fontanelle antérieure, les bosses pariétales et l'occiput. Pendant ce dégagement, la trachée-artère, fixée sous la symphyse, prend la place du menton, et devient le centre du mouvement autour duquel tous les diamètres qui en partent se dégagent successivement à la vulve. Pendant ce dégagement, le menton remonte au-devant de la symphyse du pubis, et la tête exécute le troisième de ses mouvements, celui de *flexion*.

Les épaules ont franchi le détroit supérieur dans le diamètre opposé à celui où la face s'est engagée. Arrivées dans le bassin, le corps de l'enfant a subi un changement dans ses rapports, par lequel l'une des épaules, la gauche, s'est placée sous la symphyse des pubis, et la droite au-devant du périnée. La tête, à l'extérieur, participe à ce changement, qui a déterminé le quatrième mouvement, celui de *rotation* extérieure. En même temps, l'occiput s'est tourné vers la cuisse droite et la face vers l'aine gauche de la mère. Après un temps d'arrêt proportionné à la fatigue de la mère, les épaules se dégagent, et le reste du travail s'exécute comme nous l'avons expliqué dans les positions du sommet.

Dans la première comme dans la seconde des positions de la face, que le menton corresponde à la cavité cotyloïde ou à la symphyse sacro-iliaque, la marche de l'accouchement ne diffère qu'en raison de l'étendue plus ou moins considérable du mouvement de rotation pour conduire le menton sous la symphyse pubienne.

Quoique simples et pouvant se faire par les seules forces de la mère, les accouchements, dans les présentations de la face, sont ordinairement plus longs et

moins avantageux à l'enfant que ceux du sommet. Le
col utérin se dilate plus lentement. La face, étant plus
anfractueuse que le sommet, s'accommode mal au contour du détroit. Elle est séparée de cet orifice par une
plus grande quantité de liquide amniotique. D'un autre
côté, quand la face et le menton ont dépassé le détroit
supérieur pour descendre dans l'excavation du bassin,
le cou de l'enfant étant fortement allongé pour permettre à la tête d'arriver sur le plancher du bassin,
les épaules et la poitrine, étant en même temps retenues
au-dessus du détroit supérieur, gênent par leur volume
les mouvements qui doivent s'opérer. De là plus de lenteur dans le travail. Dans les cas les plus ordinaires, les
téguments de la face s'infiltrent. La tension que le cou
éprouve retarde le cours du sang dans les veines jugulaires, la face devient bleuâtre, livide. Les lèvres forment deux bourrelets renversés et épaissis qui lui
donnent un aspect repoussant. Mais, si la poche des eaux
est rompue depuis longtemps, ou si le mouvement d'extension de la tête est porté trop loin, les veines du cou
sont tiraillées et comprimées, le sang engorge les sinus
cérébraux et le cerveau lui-même. L'enfant naît mort,
ou au moins avec les signes d'une violente congestion
cérébrale. S'il survient quelque retard pendant le travail,
dans les présentations du sommet, les jours de l'enfant
sont peu exposés, tandis que dans celles de la face, les
mêmes obstacles sont souvent suivis de sa mort. Aussi,
la proportion des enfants, nés morts en se présentant par
la face, est-elle plus considérable que dans les présentations du sommet. Si cependant le gonflement, la tumé-

faction de la face et les symptômes de congestion cérébrale
ne sont pas portés trop loin, l'enfant pourra être rappelé
à la vie par des secours sagement dirigés. .

Cette gêne dans la circulation fait développer quelquefois une *bosse sanguine* sur la joue droite dans la
première position de la face, sur la joue gauche dans la
seconde, comme nous avons remarqué qu'il s'en déve-
loppait sur les pariétaux dans les présentations du
sommet. Aussi, l'expression de la face est-elle étrange.
La commissure de la bouche est portée de côté et déviée.
Mais, peu de jours après la naissance et parfois le lendemain, l'engorgement et la bosse sanguine ont disparu,
et les traits repris leur régularité.

Des déviations dans les positions de la face.

Tel est le mécanisme de l'accouchement dans les positions de la face. Il y a une grande analogie entre ces
positions et celles du sommet, et, pour qu'elle soit plus
complète, quelquefois on voit le mouvement de rotation
qui a porté l'occiput dans la concavité du sacrum, dans
les positions du sommet, au lieu de le diriger sous la
symphyse des pubis, imprimer dans les positions de la
face une marche identique au menton. Ce dernier, au
lieu de rouler d'arrière en avant pour se placer et se
dégager sous les pubis, va se rendre dans la concavité
du sacrum en se portant d'avant en arrière, et le front
va se placer derrière la symphyse pubienne. Cette anomalie se rencontre, lorsque le menton correspond primitivement en arrière aux symphyses sacro-iliaques droite
ou gauche.

Dans les positions de la face, le menton correspondant à l'une des symphyses sacro-iliaques droite ou gauche, au lieu de se porter sous la symphyse du pubis, peut exceptionnellement rester en arrière, ou même rouler dans la concavité du sacrum. Pour se dégager le premier en arrière, au-devant de la commissure postérieure de la vulve, il doit glisser au-devant du sacrum, du coccyx, du périnée. Mais bientôt, le mouvement d'extension forcé de la tête s'arrête, parce que le cou, tiraillé, entraîne le devant de la poitrine dans l'excavation du bassin, en même temps que l'occiput renversé presse violemment sur le derrière du cou ou de la poitrine. Le menton est bientôt arrêté dans sa descente; le diamètre occipito-mentonnier finit par s'engager. Dès-lors, le travail se suspend, et les plus graves complications peuvent survenir.

Si les contractions continuent à être énergiques, elles peuvent entraîner un décollement du placenta, une rupture de l'utérus; si elles s'arrêtent, épuisées par leur durée et leur énergie, si l'inertie en est la suite, le menton, pressant la cloison recto-vaginale dans un point limité, y intercepte la circulation; ce point tombe en gangrène, et il s'y établit plus tard une fistule. Le front ou l'occiput peuvent agir de même sur le point opposé. Au-dessous de la compression survient une tuméfaction énorme de la muqueuse, des grandes lèvres, du périnée, ce qui augmente de plus en plus la difficulté de l'expulsion. La mort des deux individus en est le plus souvent le résultat.

Pour que l'accouchement puisse se faire par les seules

forces de la mère, il faut une réunion de circonstances bien rares à trouver : que la tête soit petite, ou le bassin trop grand ; que le diamètre occipito-mentonnier n'ait pas plus de quatre pouces et demi ou au-dessous ; que la mort du fœtus ait rendu sa tête très-réductible ; ou bien qu'il ne soit pas à terme. Avec quelques-unes de ces conditions, l'accouchement peut encore se faire spontanément.

Dans cette position, quelques accoucheurs ont encore prétendu que l'accouchement pouvait s'effectuer par le mécanisme suivant : le menton, arrêté contre un des points du sacrum ou du coccyx, ne pouvant plus descendre, les contractions sont transmises au front derrière les pubis, qui remonte et se fléchit sur la poitrine. On voit l'occiput s'abaisser derrière et au-dessous de cette symphyse, et se dégager comme dans une position du sommet. Ce mécanisme ne me semble possible qu'autant que le diamètre occipito-mentonnier n'a pas plus de quatre pouces et demi d'étendue.

Quelques accoucheurs, M. *Cazeaux* surtout, expliquent le dégagement de la face d'une autre manière. Le menton, dit-il, descend vis-à-vis et au-devant de la symphyse sacro-iliaque, et non au-devant du sacrum et du coccyx. Arrivé sur le ligament sacro-sciatique, il y reste retenu par la poitrine, qui ne peut être entraînée dans le bassin en même temps que la tête. Le ligament sacro-sciatique, comprimé par le menton, cède, ses fibres se laissent refouler en arrière. Le diamètre oblique de l'excavation du bassin étant ainsi agrandi, le front se fléchit et l'occiput vient se dégager le premier comme dans une position du sommet. Cette théorie me paraît de beaucoup la plus rationnelle.

Le danger que courent la mère et l'enfant, lorsque, dans les présentations de la face, le menton s'engage en arrière, vis-à-vis de l'une des symphyses sacro-iliaques, doit rendre la sage-femme très-circonspecte et attentive à ce qui va se passer. Si elle s'aperçoit que le mouvement imprimé au menton tarde à le porter en avant vers les pubis, elle devra aussitôt *demander un accoucheur*. En attendant son arrivée, elle devra porter la main dans le vagin, la placer entre le menton de l'enfant et l'angle sacro-vertébral, et pousser lentement, mais continuellement le menton en avant, de manière non-seulement à s'opposer à sa marche en arrière, mais encore à le diriger en avant. Si elle ne peut y arriver, et si l'accoucheur tardait trop, elle ne devrait pas attendre que le menton fût descendu dans l'excavation du bassin, et faire la version avant qu'il se fût écoulée une trop grande quantité d'eau de l'utérus, ce qui favoriserait le retrait trop rapide de cet organe. Ce précepte serait bien plus rigoureux, s'il survenait un accident qui nécessitât la prompte terminaison du travail.

Mais, si déjà la tête avait franchi le détroit supérieur ou dépassé le col utérin, si la sage-femme, méconnaissant la position ou le danger, avait laissé rouler le menton dans la concavité du sacrum, la version serait impossible, elle ne devrait plus être tentée.

Il ne resterait plus qu'à essayer l'application du forceps pour sauver les jours de la mère et ceux de l'enfant. *Denman* avait conseillé et appliqué utilement le forceps en pareille circonstance, et sa conduite a été imitée avec succès, dans ces derniers temps, par des accoucheurs français. Quelque difficile et longue que soit cette opération, puisqu'il faudrait tourner la concavité des bords du forceps en arrière, pour saisir la face et faire tourner le menton, puis retirer le forceps pour l'appliquer de nouveau dans une direction plus favorable, ce n'en serait pas moins la seule ressource propre à faire cesser le danger. Si on ne pouvait réussir, il resterait la craniotomie, opération toujours dangereuse.

Combien ne serait-il pas préférable, en vue des dangers de la mère, de ceux de l'enfant, et des opérations si graves qu'il serait nécessaire de pratiquer plus tard, de faire la version, pour peu qu'au début du travail le menton tardât à se porter en avant.

Des positions irrégulières ou inclinées de la face.

La face, comme le sommet, peut se présenter dans des positions irrégulières au détroit supérieur : par le front, le devant du cou, par l'une ou l'autre joue.

La *présentation du front*, intermédiaire à celle de la face et à celle du sommet, se reconnaît à ce que le front occupe en plein le détroit supérieur ; le doigt rencontre d'un côté les orbites, de l'autre la fontanelle antérieure.

Celle *du menton et du cou*, plus rare, se reconnaît à ce que le menton est placé presqu'au centre du détroit ; le cou et la bouche sont dans le voisinage.

Dans celle de la *joue droite*, le doigt trouve l'oreille en avant et derrière les pubis, le nez et la bouche dans la concavité du sacrum, si la face est en position mento-iliaque gauche.

Dans celle de la *joue gauche*, le doigt rencontre l'oreille en arrière, dans la concavité du sacrum ; le nez et la bouche en avant, derrière les pubis.

Dans l'une et l'autre de ces deux dernières positions, le doigt trouve au détroit supérieur une tumeur molle reposant sur une surface osseuse, pointue, c'est la joue.

Le plus ordinairement, il en est des positions inclinées de la face comme de celles du sommet, elles se rectifient au fur et à mesure que le travail marche, et que la face arrive dans l'excavation du bassin où les diamètres ont plus d'étendue. Il faudrait donc abandonner le travail à lui-même, si les forces de la femme n'étaient pas épuisées, et si elle n'était pas primipare.

Mais, si le travail se prolongeait, si la face restait toujours élevée, il faudrait aussitôt *demander un médecin* qui devrait transformer cette position irrégulière de la face en une position du sommet. Pour cela, il introduirait la main dans l'utérus, saisirait la face à pleine main, la repousserait avec les doigts placés sur les côtés du nez, puis passerait la main, aussitôt qu'elle pourrait pénétrer plus loin, au-dessus du vertex, pour fléchir la tête sur la poitrine. Pendant cette manœuvre, on pousserait, avec l'autre main placée au-dessus des pubis, le sommet de la tête vers l'entrée du bassin. Cette manœuvre peut être quelquefois couronnée de succès, et bientôt l'accouchement reprend une marche régulière. Mais d'autres fois on ne peut pas réussir, ou bien la face reprend sa mauvaise position aussitôt que le travail est abandonné à lui-même.

On ne doit pas insister plus longtemps, d'autant moins que l'eau amniotique écoulée ne permet plus de compter sur le succès. Alors, il ne faut plus hésiter, on doit aussitôt aller chercher les pieds pour faire la version. Dans le cas où on ne réussirait pas à transformer une position de la face en celle du sommet, pendant la première manœuvre que je viens de décrire, il faudrait, sans retirer la main, la faire pénétrer un peu plus loin, et atteindre les pieds. La version serait encore la seule ressource, si, dans ces positions irrégulières, il survenait une hémorrhagie, des convulsions, une chute du cordon, etc.

Dans le cas où la face serait descendue dans l'excavation du bassin, où la version ne serait plus possible, on aurait recours au forceps pour terminer le travail à l'apparition du premier danger. Il y a toujours plus de nécessité à agir rapidement, à moins attendre dans les présentations de la face que dans celles du sommet, car le danger est toujours plus grand et plus rapide.

DES PRÉSENTATIONS DE L'EXTRÉMITÉ INFÉRIEURE.

Nous avons vu que, lorsque l'enfant était engagé dans le détroit supérieur par l'une de ses deux extrémités, l'accouchement était naturel. De même que la supérieure, l'extrémité inférieure peut s'engager aussi de deux manières à ce même détroit : 1° par les fesses, lorsque l'enfant, conservant la position qu'il avait dans l'utérus, descend fléchi sur lui-même ; les talons appuyés sur les ischions, ou les jambes relevées sur le devant du corps ; 2° par les pieds ou les genoux lorsque les membres inférieurs ont quitté leurs rapports, qu'ils sont allongés, défléchis plus ou moins complètement.

Les présentations du siége sont de toutes les plus communes après celles du sommet. Elles sont beaucoup plus fréquentes que celles de la face. La durée du travail n'est pas notablement plus longue que dans les présentations du sommet. La sage-femme doit se faire un devoir de ne jamais intervenir dans les positions du siége, quand tout marche régulièrement, pas plus que dans celles du sommet. Le désir de hâter le travail ne doit jamais l'engager à tirer sur le corps de l'enfant. Les manœuvres, intempestivement exercées dans ces présentations, compliquent toujours le travail d'une manière fâcheuse pour l'enfant, comme je le démontrerai plus loin.

Le *sacrum* est le point de *repère* qui sert à déterminer les rapports du siége avec le bassin. L'enfant s'engage d'ordinaire au détroit supérieur dans l'un des diamètres obliques, plus souvent le gauche, de telle sorte que le sacrum se trouve placé vis-à-vis de l'une des extrémités de ce diamètre oblique. Il se présente bien plus rarement dans le diamètre oblique droit. L'engagement dans les diamètres transverse et sacro-pubien est moins rare dans les présentations du siége que dans celles du sommet ou de la face dans ces mêmes diamètres. Mais cependant leur fréquence n'est pas assez grande pour permettre d'en tenir un compte rigoureux. D'autant plus que, même dans ces cas exceptionnels, la marche du travail ramène toujours l'occiput vers les diamètres obliques pour lui faire franchir le détroit·supérieur, et plus tard, sous les pubis, pour le dégager, comme je vais l'exposer.

J'étudirai donc deux positions du siége : 1° dans la première, le sacrum répond au plancher de la cavité cotyloïde gauche, et le devant des jambes à la symphyse sacro-iliaque droite ; 2° dans la deuxième, le sacrum répond en arrière vis-à-vis de la symphyse sacro-iliaque droite, et le devant des jambes vis-à-vis de la cavité cotyloïde gauche.

Diagnostic dans les présentations du siége.

Si on arrive auprès de la femme dès le début du travail, *avant la rupture de la poche des eaux*, le diagnostic peut rester incertain. Le doigt rencontre une *tumeur qui remplit moins le haut du vagin, distend moins le segment inférieur de l'utérus que ne le fait le sommet; elle est moins dure, moins résistante. Pendant la contraction la partie qui s'engage s'élève, fuit le doigt.* Quelquefois, après la contraction, on peut reconnaître, au travers de la poche des eaux, les *pieds ou les talons* mobiles. Cependant il est bon de ne pas trop se hâter d'annoncer la présentation, pour ne pas être déçu dans son attente.

Après la rupture de la poche des eaux, le diagnostic devient bien plus facile. Alors le doigt touche d'abord *l'une des fesses*, puis en le portant un peu plus vers la la concavité du sacrum, il arrive dans *le sillon qui les*

sépare, où il trouve le coccyx; un peu plus haut, les iné-
galités du sacrum. En le portant du côté opposé, il arrive à *l'anus qui est fermé, si l'enfant vit, et qui est ouvert,
s'il est mort. Quand l'enfant est trop pressé dans le bassin
ou s'il est mort, le méconium s'échappe; le doigt et l'eau
de l'amnios en sont teints. Il trouve la vulve, si c'est une
fille; le scrotum et la verge, si c'est un garçon. Enfin, les
talons et les pieds, appuyés sur les ischions, s'ils ne sont
pas relevés.* Chez les femmes, dont l'embonpoint est peu
développé, ou après la rupture de la poche des eaux,
*on peut toucher, au travers des parois du ventre, la tête du
fœtus, au-dessus du niveau de l'ombilic.* Si on applique
le *stéthoscope,* on trouve que la plus grande *intensité des
bruits du cœur se fait entendre au-dessus de l'ombilic de la
mère, bien plus haut que dans les présentations du sommet.*

Le diagnostic deviendrait bien plus difficile et exigerait plus d'attention de la part de l'accoucheur, si la
poche des eaux était rompue depuis longtemps. *Car
alors les fesses engagées dans le col seraient le siège d'une
tuméfaction, d'autant plus grande qu'il y aurait plus de
temps qu'elle serait rompue,* et, en laissant confondre
tous ces signes, rendrait l'erreur plus facile en permettant de prendre une position de la face pour une
position du siége.

Première position du siége.

Dans la première position du siége, le dos de l'enfant est tourné en avant et à gauche, la face en arrière
et à droite. Le sacrum, servant de point de *repère,* détermine les rapports du siége avec le contour du bassin.

Dans le cas où le sacrum correspondrait primitivement dans le diamètre transverse, à la base de l'iliaque gauche du bassin, la marche de l'accouchement en subirait peu de modification, et tendrait toujours à porter l'occiput en avant, pour le dégager sous le pubis au détroit inférieur. (*V. pl.* 8, *fig.* 1.)

Dans cette position, le sacrum est en rapport avec la cavité cotyloïde gauche. Le sillon, où le doigt rencontre les signes énumérés plus haut, mesure le diamètre oblique gauche du bassin. Les hanches de l'enfant s'engagent dans le diamètre oblique opposé. Les parties étant ainsi disposées, l'utérus, en se contractant, engage le siége dans le détroit supérieur, presque toujours très-lentement. La fesse gauche descend la première. C'est elle que le doigt rencontre au début du travail. Quand elle est arrivée dans l'excavation du bassin, la fesse droite se place sur le plancher du bassin, et glisse d'arrière en avant sur le plan incliné qu'il présente. Le tronc éprouve bientôt un mouvement par lequel la hanche gauche, qui avait descendu derrière le trou sous-pubien et la branche ischio-pubienne droite viennent se placer sous la symphyse des pubis, en même temps que la droite, descendant devant le ligament sacro-sciatique gauche, se porte dans la concavité du sacrum. Le tronc se trouve par là courbé sur son côté gauche, de telle sorte que la hanche droite, qui est en arrière, parcourt une ligne plus longue que la gauche. Le diamètre bis-iliaque du fœtus se trouve placé dans le diamètre coccy-pubien au détroit inférieur. Les fesses sur lesquelles sont appuyés les talons, quand les extrémités inférieures ne sont pas relevées, écartent les grandes lèvres et apparaissent à la vulve. La hanche gauche, qui paraît la première, s'arc-boute et reste immobile sous la symphyse des pubis. La droite descend en distendant le périnée, arrive au niveau de la gauche, la dépasse bientôt, et se dégage la première. La gauche sort à son tour. Alors toute l'extrémité inférieure se déploie au dehors.

La même contraction suffit ordinairement pour expulser en même temps le ventre sur lequel on voit la racine du cordon et plus tard la base de la poitrine. Si aucun mouvement extérieur n'a été imprimé au corps de l'enfant, ni aucune traction opérée sur le tronc pour dégager les talons (ce qui est toujours inutile et souvent nuisible), les bras restent le plus ordinairement appliqués sur les côtés du tronc, tels qu'ils sont dans le sein de la mère. Ils s'engagent au détroit supérieur dans cette position et le franchissent dans le même diamètre que celui où ont passé les hanches, dans l'oblique droit. Le coude gauche, descendu devant le trou sous-pubien et la branche ischio-pubienne droite, et le droit devant le ligament sacro-sciatique gauche, viennent se porter, par un léger mouvement de rotation, le gauche sous la symphyse pubienne, et le droit devant la concavité du sacrum. Ils s'engagent d'abord obliquement, mais bientôt ils se placent en plein dans le diamètre coccy-pubien. Le coude gauche paraît le premier, mais le droit sort le premier au-devant du périnée.

La tête s'engage, à son tour, au détroit supérieur,

mais la base la première. Poussée par les contractions
utérines, elle se fléchit, et le menton vient presser le
sternum. Par ce mouvement de *flexion*, le diamètre
occipito-mentonnier se rapproche de l'axe du corps de
l'enfant et passe après lui dans l'axe du détroit supérieur. Le diamètre occipito-frontal, ou, si la tête est
fortement fléchie, l'occipito-bregmatique, s'engage dans
le diamètre oblique gauche du détroit supérieur. Le bi-
pariétal se met en rapport avec l'oblique droit. Les parties, ainsi placées, se trouvent dans les rapports les
plus favorables à l'accouchement. La tête franchit ainsi
le détroit supérieur, comme dans la première position
du sommet. Arrivée dans l'excavation du bassin, le
mouvement de *rotation intérieure* s'exécute. L'occiput se
porte sous la symphyse du pubis, en passant derrière le
trou sous-pubien et la branche ischio-pubienne gauche.
Le front se porte dans la concavité du sacrum, en passant devant le ligament sacro-sciatique droit et le côté
droit du sacrum. Parvenue au détroit inférieur, la tête
établit de nouveaux rapports. Le diamètre occipito-mentonnier, toujours incliné sur le sternum, sort dans l'axe
du détroit inférieur. L'occipito-frontal se met en rapport
avec le diamètre coccy-pubien, le bi-pariétal avec le
bis-ischiatique du bassin. La tête franchit le détroit et
la vulve. L'occiput restant fixé sous le pubis, l'impulsion
qu'il reçoit est transmise au front, qui glisse sur le devant du coccyx, du périnée, et se dégage. Le menton,
la face, le front apparaissent successivement. En même
temps la tête exécute le mouvement d'*extension*, se

défléchit. La tête étant complètement sortie, le mouvement de *rotation extérieure* manque, ou plutôt il a été exécuté le premier, au moment où le tronc sortait.

Ainsi, dans cette position du siége, nous retrouvons les mêmes temps, le même mode d'engagement des parties de l'enfant que dans la première position du sommet. On trouve même, dans quelques cas rares, la *bosse sanguine* sur la fesse qui est en avant, lorsqu'elle est restée longtemps dans le vide du col utérin après la rupture de la poche des eaux.

Deuxième position du siége. (*V. pl. 8, fig. 2*).

Dans la deuxième position du siége, le dos de l'enfant est tourné à droite et en arrière, et la partie antérieure de son corps en avant et à gauche. On la reconnaît à ce que le sacrum et le coccyx sont tournés en arrière à droite, vers la symphyse sacro-iliaque, et la partie antérieure du tronc à gauche et en avant, vers la cavité cotyloïde gauche. Le sillon, où le doigt rencontre les signes que j'ai énumérés plus haut, mesure le diamètre oblique gauche. Soit que les talons restent appliqués contre les ischions, soit que les extrémités inférieures soient relevées au-devant de la poitrine, les deux hanches de l'enfant s'engagent au détroit supérieur, la droite vis-à-vis de la cavité cotyloïde droite, la gauche vis-à-vis de la symphyse sacro-iliaque gauche.

Les parties étant ainsi disposées, les contractions utérines poussent l'enfant. Les parties qui se présentent au détroit supérieur sont pressées les unes contre les autres. Les hanches franchissent ainsi le détroit et arrivent dans l'excavation du bassin. La droite, qui est en avant et un peu plus basse, précède la gauche dans l'excavation. Mais parvenu dans ce point, le tronc de l'enfant éprouve un mouvement de torsion qui porte la hanche droite sous le pubis, en passant au-devant du trou sous-pubien et de la branche ischio-pubienne droite, et la gauche, qui a descendu devant le ligament sacro-sciatique gauche, se rend dans la concavité du sacrum. Le diamètre bis-iliaque de l'enfant arrive au détroit inférieur dans la direction du diamètre coccy-pubien. Pendant ce mouvement, la fesse et la hanche droites, qui d'abord étaient les plus déclives, s'arrêtent. La fesse et la hanche gauche, placées sur le plancher du bassin, sur le plan incliné postérieur et dans la gouttière que forme le périnée, descendent, se portent au niveau de la droite, et bientôt la dépassent, pour sortir les premières à la vulve. Les lombes et le tronc s'infléchis-sent et se courbent en avant, pour permettre à la partie gauche de l'enfant de parcourir cette portion du canal et se dégager la première. Les talons, si l'extrémité in-férieure n'est pas relevée, appuyés sur les fesses, en-tr'ouvrent la vulve pour s'étendre aussitôt que ces parties sont dégagées. Si aucune manœuvre intempestive, au-cune traction, n'ont été imprimées à l'enfant, les coudes, appliqués contre la poitrine, se présentent : le droit sous les pubis, le gauche au-devant du périnée, et se déga-gent à leur tour successivement : celui qui est en ar-rière, le premier.

Le tronc étant sorti, la tête arrive au détroit supé-rieur ; l'occiput, placé vis-à-vis de la symphyse sacro-iliaque droite, le front vers la cavité cotyloïde gauche. La tête ayant reçu les contractions utérines, le menton se *fléchit* fortement sur la poitrine et franchit le diamètre oblique gauche, en établissant avec lui les mêmes rapports que dans la première position, mais dans un ordre inverse. Parvenue dans l'excavation, elle exécute bientôt le mouvement de *rotation* par lequel l'occiput se porte sous la symphyse pubienne et le front au-devant du sacrum. L'occiput, placé sous la symphyse pubienne, ne pouvant plus obéir à l'impulsion qu'il reçoit de l'utérus, transmet le mouvement à la face, qui se dégage sur le périnée. On voit ainsi sortir successivement le menton, la bouche, le front.

Le mouvement de rotation peut commencer dès que les hanches se dégagent au détroit inférieur; de sorte que, primitivement placé en arrière, le dos du fœtus est ramené en avant par un mouvement de rotation de tout le corps. Quand il en est ainsi, l'occiput se trouve placé au détroit supérieur vis-à-vis de la cavité cotyloïde droite, et franchit le détroit dans le diamètre oblique droit.

Ainsi, dans cette position, les rapports de la tête avec le bassin ont été les mêmes que dans la deuxième position du sommet.

Quelquefois les hanches, et après elles les épaules et la tête, se sont engagées primitivement dans le diamètre oblique droit, plus rarement dans le transverse, en sorte qu'au détroit supérieur, la hanche droite est placée vis-à-vis de la cavité cotyloïde gauche, et la gauche vis-à-vis de la symphyse sacro-iliaque droite. Le diamètre des hanches et des épaules descend dans le bassin, dans le diamètre oblique gauche; ces parties étant parvenues dans l'excavation, le mécanisme du travail est alors entièrement analogue à celui de la première position. De même que, si le sacrum correspondait primitivement à la symphyse sacro-iliaque gauche, le mécanisme de l'accouchement s'opèrerait de la même manière que dans la deuxième que j'ai décrite.

Des déviations dans les positions du siége.

Telle est la marche naturelle du travail, quand rien ne vient en troubler les différents temps. Mais soit que des manœuvres imprudentes ou intempestives en aient dérangé le cours, soit que les talons ou les coudes se soient mal engagés dans certains points du bassin, on rencontre assez souvent les extrémités inférieures étendues sur le devant du tronc. L'enfant naît en double, comme on dit, sans que le travail en soit retardé.

D'autres fois, les bras se relèvent sur les côtés de la tête. Cette position des bras peut devenir une gêne, retarder les mouvements de la tête, et rendre le travail contre nature.

Il peut arriver aussi que les hanches et les épaules traversent le détroit inférieur dans l'un des diamètres obliques. Dans d'autres cas plus rares, c'est en travers que ces parties passent, le dos regarde directement en haut, et la face en arrière. Ces deux circonstances se montrent, quand le bassin est très-grand ou le fœtus petit.

J'ai vu le tronc de l'enfant décrire un demi-cercle

dans l'excavation ; la hanche et l'épaule, qui étaient en avant, venir se dégager en arrière vers le périnée, à la suite du mouvement de rotation imprimé au tronc, qui avait été continué bien au-delà de ce qu'il devait être.

Une anomalie plus utile à connaître est celle dans laquelle le dos de l'enfant, au lieu de se porter en avant, roule en sens inverse et vient se rendre dans la concavité du sacrum. Cette anomalie dans le mouvement de rotation était bien plus fréquente, lorsqu'il était de règle d'intervenir dans les présentations du siége. Elle dérangeait le travail et produisait ainsi ces résultats que l'on croyait plus graves qu'ils ne le sont réellement. Mais aujourd'hui, la règle générale étant de ne jamais intervenir sans une nécessité bien démontrée, les dégagements de l'occiput en arrière sont bien plus rares. Cependant, ils arrivent quelquefois naturellement. Le mouvement de rotation s'exécute en sens inverse de ce qu'il doit être, plus particulièrement dans les positions où le dos de l'enfant répond aux symphyses sacro-iliaques.

Les dégagements de l'occiput en arrière dans les positions du siége, ne sont pas aussi graves qu'on le prétendait autrefois ; un médecin se fondant sur des faits nombreux tirés de sa pratique, a proposé de porter le tronc en arrière quand il fallait intervenir dans les présentations du siége, ou quand la version devenait nécessaire. Cette doctrine, qui prouve le peu de danger de ces anomalies, dans un bon nombre de cas, ne peut cependant pas être admise comme principe général.

Dans ces circonstances, l'accouchement peut se faire de plusieurs manières :

1° L'occiput s'étant porté en arrière, si le menton reste appliqué contre le sternum, la face descend derrière les pubis, et, arrivée au détroit inférieur, elle se dégage de dessous cette symphyse en entraînant avec elle le front. L'occiput sort le dernier.

2° D'autres fois, l'occiput se renverse sur la nuque, la tête se défléchit, le menton reste fixé derrière les pubis, l'occiput descend dans la concavité du sacrum et du coccyx, se dégage le premier au-devant du périnée, et, après lui, le sommet et la face.

Quand l'occiput aura roulé en arrière vers le sacrum, et la face derrière les pubis, on devra craindre quelques retards ou des complications, se tenir sur ses gardes, tout en abandonnant le travail à la nature. Mais, s'il se ralentit, si les jours de l'enfant sont en danger et les forces de la mère près de s'épuiser, il faudra terminer l'accouchement, comme je l'indiquerai à l'occasion de la version.

Les positions inclinées de l'extrémité inférieure sont plus fréquentes que celles du sommet, mais d'ordinaire elles n'apportent pas de changement dans la marche du travail. Elles ont lieu au détroit supérieur, et tiennent à la mobilité des parties qui s'engagent avant la rupture de la poche des eaux, ou à une obliquité de l'utérus. Elles se rectifient presque toujours d'elles-mêmes, et plus facilement que celles du sommet. Aussi, doit-on toujours les abandonner à elles-mêmes, et ne rien tenter pour les corriger, pour ramener le siége à une position plus franche. Si cependant il survenait des accidents, ou si l'engagement se faisait trop attendre, il faudrait aller chercher les pieds pour terminer l'accouchement. Il est bien entendu que l'utérus aura dû être préalablement ramené à une direction meilleure, s'il y avait une obliquité.

J'ai dit plus haut qu'il ne fallait pas plus intervenir dans les présentations du siége que dans celles du sommet. En effet, si, lorsque le siége arrive à la vulve, les talons appuyés sur les ischions, la sage-femme cédait au désir d'étendre les membres et de tirer sur eux pour terminer plus promptement le travail, elle compliquerait l'accouchement. Les tractions transmises à la tête la feraient défléchir, renverser en arrière, ou bien les coudes, placés sur les côtés de la poitrine, froisseraient, heurteraient l'un des points du vagin, se relèveraient sur les côtés de la tête, et il serait peut-être nécessaire de dégager les bras plus tard. Mais on devra veiller avec beaucoup de soin sur le cordon ombilical, le toucher souvent pour s'assurer si les battements continuent. Et aussitôt que les pulsations se ralentiront, qu'elles seront moins fortes, il faudra se hâter de terminer l'accouchement pour sauver les jours de l'enfant.

DES PRÉSENTATIONS DES PIEDS ET DES GENOUX.

Les présentations des pieds et des genoux sont beaucoup plus rares que celles du siége; elles sont aussi beaucoup plus graves pour l'enfant. Elles sont presque toujours la suite des présentations du siége mal engagées ou de la rupture prématurée de la poche des eaux, dont le flot a entraîné les pieds et les jambes. Les talons, appuyés sur les ischions, quittent leurs rapports; les pieds et les genoux se défléchissent, s'allongent et poussent au-devant d'eux la poche des eaux, en forme de cône, la déchirent et paraissent à la vulve ou dans le vagin à travers le col utérin à peine entr'ouvert.

Tant qu'ils ont seuls franchi le col utérin, que les hanches n'ont pas encore dépassé le détroit supérieur, leurs rapports sont très-variables; ils peuvent même en changer plusieurs fois. Mais, quand les hanches pénètrent dans l'excavation du bassin, comme elles sont les premières parties de quelque étendue, elles déterminent d'une manière précise les rapports des pieds et des genoux avec le bassin. De sorte que les positions des pieds et des genoux ne sont définitives qu'après l'engagement des hanches et du siége au détroit supérieur. Nous devons donc admettre autant de positions de ces parties que nous en avons admis pour le siége, c'est-à-dire, deux.

Dans la *première* position des pieds, les *talons*, qui servent de point de *repère*, répondent à la moitié gauche du bassin et presque constamment au plancher de la cavité cotyloïde gauche.

Dans la *deuxième*, les talons répondent à la moitié droite du bassin, presque toujours à la symphyse sacro-iliaque droite.

Diagnostic. — Les pieds ne peuvent être confondus qu'avec la main, et il faudrait une bien grande inattention pour tomber dans une telle erreur. On reconnaît la présentation des pieds *au talon qui se prolonge en pointe et à angle droit avec les pieds ; à la plante des pieds, plus étroite et plus allongée que la paume de la main ; aux orteils moins longs que les doigts, séparés par des espaces moins profonds ; au gros orteil, plus volumineux que les autres doigts, et qui, placé à côté d'eux, n'en est pas séparé ni détaché comme le pouce l'est des doigts de la main.*

Quand les genoux se présentent, on pourrait les confondre avec le coude ou le moignon de l'épaule. *La saillie de la rotule pourrait être prise pour celle de l'olécrane et les deux condyles du fémur pour ceux de l'extrémité inférieure de l'humérus.* Mais, si on glisse le doigt dans le creux du jarret, alors on touche *le mollet, et, en glissant plus haut, on atteint les pieds ou les fesses.* Ce qui rend, dans les positions des pieds ou des genoux, le diagnostic plus facile, c'est que presque toujours les deux pieds ou les deux genoux se présentent en même temps. Ou bien c'est un pied qui sort avec le genou de l'autre extrémité placée près de lui ; ou bien, si c'est un genou qui se présente seul, en portant le doigt dans le vagin, il rencontrera le second genou arc-bouté contre un point du détroit, ce qui l'empêchait de descendre. Il suffira presque toujours de le toucher et de tirer légèrement sur lui pour l'abaisser.

Il importe de ne pas perdre de vue que le pied ou les deux pieds peuvent se présenter en même temps que le sommet, et il convient de s'assurer que cette complication n'a pas lieu, avant de porter son diagnostic.

Le mécanisme de l'accouchement dans les présentations des pieds ou des genoux, ne différant en rien de celui des présentations du siége, je m'abstiendrai d'y revenir, ce que je viens d'en dire précédemment devant suffire.

Il meurt bien plus d'enfants lorsqu'ils naissent par les pieds ou les genoux, que quand ils s'engagent par le sommet ou le siége.

Lorsque le sommet ou le siége se présente, il faut, pour que l'accouchement se fasse, que le col utérin soit assez largement dilaté pour que ces points du corps de l'enfant puissent y passer. Quand elles ont franchi le col, le reste du corps le traverse sans aucune difficulté.

Il n'en est pas ainsi, quand les pieds ou les genoux se présentent les premiers. Trois causes rendent ces conditions bien différentes et l'accouchement bien plus périlleux pour l'enfant :

1º Les pieds ou les genoux, portions du corps de l'enfant bien plus exiguës que le siége ou le sommet, pénètrent dans le col utérin bien longtemps avant qu'il soit suffisamment dilaté. Poussant au-devant d'eux la poche des eaux en forme de cône allongé, ils la déchirent à bonne heure, lorsque le col a à peine l'étendue d'une pièce de trois francs. L'eau de l'amnios, n'étant plus retenue dans l'utérus, s'écoule sans obstacle.

2º La poche des eaux ouverte, le col étant loin d'être suffisamment dilaté, le fœtus y pénètre par le sommet du cône que son corps représente. Quand le siége arrive au col, celui-ci n'est pas suffisamment entr'ouvert; il cède difficilement, lentement aux contractions; il passe enfin; puis, après lui, le ventre, la poitrine. Le cordon ombilical, relevé sur la poitrine, peut y être pressé, comprimé par les contractions utérines, et l'enfant peut périr par interruption de la circulation. En supposant que le cordon ait échappé à la compression sur la poitrine, lorsqu'arrivera la tête, partie plus dure, plus volumineuse, pour traverser le col encore trop peu ouvert pour la laisser passer, il y aura de nouveaux efforts, de nouvelles résistances, et grande chance pour que le cordon soit comprimé contre la tête : ce qui ferait encore périr l'enfant.

3° Lorsque tout le tronc est sorti, qu'il n'y a plus que la tête à dégager, la matrice est resserrée, revenue sur elle-même, sa cavité a singulièrement diminué, et, par son mouvement de retrait, a pu décoller le placenta avant la complète expulsion du fœtus, et le faire périr avant sa naissance.

L'enfant périra par l'une de ces trois causes, si le travail est lent, le col ou les parties peu dilatables, ou si le plus léger obstacle survient, à quelque époque de la durée du travail que ce soit. Il en est presque toujours ainsi chez les primipares, parce que le périnée, n'ayant jamais été dilaté, résiste longtemps pour la laisser passer.

DE L'ACCOUCHEMENT DANS LES CAS DE JUMEAUX.

Les accouchements de jumeaux sont assez fréquents. Nous avons dit, en parlant de la grossesse, combien il était difficile de les reconnaître à l'avance.

Dans les accouchements de jumeaux, la marche du travail diffère peu de celle des accouchements ordinaires.

Les enfants naissent plus rarement à terme, et sont moins volumineux.

Il n'est guère plus facile de les diagnostiquer pendant le cours de l'accouchement que pendant celui de la grossesse. Cependant, si les fœtus sont contenus chacun dans une enveloppe distincte, après la rupture de l'une des poches des eaux, s'il y en a beaucoup d'écoulée, on peut soupçonner une grossesse double au volume du ventre.

Dans le plus grand nombre des cas, c'est après la naissance d'un premier enfant que l'on arrive à reconnaître, s'il y en a un second contenu dans l'utérus.

Après l'expulsion d'un premier enfant, on peut assurer qu'il y en a un second, si, en plaçant la main sur l'abdomen, l'utérus ne revient pas sur lui-même, ne forme pas une tumeur dure au-dessous de l'ombilic, si celle qui existe est irrégulière ou anfractueuse. On sent quelquefois l'enfant contenu dans l'utérus exécuter des mouvements, que l'on peut provoquer quelquefois en appliquant à nu la main froide sur le ventre de la mère. La matrice a une forme irrégulière. Cependant, il ne faut pas prendre des contractions irrégulières de l'utérus pour décoller le placenta, pour les duretés, les inégalités formées par quelques points du corps de l'enfant. J'ai vu une fois commettre cette méprise.

Le stéthoscope permet de découvrir les battements du cœur d'un fœtus, lorsqu'il y en a un premier d'expulsé.

Le toucher permet de rencontrer un point d'un second enfant qui se présente, ou une seconde poche des eaux

qui se forme. Toutefois, il est bon de savoir que l'accouchement du second enfant ne commence pas toujours
immédiatement après l'expulsion du premier. On voit
le col utérin se refermer, les suites de couche marcher
naturellement, et le second accouchement se faire plusieurs semaines ou plusieurs mois après le premier. Le
plus souvent, cependant, le second travail se déclare un
quart d'heure, une demi-heure à peine, après le premier,
lorsque la mère est reposée de ses premières fatigues et
l'utérus revenu sur lui-même.

Lorsqu'ils naissent à peu d'intervalle l'un de l'autre,
ils se présentent tantôt tous les deux de la même manière,
tantôt dans des positions différentes. Le premier s'engagera par la tête, le second par le siége, les pieds ou le
tronc. Le second accouchement est toujours rapide,
parce que le col, suffisamment dilaté, permet au second
enfant une issue facile. Ils se présentent rarement tous
les deux par le siége.

La marche du travail est la même que dans les couches
d'enfant unique ; mais l'expulsion du premier enfant est
ordinairement plus lente, parce que l'utérus, gêné dans
ses contractions par le volume du second enfant, ne
pousse pas avec autant d'énergie sur le premier, est
moins exactement appliqué sur lui. L'utérus, distendu
outre mesure, dont les fibres ont été allongées, amincies,
revient plus lentement sur lui-même, se contracte moins
énergiquement, et cela, d'autant moins qu'il y a un
plus grand nombre d'enfants. Par ces motifs, le col
utérin ne se dilate pas rapidement. Si les enfants sont

d'un volume inégal, le plus volumineux vient d'ordinaire
au monde le premier. Par les motifs que je viens d'exposer à l'instant, les inerties de l'utérus sont plus fréquentes, et les mères plus exposées aux hémorrhagies
dans les accouchements de jumeaux ou de tri-jumeaux.

CHAPITRE VI.

DES ACCOUCHEMENTS CONTRE NATURE.

J'admettrai deux classes d'accouchements contre nature.

Dans la première, je rangerai ceux où l'accouchement est primitivement contre nature, comme, par exemple, ceux dans lesquels l'enfant s'engage par le tronc, lorsqu'il y a deux ou un plus grand nombre d'enfants, qu'ils sont monstrueux, et ceux dans lesquels il y a vice de conformation des parties molles ou dures de la mère.

Dans la deuxième, je rangerai ceux qui, étant primitivement naturels, deviennent accidentellement contre nature par une complication qui menace les jours de la mère ou ceux de l'enfant.

PREMIÈRE CLASSE D'ACCOUCHEMENTS CONTRE NATURE.

Des présentations du tronc.

Le tronc peut se présenter au détroit par quatre surfaces; mais l'enfant ainsi placé ne pourrait, le plus ordinairement, naître par les seules forces de la mère ; le travail s'achèverait rarement seul, sans le sacrifice des deux existences. L'art doit toujours intervenir pour changer la position vicieuse dans laquelle le fœtus s'engage; car il est bien difficile que le diamètre de son corps, qui a au moins trente centimètres d'étendue, puisse passer par les ouvertures du bassin qui n'ont que douze à treize centimètres, s'il n'est ramené, par l'art, à s'engager par l'une de ses extrémités. Dans ces présentations, l'intervention doit donc être la règle.

On a divisé le tronc en quatre surfaces : une antérieure, une postérieure et deux latérales.

De ces quatre surfaces, l'antérieure se présente bien rarement. Elle ne le pourrait, ou l'un de ses points seulement, qu'autant que le tronc serait défléchi, courbé en sens opposé de sa flexion naturelle. Son organisation s'oppose trop à ce renversement.

J'ai vu cette présentation sur une vache. Le tronc du fœtus était courbé en arrière, sa tête touchait le sacrum, et, au point de la flexion, les vertèbres et les côtés étaient soudées ensemble. J'en conserve le squelette.

La surface postérieure s'y présente moins rarement. La flexion naturelle du tronc en avant, la forme large et arrondie du dos, doivent tendre à l'y engager, à l'entraîner par son propre poids vers la région la plus déclive de l'utérus, vers l'ouverture du bassin. Mais en même temps, la paroi abdominale antérieure de la mère, étant peu résistante, distendue, portée en avant, permet au dos du fœtus de venir s'appliquer contre elle, de telle sorte que le *côté* du tronc se porte en même temps au détroit. Et comme le moignon de l'épaule présente la forme d'un cône qui s'engage dans l'espèce d'infundibulum que forme le col en s'entr'ouvrant, les présentations de la surface postérieure se transforment presque toujours en celles du côté. (*V. pl.* 9, *fig.* 2.)

En définitive, nous n'avons donc qu'à décrire les présentations des régions latérales.

<h3 style="text-align:center">Diagnostic des présentations du tronc.</h3>

Deux conditions différentes peuvent se rencontrer, quand on arrive auprès de la femme dont l'enfant s'engage par le tronc, conditions essentielles, capitales, qui doivent régler, déterminer la conduite de la sage-femme; savoir : l'*intégrité* ou la *rupture* des membranes.

A. — On arrive à diagnostiquer, à reconnaître les présentations du tronc, lorsque les membranes sont intactes, en combinant ensemble le *toucher* et *l'exploration externe.*

Avant la rupture des membranes, le doigt rencontre difficilement la partie qui s'engage au détroit en raison de son élévation, de l'irrégularité de sa surface, qui laisse passer au-dessous d'elle une grande quantité d'eau, de la lenteur de la dilatation du col utérin. Dans les présentations de la face, des fesses, de jumeaux, ces mêmes conditions peuvent se rencontrer, et, jusque-là, le toucher ne peut rien apprendre de certain.

Mais, en rapprochant les signes négatifs, fournis par le toucher, de ceux donnés par l'exploration du ventre de la mère, on peut arriver à un diagnostic précis. Quand le fœtus s'engage par le tronc, le ventre change de forme, au lieu de présenter son *plus grand diamètre de haut en bas, saillant en avant pendant la contraction*, il devient *transversal, s'étend d'une hanche à l'autre.* Dans les présentations de la tête ou du siége, quand l'utérus se contracte, si on place la main sur le ventre, on sent la matrice saillante en avant et le vide sur les côtés, dans les fosses iliaques. Dans les présentations du tronc, au contraire, *le fond de l'utérus est plus bas, il est comme écrasé, et s'étend dans les fosses iliaques.* On apprécie en même temps *deux tumeurs* : l'une, *plus basse, plus dure, plus volumineuse*, qui répond ordinairement à la tête du fœtus; l'autre, *plus élevée, moins dure, plus molle, située du côté opposé à la première.* Pendant la contraction, les deux tumeurs sont séparées par un *enfoncement, un sillon qui se dessine sur la paroi abdominale.* Ces signes, surtout le dernier, sont bien évidents sur les femmes dont la paroi abdominale a été distendue ou relâchée par des grossesses antérieures. S'ils sont nettement appréciés, ils servent à diagnostiquer sûrement une présentation du tronc.

B. — *Après que l'eau de l'amnios est écoulée*, le diagnostic devient plus certain et plus facile.

1° Si la surface antérieure du tronc se présentait, on reconnaîtrait : 1° *le devant du cou*, au menton, situé d'un côté du détroit, de l'autre aux clavicules placées en sens opposé, aux cartilages du larynx ; 2° *le devant de la poitrine*, au sternum, et, de chaque côté de lui, aux côtés et aux espaces intercostaux; 3° *le ventre*, à sa mollesse, à l'insertion du cordon, et plus bas aux crêtes iliaques.

2° La région postérieure du tronc se reconnaît à la forme large et convexe de la partie que le doigt touche : 1° *A la région du cou*, on trouve, d'un côté les oreilles du fœtus, et de l'autre les omoplates ; 2° *le dos et le derrière de la poitrine* se reconnaissent aux omoplates et aux espaces intercostaux ; 3° *la région lombaire*, à l'absence des côtés, et plus bas aux hanches.

Les présentations des parties latérales du tronc sont presque les seules qui s'observent. J'en ai donné plus haut la raison : 1° *Si c'est le côté du cou* qui croise le détroit supérieur, le doigt rencontre l'angle de la mâchoire inférieure et l'oreille d'un côté, de l'autre, l'épaule et l'acromion ; 2° *si c'est le moignon de l'épaule qui s'engage*, comme c'est le cas le plus ordinaire, il est saillant dans le col, et on le distingue du coude et du talon, parce que d'un côté le doigt touche l'omoplate, et de l'autre, la clavicule ; 3° *le bras appliqué contre le tronc* pourrait faire croire à une présentation du siége, en touchant trop rapidement le sillon qui les sépare l'un de l'autre. L'absence des organes génitaux, de l'anus, suffira pour éviter cette erreur. Si le siége était dans le voisinage, la sortie du méconium deviendrait une cause de doute, comme je l'ai vu une fois, en faisant prendre le siége pour le tronc. Il faudrait redoubler d'attention ; 4° *le flanc* se reconnaît aux espaces intercostaux, à la hanche, et, en poussant plus loin les recherches, on trouverait l'insertion du cordon.

Lorsque l'enfant s'engage au détroit supérieur par

l'une des régions de son tronc, si le travail est abandonné à la nature, si le médecin ou la sage-femme ne viennent pas en aide à la mère, il y aura des difficultés extrêmes et souvent impossibilité à l'accouchement. L'utérus se videra de l'eau de l'amnios, les contractions se réveilleront, deviendront plus énergiques, s'exaspéreront devant l'obstacle, et arriveront à un point tel que l'utérus pourrait se déchirer, le placenta se décoller, ce qui ferait périr l'enfant, si déjà il n'avait succombé à la violence des contractions. D'autres fois les contractions utérines s'usent, elles s'éloignent, et peu à peu elles tombent dans l'inertie. De temps à autre, quelques douleurs reparaissent, qui n'avancent en rien l'accouchement, jusqu'à ce que la mère succombe, épuisée par la fatigue et la longueur du travail.

Cependant, quoique la mort de l'enfant et de la mère soit le résultat ordinaire de ces présentations abandonnées à elles-mêmes, il arrive parfois, *très-exceptionnellement*, que les contractions utérines, portant leur action sur l'extrémité du fœtus la plus voisine du détroit, finissent par l'y engager, et substituent ainsi la tête ou le siége à l'une des surfaces du tronc. L'accouchement, de contre nature qu'il était, se termine comme un accouchement naturel.

Quand le travail doit se terminer spontanément dans les présentations du tronc, il suit dans sa marche deux directions différentes :

1° Dans la première, quand *la poche des eaux est rompue*, les contractions, ne pouvant engager le tronc à travers le détroit supérieur, elles sont transmises au siége qui glisse, descend dans l'excavation, arrive à la vulve et se dégage pendant que la tête et le bras sont retenus au détroit. L'accouchement se termine alors comme dans les présentations du siége : c'est ce que l'on a décrit sous le titre d'*évolution spontanée*.

2° Dans la deuxième, et *avant la rupture de la poche des eaux*, les contractions impriment une autre direction au fœtus. Les contractions retirent, pour ainsi dire, l'épaule qui s'engageait au détroit supérieur, de manière à reporter à sa place, à ce détroit, la tête ou le siége au lieu et place de l'épaule et du tronc. C'est ce qu'on a appelé la *version spontanée*.

Évolution spontanée.

L'évolution spontanée est peu susceptible d'application pratique. Elle est favorisée par la mort et le petit volume du fœtus, la largeur du bassin et les tractions intempestives sur le bras sorti. J'en ai vu un cas, et voici ce que j'ai pu observer. J'arrivai à trente kilomètres de Poitiers pour donner des soins à une femme dont l'enfant se présentait par le tronc, le bras droit était sorti, depuis plus de trente-six heures; aucune tentative de version n'avait été faite. Les contractions utérines étaient devenues énergiques, après des alternatives de repos et d'exacerbations. La vulve qui s'entr'ouvrait me permit de *voir* les espaces intercostaux et la hanche du fœtus. Les fesses et les extrémités inférieures, placées vers la symphyse sacro-iliaque droite, descendirent peu à peu et se dégagèrent en même temps que le tronc. Alors l'utérus devint inerte, la tête et le bras droit restèrent

dans l'utérus. La tête faisait une saillie très-visible et
sensible dans la fosse iliaque gauche. Je fus obligé de
terminer le travail. L'enfant naquit mort, et la femme
mourut une demi-heure après l'accouchement, sans
hémorrhagie.

La flexibilité de la colonne vertébrale, la mobilité des
côtes, le défaut d'ossification du bassin du fœtus, la
réductibilité de la poitrine, la mort ou la naissance avant
terme, le petit volume du fœtus permettent de se rendre
compte des faits de cette nature.

Version spontanée.

Dans la version spontanée, la matrice ramène toujours l'une ou l'autre des extrémités au détroit. Il y a
conséquemment deux sortes de version : l'une *céphalique*, l'autre *pelvienne*.

La version *spontanée* est le résultat d'une disposition
naturelle que l'on trouve quelquefois à la fin de la grossesse ou au commencement du travail. On rencontre
quelquefois, à travers le segment inférieur de la matrice
aminci ou le col qui s'entr'ouvre, une partie du fœtus
autre que la tête, et, après un certain temps écoulé, on
peut reconnaître une partie différente de la première ;
et enfin, plus tard, le siége ou la tête elle-même s'engage au détroit supérieur, pendant que le tronc s'en
éloigne. La mobilité de l'enfant, la grande quantité
d'eau, la distension de l'utérus, le petit volume du
fœtus, rendent compte de ce déplacement, tant que *la
poche des eaux n'est pas rompue.*

Mais, quand la poche des eaux est rompue, la version

spontanée est plus difficile. On en a constaté de rares exemples.

Le mécanisme de ces sortes de version a été mieux étudié que celui de l'évolution spontanée. Elles fournissent des données pratiques, des principes qui ont été appliqués avec fruit dans certains cas. On a tracé des règles pour pratiquer la version dans deux conditions différentes : 1° avant la déchirure de la poche des eaux ; 2° après la rupture des membranes.

De la version céphalique à l'extérieur avant la déchirure des membranes.

Dans cette condition, lorsque la sage-femme aura reconnu, aux signes que j'ai indiqués plus haut, par l'exploration externe, que le fœtus se présente par le tronc, elle devra toujours essayer de convertir cette présentation du tronc en une présentation du sommet, *avant la rupture de la poche des eaux.* Quand bien même les tentatives resteraient sans résultat, elles seraient au moins sans danger. A la campagne surtout, loin du médecin, la sage-femme doit s'efforcer de reconnaître, dès le *début du travail*, les présentations du tronc, afin d'appliquer, dans le moment opportun, les règles que je vais tracer. Mais, en même temps, elle doit mander un médecin pour pratiquer la version pelvienne, dans le cas où les conseils suivants seraient mis en pratique sans succès.

La femme sera couchée sur un matelas et inclinée sur le côté où se trouve la tumeur la plus volumineuse et la plus déclive. On placera en même temps un oreiller dur sous le flanc sur lequel la femme sera inclinée, pour soutenir son ventre. Cette position a pour but de favoriser le redressement du fœtus, d'entraîner le glissement de la tête vers le détroit, sur le plan qu'elle occupe.

En même temps, pour seconder le déplacement, la sage-femme portera une main sur la tumeur la plus rapprochée du détroit (c'est ordinairement la tête), en la pressant lentement, mais d'une manière continue, de haut en bas, vers le détroit supérieur; pendant que l'autre main, placée sur la tumeur la plus élevée, la pressera de bas en haut. Il y aura ainsi harmonie entre les deux mains agissant par un double mouvement en sens inverse. Cette action sera continuée sans relâche, mais lentement, jusqu'à ce que la tumeur, cédant à cette pression extérieure, disparaisse de dessous la main. Ces tentatives, faites avec patience, lenteur, ménagement, pourront être continuées sans danger.

Quand la main apprécie que la tumeur la plus déclive est déplacée, le toucher permet de la rencontrer sur le col utérin, au détroit supérieur. Il faut alors la maintenir au point où elle est arrivée; car, si on abandonnait le travail à lui-même, si les mains ne la maintenaient plus à l'extérieur, il pourrait se faire que la position vicieuse se reproduisît. Lorsque le col sera suffisamment dilaté, il faudra rompre la poche des eaux pour fixer la tête et l'engager au détroit supérieur par le retrait de la matrice.

Pour le succès, l'*intégrité des membranes* est la *condition indispensable* ; car l'écoulement d'une partie du liquide et le retrait de l'utérus, qui est la suite de leur rupture, rendraient vaines ou dangereuses toutes les tentatives extérieures pour opérer la version. L'imminence de la rupture, un bassin rétréci, l'irrégularité du travail, une complication quelconque, sont des contre-indications à la manœuvre que je viens de décrire.

Version pelvienne.

La version pelvienne spontanée est plus rare que la céphalique; mais, en revanche, la version pelvienne pratiquée par l'art est bien plus fréquente.

De la version céphalique à l'intérieur, après la rupture des membranes.

La version céphalique à l'intérieur, *après la rupture des membranes*, n'est généralement pas admise dans la pratique. Cependant quelques faits épars dans les anciens auteurs, les opinions de *Flamant*, de MM. *Velpeau* et *Dubois*, et une observation des plus instructives publiée dans les *Archives*, par le docteur *Bisson*, prouvent qu'elle doit être préférée à la version par les pieds dans quelques cas, comme plus favorable à la conservation des jours de l'enfant.

Elle ne doit être tentée que par le médecin, et seulement dans les cas suivants : 1° lorsque, le tronc se présentant, la tête est dans le voisinage du col, que les eaux viennent de s'écouler, et que l'épaule ou le bras ne sortent pas de l'utérus, ne remplissent pas le col utérin. Dans ce cas, il est facile de glisser la main, d'atteindre l'occiput et de le ramener au détroit supérieur, avant que l'utérus soit revenu sur lui-même.

2º Lorsque l'enfant est mort depuis longtemps ou s'il naît avant le terme. 3º Lorsqu'il y a un rétrécissement du bassin, afin que la tête puisse franchir le détroit en s'effilant et se moulant sur le rétrécissement, ce qu'elle ferait difficilement après la version par les pieds. 4º Lorsque l'enfant est hydrocéphale, afin de pouvoir agir sur la tête, s'il y avait lieu.

Pour la pratiquer, il faudrait soulever à pleine main la partie que l'enfant présente, l'éloigner du détroit supérieur, porter la main vers la tête, saisir l'occiput, la rapporter au détroit supérieur, et l'y maintenir, jusqu'à ce que les contractions utérines l'y aient fixée solidement; car, si elles n'étaient pas suffisantes, la tête reprendrait bientôt sa mauvaise position, et le tronc se replacerait comme il était primitivement. On ne doit plus penser à faire la version céphalique, quand le fœtus a perdu sa mobilité dans l'utérus, par suite de l'écoulement du liquide amniotique. Elle est plus périlleuse que la version pelvienne : 1º parce qu'après la version céphalique opérée, le produit dont l'expulsion est abandonnée aux contractions utérines, reste exposé à la compression immédiate de l'utérus par l'écoulement du liquide amniotique; 2º parce que la procidence du cordon, qui n'est pas rare, oblige de recourir au forceps pour terminer le travail, ou de pratiquer la version pelvienne; 3º parce qu'après la version céphalique, les contractions utérines peuvent être impropres à terminer l'accouchement.

De la version.

On entend généralement par version, une opération par laquelle on ramène les pieds au détroit supérieur, lorsque le tronc ou la tête s'y engagent.

L'enfant étant presque constamment couché dans la direction des diamètres obliques ou transverse, l'omoplate et la clavicule serviront à nous aider à déterminer les deux positions dans lesquelles les côtés se présenteront.

Nous admettons deux positions de chaque région latérale :

Dans la *première* position, ainsi appelée parce qu'elle est la plus fréquente, l'omoplate, le dos de l'enfant sont tournés en avant vers les pubis, et la clavicule en arrière vers le sacrum. (*V. pl.* 10, *fig.* 2.)

Dans la *deuxième* position, moins fréquente, l'omoplate, le dos de l'enfant sont dirigés en arrière vers le sacrum, et la clavicule en avant vers les pubis. (*V. pl.* 10 *fig.* 2.)

Les positions *première* et *seconde* étant reconnues, il reste à déterminer quel est le côté qui s'engage et est en dessous; car il est de règle de porter dans l'utérus, pour saisir les pieds, *la main de même nom que le côté de l'enfant qui est en dessous.* On y arrive par deux moyens :

1° En combinant ensemble les signes de la première ou de la deuxième position du tronc avec la situation de la tête ;

2° En se servant de la main de l'enfant qui est au dehors.

Déterminer quel est le côté qui s'engage quand le bras n'est pas sorti.

A. — Si le dos de l'enfant et l'omoplate sont tournés en avant, la clavicule en arrière, et en même temps, si la main rencontre la tête dans la fosse iliaque gauche, *c'est une première position de l'épaule droite.*

Si le dos de l'enfant ou l'omoplate sont tournés en arrière vers le sacrum, et la clavicule en avant vers les pubis, et si, en même temps, la main rencontre la tête dans la fosse iliaque droite, *c'est une deuxième position de l'épaule droite.*

Dans ces deux cas, il faut introduire la main droite pour faire la version.

B. — Si le dos de l'enfant et l'omoplate sont tournés en avant, la clavicule en arrière, et si, en même temps, la main rencontre la tête dans la fosse iliaque droite, *c'est une première position de l'épaule gauche.*

Si le dos de l'enfant et l'omoplate sont tournés en arrière vers le sacrum, la clavicule en avant vers les pubis, et si, en même temps, la main rencontre la tête dans la fosse iliaque gauche, *c'est une deuxième position de l'épaule gauche.*

Dans ces deux cas, il faut faire la version avec la main gauche.

Déterminer quel est le côté qui s'engage au moyen du bras de l'enfant sorti de l'utérus.

Il faut s'assurer, avant tout, si le bras qui est sorti n'est point tordu dans le vagin, si c'est bien celui de dessous et non celui de dessus, s'il n'appartient point à un frère jumeau, ou si ce bras n'accompagne point la tête au détroit supérieur. Pour cela, il faut porter sa main jusqu'à l'aisselle de l'enfant, et la retirer en la glissant le long du bras sorti, sans tirer sur lui. Cette précaution prise, on porte par son mouvement naturel, et sans forcer le bras, la paume de la main de l'enfant en haut, vers la symphyse des pubis. Le pouce de la main de l'enfant se trouve toujours tourné alors vers l'une des cuisses de la mère.

Si le pouce de la main de l'enfant est tourné vers la cuisse droite de la mère, c'est le bras droit de l'enfant qui est sorti. *C'est la main droite que l'accoucheur doit porter dans l'utérus pour aller chercher les pieds.*

Si le pouce de la main de l'enfant est tourné vers la cuisse gauche, c'est le côté gauche qui se présente. *C'est la main gauche que l'accoucheur doit porter dans l'utérus pour aller à la recherche des pieds.*

Quand les positions du tronc auront été nettement déterminées, comme il serait difficile que la mère survécut, que l'enfant naquit vivant, si le travail était abandonné à la nature, il faudrait aussitôt faire la version pelvienne.

La sage-femme devra toujours demander, à la ville surtout, un médecin pour faire cette opération. Mais, s'il était trop éloigné, ou qu'il se fît trop longtemps attendre, pour ne pas laisser passer le moment le plus opportun, elle devrait elle-même la pratiquer dans les circonstances suivantes :

1° Lorsque le col utérin est suffisamment dilaté;

2° Aussitôt que la poche des eaux est rompue.

La version est facile dans ces circonstances, parce que l'eau de l'amnios venant de s'écouler ou n'étant pas encore écoulée, on est libre de rompre soi-même les membranes au moment le plus convenable ; la main peut être portée aussitôt entre le fœtus et l'utérus, glisser jusqu'aux pieds du fœtus, les saisir, retourner l'enfant sur lui-même, et l'extraire avant que la matrice soit assez revenue sur elle-même pour gêner l'opération.

En dehors de ces circonstances, la sage-femme ne devra jamais tenter une pareille opération. Elle devra s'en abstenir surtout : 1° lorsque les eaux de l'amnios, écoulées depuis longtemps, ont permis à l'utérus de revenir sur lui-même, et de se rétracter sur le corps de l'enfant ; 2° lorsque la partie de l'enfant qui s'engage est déjà profondément descendue dans le bassin ; 3° quand le bassin est trop étroit ou qu'il survient quelques-unes des complications dont je parlerai plus loin ; 4° quand le fœtus se présente en deuxième position de l'un ou de l'autre côté. Elle devra toujours alors attendre l'arrivée de l'accoucheur, ne pas quitter la femme, lui prodiguer ses soins, la faire tenir en repos et couchée, en l'engageant à ne pas faire valoir ses douleurs.

La version étant une opération difficile et périlleuse, il est indispensable, avant d'y procéder, de prévenir la famille. On doit prendre toutes les précautions pour annoncer à la femme la position où elle se trouve. En un mot, agir sur son moral pour la rassurer, gagner sa confiance par des paroles de consolation, afin de lui inspirer plus d'énergie et de résolution. Il est bien rare qu'après la première impression de chagrin passée, qui est d'ordinaire de peu de durée, la femme ne prenne pas promptement la ferme résolution de se soumettre à ce qui est exigé d'elle.

La femme doit être placée de telle sorte que la personne qui opère ne soit pas gênée dans les manœuvres qu'elle croit nécessaires. Pour cela, il faut la faire coucher sur le dos, sur un lit dur, résistant, et la ramener en avant, de manière que le siége puisse reposer sur le bord du lit, afin que le périnée ne porte sur rien de résistant. On place au-dessous des matelas une planche en travers, pour que le point d'appui soit suffisamment solide. Une commode, ou une table garnie d'un matelas, ou tout autre meuble remplirait le même but. Une personne forte, assise derrière elle, la soutient à demi relevée, afin que les muscles du ventre soient mis dans le relâchement. Les cuisses à demi fléchies sur le ventre, les jambes sur les cuisses soutenues par deux aides assis en dehors, qui, d'une main, fixent le pied sur leur genou, et de l'autre, placée sur le genou de la femme, tient les jambes écartées. De cette manière, rien ne met obstacle aux manœuvres. Les aides ne sont point obligés de se déranger à chaque instant pour les favoriser. Il n'y a que dans des cas exceptionnels où la femme est obligée de prendre une position différente.

Dans les deuxièmes positions de l'une ou de l'autre des épaules, c'est-à-dire quand la partie antérieure du fœtus est tournée en avant, lorsque les eaux sont évacuées depuis longtemps, si on ne peut atteindre les pieds qu'avec de grandes difficultés, il faut alors faire placer la femme sur les genoux et les coudes. Alors la main, qui pénètre dans l'utérus, arrive jusqu'aux pieds de l'enfant directement et sans peine. Aussitôt que les pieds sont sortis, la malade est replacée sur le dos dans la position ordinaire. Cette pratique est trop peu suivie. (Je déclare que, dans les deuxièmes positions, elle facilite singulièrement l'opération. Je ne saurai trop la recommander).

Avant de porter la main dans l'utérus, il faut, si un bras de l'enfant est sorti, placer un lacs sur lui, afin de le retenir au dehors et l'empêcher de rentrer dans l'utérus pendant la manœuvre. Un long ruban de fil ou de coton sert à le former. Pour l'appliquer, on le plie par le milieu et on renverse l'anse qu'il forme sur lui-même, de manière à présenter un nœud coulant, que l'on fait glisser sur la main de l'enfant. On donne le lacs à tenir à celui des deux aides qui fixe la cuisse du côté opposé à la main portée dans la matrice.

Quand on a été appelé à assister la femme en couche, dès le début du travail, c'est au moment où la poche des eaux vient de se rompre, si le col est suffisamment dilaté, que la main doit être introduite dans l'utérus. C'est alors, en effet, le moment le plus propice. L'eau amniotique qui vient de s'écouler laisse du vide entre l'utérus et le corps de l'enfant ; la main peut alors glisser facilement entre eux pour saisir les pieds.

Les sages-femmes ne peuvent trop se pénétrer de cette grande vérité; c'est que le succès de la version, la conservation des jours de l'enfant, dépendent du moment où la main pénètre dans l'utérus. Facile et prompte, si

elle est pratiquée au moment où les eaux viennent de
s'écouler, elle est pleine de dangers pour la mère, si le
médecin arrive trop tard, quand déjà l'utérus s'est
resserré sur l'enfant et contracté vivement.

La poche des eaux pourrait se rompre avant que le
col fût suffisamment dilaté. Si le col est souple, ne
résiste pas, cède, il faudra cependant faire immédiatement la version, en ayant le soin de franchir le col
utérin lentement, en l'agrandissant doucement jusqu'à
ce que la main ait pénétré dans l'utérus. Avec des soins,
de la prudence, la main pourra arriver aux pieds de
l'enfant sans trop de difficultés.

La main, dont le choix a été fait à l'avance d'après
les règles que j'ai tracées, sera enduite d'huile ou de
tout autre corps gras sur sa face dorsale et non dans la
paume, afin qu'elle ne puisse pas glisser sur le corps de
l'enfant enduit lui-même d'un corps onctueux. On l'introduit de champ dans la vulve, doucement et lentement,
afin de ne pas faire souffrir la femme, dont l'orifice du
vagin, non dilaté, offre une certaine résistance. Arrivée
au col utérin, elle ne doit pénétrer dans sa cavité que
quand la douleur a cessé ; autrement, les contractions
utérines s'y opposeraient et repousseraient la main au
dehors.

La seconde main est placée à nu sur le fond de l'utérus,
afin de fixer la matrice en pressant sur elle, pour la
rapprocher du détroit supérieur. Autrement, celle qui
pénètre dans la matrice pourrait décoller le col de l'utérus
d'avec le vagin.

La main placée sur le ventre sert encore à incliner le -

fond de l'utérus de l'un ou de l'autre côté, pour porter en même temps les pieds de l'enfant au-devant de la main qui va à leur recherche. C'est là une précaution des plus utiles.

Lorsque la main a pénétré dans l'utérus, elle rencontre aussitôt le corps de l'enfant qui est en travers du col et ferme le passage. Elle doit le soulever, le déplacer, et, pour cela, le saisir à pleine main, les quatre derniers doigts tournés en arrière vers la concavité du sacrum, et le pouce en avant vers le pubis. Le passage étant rendu libre ou plus facile, la main suit le côté du fœtus qui répond à sa face palmaire et arrive ainsi sur les fesses, dont les pieds se trouvent rapprochés. Il ne faut pas craindre d'introduire la main profondément : plus elle sera avancée, plus elle aura de facilité pour agir. Si on ne s'est pas bien rendu compte de la disposition des parties du fœtus, la main s'y trouve comme perdue, et quand on a peu d'habitude, un sentiment involontaire de crainte s'empare de l'esprit de l'opérateur. La main cherche au hasard, et la voûte de la concavité de l'utérus qu'elle parcourt jette un certain effroi dans l'esprit, qui abat le courage par la crainte du danger. Que ceux qui opèrent pour la première fois se rassurent cependant, avec un peu de prudence et de fermeté ils arriveront bientôt aux pieds, et préviendront ces appréhensions fâcheuses, en se pénétrant bien de ces règles et des rapports exacts des parties de l'enfant.

La main placée dans l'utérus, en glissant entre lui et le corps de l'enfant, doit être placée à plat pour occuper le moins d'espace possible et ne pas agacer la matrice

par ses inégalités. Arrivée aux pieds ou aux genoux,
elle doit les saisir à pleine main et non du bout des
doigts, tous les deux à la fois, si elle le peut, ou un seul,
si elle ne peut faire autrement. Elle les ramène vers le
détroit en étendant doucement les jambes sur les cuisses,
les cuisses sur le bassin. La première de toutes les précautions, dans ce moment, est de ne pas entraîner le
fœtus dans le sens opposé à sa flexion, en un mot, de
ne pas le courber en arrière.

Dans les deuxièmes positions, lorsque la surface antérieure de l'enfant regarde les pubis, il est difficile
d'aller atteindre les pieds en suivant les règles que je
viens de tracer. Il est parfois plus facile et toujours plus
prompt de porter la main à plat derrière les pubis, de la
faire glisser de bas en haut, en la renversant fortement
sur son dos. C'est alors surtout que la main, qui est à
l'extérieur, est d'un grand secours, en refoulant à travers la paroi abdominale les membres qu'elle touche,
vers la main qui va à leur recherche; elle les lui conduit,
pour ainsi dire. Quand un premier pied est extrait, il
sert de guide pour aller saisir le second.

Si les deux pieds ont pu être rencontrés ensemble, il
faut les saisir, de telle sorte que le doigt indicateur soit
placé au-dessus et entre les deux maléolles et les autres
doigts, sur le côté externe des jambes. Si la main n'en
abaisse qu'un seul, elle devra exercer des tractions
assez fortes sur lui, pour essayer d'abaisser le second,
sans insister trop longtemps, si on n'y parvient pas. Ce
pied descend rarement au dehors de la vulve; il reste
presque toujours dans le vagin, tendant à remonter dans

l'utérus. Aussi, avant d'aller à la recherche du second pied, doit-on placer sur lui un lacs, comme on a dû le faire pour le bras, afin de le retenir au dehors. Ensuite, portant la main le long de la face interne de la cuisse qui est sortie, elle passe sur les organes génitaux de l'enfant pour arriver au second membre. Si on ne prenait pas cette précaution, il pourrait arriver que la main saisit les pieds d'un second fœtus, s'il en existait deux dans le même œuf.

Les deux pieds étant ramenés au dehors, il faut tirer sur eux pour faire descendre le tronc. Mais il arrive souvent que les tractions sont infructueuses. Cela tient à ce que la tête s'est reportée au détroit supérieur, et s'y engage en même temps que les hanches. Alors il ne faut pas insister et aller soulever la partie qui s'avance ainsi. Avec le talon de la main et les derniers doigts, on tire sur les pieds ou les genoux, pendant qu'avec le pouce ou l'indicateur allongé dans le col on soulève la tête. Le corps de l'enfant, se trouvant ainsi soumis à deux forces, l'une, qui tire sur les pieds, et l'autre qui soulève la tête, obéit et cède bientôt à cette double action.

Aussitôt que les membres sont sortis, il faut envelopper le corps de l'enfant d'un linge sec, pour que les mains ne glissent pas sur lui. Les jambes et les cuisses sont tenues à pleines mains sans que leur action porte sur les articulations des genoux et des hanches.

Si le dos avait de la tendance à se porter en arrière, il importerait de le ramener en avant pour faciliter plus tard le dégagement de la tête. Pour cela, les tractions devront être faites seulement sur le membre qui est en dessus, en ayant soin de le croiser sur l'autre membre, de le porter vers le périnée et en arrière, jusqu'à ce que le dos ait été ramené dans une direction meilleure.

Quand le siége est sorti, on porte le talon d'une main sur le sacrum de l'enfant, celui de l'autre sur le pubis, et les doigts, étalés sur le ventre et le dos, fixent ainsi le tronc.

On touche de temps à autre le cordon pour s'assurer s'il bat, et s'il n'est point tiraillé, comprimé. S'il y avait des circulaires autour du tronc ou des cuisses, il faudrait les dégager. (*V. pl.* 11, *fig.* 1.)

Lorsque l'un des bras est retenu au dehors par le lacs appliqué sur lui, il faut aussitôt aller dégager le second. Mais, si les bras n'étaient pas sortis, s'ils s'étaient relevés pendant la version sur les côtés de la tête, pour arriver à les dégager, on devrait extraire celui qui est en arrière dans la concavité du périnée. Pour cela, il faut placer l'enfant enveloppé d'un linge, à cheval sur l'avant-bras, la main sur sa poitrine, relever fortement le tronc vers la symphyse du pubis pour faciliter l'introduction des doigts. Le pouce et le doigt indicateur glissent sur le périnée. Arrivés à l'aisselle, ces doigts s'étendent le long de l'humérus, gagnent le pli du coude et fléchissent l'avant-bras, en le descendant et en le faisant passer devant la face et la partie antérieure du tronc. Quand le bras est sorti et étendu sur le côté, on l'enveloppe d'un linge. Aussitôt, le tronc de l'enfant est abaissé sur le périnée. Par ce seul mouvement, il arrive quelquefois que le bras qui reste dans l'utérus s'écoule seul ;

sinon, il faut porter les mêmes doigts sous la symphyse du pubis, les diriger le long du second bras, arriver jusqu'au pli du coude, fléchir l'avant-bras et l'extraire, en le faisant passer à son tour sur la partie antérieure de la poitrine, comme cela avait été fait pour le premier.

Lorsque la tête n'a pas suivi les mouvements imprimés au tronc du fœtus, elle n'est pas engagée au détroit supérieur; de plus, elle est défléchie. Il faut alors aller l'atteindre. Pour cela, les deux doigts de la main qui a servi à dégager les bras sont portés dans la bouche. Deux autres doigts de l'autre main sont portés sur la partie postérieure du cou jusqu'à l'occiput. Les deux premiers fléchissent la tête en tirant de haut en bas, les deux seconds soulèvent l'occiput en le pressant de bas en haut. Ils agissent ainsi de concert, de telle sorte que la tête est fléchie en avant. Les tractions l'engagent au détroit supérieur, suivant l'un des diamètres obliques, et l'entraînent dans l'excavation du bassin. Arrivée là, il faut lui faire exécuter un mouvement de rotation pour porter l'occiput sous la symphyse des pubis, et la face dans la concavité du sacrum. Ce mouvement de rotation est d'autant plus facile, que les doigts, fixés comme je l'ai dit, forment, avec le talon des deux mains, du corps et de la tête du fœtus, une tige inflexible que l'on peut tourner sans craindre de luxer le cou. Le mouvement de rotation exécuté, le tronc est soulevé pour faire descendre la face sur le périnée, pendant que des tractions lentes et modérées facilitent ce mouvement. Quand le menton est dégagé de la vulve, le tronc est abaissé pour faire sortir l'occiput. (*V. pl.* 11, *fig.* 2.)

Lorsque, au lieu du côté, la main rencontrera le dos de l'enfant en plein au détroit supérieur, la version sera encore le seul moyen de délivrer la femme. Pour la pratiquer, il n'y a pas plus de difficulté que dans les présentations du côté. On doit glisser la main le long du côté de l'enfant qui est en arrière, regardant le sacrum, puis la passer par-dessus la partie antérieure de l'enfant, saisir le pied ou le genou le plus éloigné, c'est-à-dire celui qui est le plus en devant, et le ramener au col de l'utérus en bas et en dehors. En un mot, on fait tourner l'enfant sur son grand axe, pour convertir cette position en une position du côté, et on termine l'accouchement comme si c'eût été une présentation de cette région. (*V. pl.* 9, *fig.* 2.)

De la version, lorsque le fœtus s'engage par une région voisine du siége.

Si, au lieu de s'engager par une région rapprochée de la tête ou le milieu du tronc, le fœtus s'engageait par un point voisin du siége, le sacrum et les lombes, par exemple, la hanche ou le flanc, il faudrait encore recourir à la version pour abaisser les pieds. Les règles à suivre seraient alors les mêmes, et le choix de la main serait déterminé par les mêmes principes que ceux que je vais décrire en parlant de l'extraction du siége, quand il n'a pas franchi le détroit supérieur.

De l'extraction de l'enfant dans les cas de présentation du siége, et des régions du tronc qui sont voisines.

Lorsque le fœtus se présente par le siége, l'accouchement peut être rendu contre nature par quelques-uns des accidents dont je parlerai plus loin. Il ne reste alors, pour prévenir de plus grands malheurs, qu'à terminer rapidement le travail. Deux circonstances peuvent se présenter : 1° dans *la première*, le siége est encore au détroit supérieur ; 2° dans *la deuxième*, il a franchi le col et se trouve rapproché du détroit inférieur.

1° Dans *le premier cas*, il importe de faire descendre le siége. Il faut aller à la recherche des pieds, afin d'exercer sur eux les tractions suffisantes. Pour cela, il faudra suivre dans l'introduction de la main les mêmes règles que pour la version dans les présentations du sommet, c'est-à-dire, que, lorsque *le dos de l'enfant ou le sacrum seront tournés dans la moitié gauche du bassin*, on se servira de la *main gauche*. Lorsque *le dos de l'enfant ou le sacrum seront tournés vers la moitié droite du bassin*, on se servira de la *main droite*. Parvenue au siége, la main le saisira, de telle sorte que le pouce appuyera sur la hanche qui est en avant, et les quatre derniers doigts sur celle qui est en arrière. Le siége, reposant sur la paume et le talon de la main, sera soulevé et reporté dans la fosse iliaque vers laquelle le sacrum est tourné, et la main, remontant aussitôt le long de la face antérieure de l'enfant, arrivera jusqu'aux genoux ou aux pieds. Pour les abaisser, les jambes seront étendues sur les cuisses, les cuisses sur le bassin. Si les pieds n'étaient pas relevés le long du ventre et de la poitrine, et que les talons fussent appliqués sur les ischions, il serait facile de les atteindre après avoir détourné le siége.

2º Dans *le second cas*, la nécessité de terminer artificiellement l'accouchement peut se manifester, quand déjà le siége est descendu dans la cavité du bassin, ou qu'il a dépassé le col dilaté. La seule conduite consiste à introduire le doigt indicateur de l'une des mains dans le vagin, en le faisant passer derrière la cuisse qui est en arrière; puis, étant arrivé au pli de l'aine, à passer ce doigt en crochet par-dessus ce pli, le plus près possible du ventre de l'enfant, sans que le doigt porte son action sur la cuisse, pour éviter qu'elle ne soit fracturée. Alors on essaie, en tirant sur le membre, de faire descendre le siége. Si une seule main ne suffisait pas, le doigt indicateur de l'autre main serait porté sur l'aine de l'autre membre, en passant derrière les pubis. Si les parties étaient trop serrées et qu'on ne pût y parvenir, le doigt passerait entre les deux cuisses de l'enfant pour le reporter sur le pli de l'aine de la cuisse qui est en avant. Les deux doigts, ainsi fixés en crochet, exercent des tractions convenables et soutenues sur les deux membres à la fois. Quand les parties commencent à descendre, c'est sur le membre qui est en arrière que les tractions doivent surtout porter afin de le faire descendre le premier.

Dans les cas mêmes où l'action des doigts ne serait pas suffisante, on les remplacerait par les crochets mousses qui terminent les branches du forceps, et alors, les efforts, étant plus soutenus, plus énergiques, pouvant être modérés à volonté, seront plus efficaces et suivis bientôt de la sortie du siége.

Les règles de la version dans les présentations de
l'extrémité supérieure diffèrent peu de celles que nous
avons tracées à l'occasion des présentations du tronc.
Elle est, en général, moins difficile. 1° La tête remplissant le détroit supérieur, l'eau de l'amnios s'est
écoulée en moindre quantité; par cela même, l'utérus
est moins revenu sur lui-même; 2° les pieds sont plus
faciles à rencontrer et à saisir.

Le choix de la main est peut-être plus important ici
que dans les positions du tronc; car il est facile de comprendre que, si la main a été mal déterminée, elle
pourra glisser le long du dos de l'enfant, et, en saisis-
sant les pieds, elle ploiera plus sûrement l'enfant en
arrière et l'étendra dans le sens opposé à sa flexion naturelle.

Dans les positions du sommet, lorsque l'*occiput*, ou,
dans celles de la face, *lorsque le dos du fœtus seront tournés
vers la moitié gauche du bassin de la mère*, ce sera la
main gauche qui sera introduite. Chaque fois que, dans
les positions du sommet, l'occiput, ou, dans celles de
la face, *le dos de l'enfant seront tournés vers la moitié
droite du bassin de la mère*, ce sera la *main droite* qui
sera portée dans la matrice. En un mot, on choisira la
main dont la paume s'appliquera sur la partie antérieure
de l'enfant, quand elle pénétrera jusqu'aux pieds.

Arrivée au col de l'utérus, la tête sera saisie à
pleine main, de telle sorte que le pouce soit placé en
avant, derrière les pubis, et les quatre derniers doigts

en arrière, vers la concavité du sacrum. Alors le talon de la main appuie sur la tête, qui est soulevée et remontée au-dessus du détroit supérieur, si elle l'avait franchi, puis reportée dans la fosse iliaque du même côté. C'est alors que la main qui est au dehors doit presser sur le ventre, pour fixer l'utérus au détroit, afin de ne pas détacher le vagin pendant la résistance que l'on éprouve pour remonter la tête. La main doit glisser promptement dans l'espace qu'abandonne la tête, afin de ne laisser écouler qu'une petite quantité d'eau. Elle passe rapidement au-devant de la partie antérieure du corps du fœtus, pour arriver jusqu'aux pieds ou au moins jusqu'aux genoux, qu'elle saisit à défaut des premiers. Pendant ce temps, et pour arriver plus sûrement aux pieds, la main qui est à l'extérieur doit incliner le fond de l'utérus vers la main qui cherche à les saisir, qui se porte vers eux. Tenus et fixés dans la main, comme je l'ai dit, de telle sorte que les talons soient placés dans la paume de la main, ils sont entraînés au dehors. C'est surtout dans ce cas que le sommet se reporte sans cesse au détroit d'où il a été détourné. Alors, en même temps que l'on tire sur les pieds avec les doigts de la main qui les tient, avec les doigts restés libres, il faut pousser la tête en haut, en même temps qu'avec la main qui est à l'extérieur, on la refoule de bas en haut et d'avant en arrière. Une fois les hanches engagées, le reste de l'opération ne diffère en rien des règles que j'ai déjà tracées.

Dans les présentations de la face, la manœuvre est absolument la même que dans celles du sommet. Les mêmes règles doivent servir à déterminer le choix de la main.

Des complications de la version.

Résistance du col utérin. — Il arrive quelquefois que le col utérin n'est pas suffisamment dilaté ou qu'il est resserré *spasmodiquement*, quand il y a nécessité pressante de retourner l'enfant. Alors il y a impossibilité de pouvoir porter la main dans l'utérus. Il ne faut pas se presser, mais agir avec prudence. On fera une ou deux saignées, si les forces de la femme le permettent ; on essaiera les bains de siége, les quarts de lavement avec dix-huit à vingt gouttes de laudanum, l'extrait gommeux d'opium à l'intérieur, à la dose de deux centigrammes, d'heure en heure. Si ces moyens méthodiquement employés restent sans action, il sera utile d'oindre le col utérin avec la pommade d'extrait de belladone ; après, il faudrait recourir aux inspirations de chloroforme ou à l'incision du col utérin avec le bistouri. Il y a toujours danger à trop se presser en semblable circonstance, parce qu'en supposant que le col se dilatât assez pour permettre à la main de pénétrer, lorsque les pieds ou le tronc seraient sortis, le col utérin pourrait se rétracter sur le cou de l'enfant et empêcher la sortie de la tête : ce qui, en compromettant la vie du fœtus, exposerait la mère aux déchirures utérines. Dans le cas où ces moyens seraient sans effet, il faudrait attendre jusqu'à ce que la dilatation soit devenue suffisante, et ne pas s'éloigner de la femme.

Le bras sorti au dehors est-il un obstacle à la version ? —

La constriction du col est plus fréquente, quand l'épaule est engagée *avec issue du bras* dès le début du travail. Dans ce cas, faut-il faire rentrer le bras dans l'utérus; faire sur lui des scarifications, s'il est tuméfié; tirer sur lui pour faire descendre le fœtus ou amputer le bras? Aucune de ces méthodes n'est rationnelle, et toutes doivent être repoussées; car ce n'est pas le bras qui fait obstacle au passage de la main pour aller saisir les pieds, mais le col qui n'est pas suffisamment dilaté, ou la matrice qui est rétractée violemment sur elle-même. Alors il faut attendre patiemment que la dilatation soit suffisante, ou il faut faire, comme je viens de le dire, cesser la rétraction, la combattre par les moyens que je viens d'indiquer.

Pour rentrer le bras dans l'utérus, il faudrait soulever le tronc, ce qui ferait écouler l'eau de l'amnios; aussitôt qu'il surviendrait de nouvelles contractions, le bras serait de suite chassé de nouveau. — En tirant sur le bras à l'extérieur, méthode barbare, on pourrait, tout au plus, favoriser l'évolution spontanée, et j'ai déjà dit combien elle était dangereuse pour la mère et l'enfant. — L'amputation du bras doit être repoussée dans l'immense majorité des cas; car, l'obstacle étant dû à la rétraction du col utérin, il n'en existerait pas moins après que le bras serait enlevé. De plus, en faisant l'opération, il est très-facile de léser l'utérus, quelque soin que l'on prenne. Le bras amputé, l'enfant peut naître vivant. Ces motifs devront empêcher d'agir sur le fœtus, soit par des tractions, soit par des mutilations; il vaudrait mieux attendre, et employer les moyens propres à faire cesser les spasmes, les rétractions de la matrice.

Rétraction de l'utérus. — La rétraction de la matrice est, plus souvent que les contractions spasmodiques de l'orifice utérin, la cause de grandes difficultés dans la version. Elle peut siéger soit sur l'orifice interne du col, soit dans tout le corps de l'utérus. Elle commence après l'écoulement des eaux de l'amnios. Alors le tissu de l'organe, contracté violemment, presse avec force sur le corps de l'enfant, sur lequel il se moule, pour ainsi dire. La main ne peut glisser, quelque précaution que l'on prenne, entre le fœtus et la face interne de cet organe; ou bien, une fois engagée dans l'utérus, elle est tellement pressée, qu'elle en est engourdie, comme paralysée, au point que ses mouvements sont difficiles, qu'elle ne distingue plus les parties du fœtus les unes des autres; on reste dans l'impossibilité de les saisir. C'est la condition dans laquelle se trouvent placés les accoucheurs, quand ils arrivent auprès des femmes, lorsque les eaux sont écoulées depuis longtemps. En supposant que l'on pût atteindre les pieds, quand il faudrait retourner le fœtus, en le faisant courber sur son plan antérieur, il est évident que l'utérus serait trop exposé à se déchirer. Il faut alors temporiser et attendre que les contractions utérines usées fassent tomber cet organe dans l'inertie. Pendant cette temporisation, le médecin ne devra pas, sous quelque prétexte que ce soit, abandonner la femme. Il restera auprès d'elle, afin de modérer les efforts de l'utérus; pour procéder à la version, quand le relâchement des fibres permettra à la main de pénétrer. Les bains généraux, les saignées, les opiaces, devront tour à tour être mis en usage pour vaincre ces contractions.

Il faut, par tous les moyens possibles, amener l'affaissement, le relâchement de l'utérus. On ne doit plus tendre qu'à produire l'inertie. Pour cela, il faut faire lever l'accouchée, la faire promener pour augmenter la fatigue. La saignée sera faite, la femme étant debout, afin de provoquer plus sûrement la syncope ; et, quand elle sera arrivée, on se hâtera de profiter des relâches qui l'accompagnent pour faire la version.

Obstacles à l'abaissement des bras. — Il est bien rare que les bras opposent de grandes difficultés à leur abaissement. Cependant il pourrait arriver qu'en faisant rouler le tronc pour ramener le dos en avant, l'un ou les deux bras vinssent se placer derrière le cou ou le dos. Il faut alors redoubler de précaution pour ne pas fracturer le bras. Mais, si cependant les obstacles ne pouvaient être surmontés, il faudrait faire rouler la tête en sens opposé du mouvement qui a porté le bras derrière le cou, pour le transporter jusque vers la symphyse sacro-iliaque, afin de le dégager ensuite dans cette position. Si, enfin, on ne pouvait surmonter ces difficultés, il conviendrait de dégager la tête avec le bras, tel qu'il est placé, en exerçant sur elle des tractions modérées et méthodiques.

Dégagement de la tête rendu impossible par le menton accroché sur le pubis. — Après la version, il arrive souvent que le dos de l'enfant se dirige en arrière, au lieu d'être ramené en avant, Ou bien, quand on a voulu lui faire prendre une position plus favorable, il a résisté au mouvement de spirale imprimé au tronc pendant l'extraction pour placer le dos en avant. Le menton peut rester accroché sur la branche horizontale du pubis.

Dans l'impossibilité d'arriver à l'extraction de la tête, dans cette position, par des tractions sur le tronc, Mme *Lachapelle* a conseillé de porter la face en arrière, dans la concavité du sacrum, par le procédé suivant : on porte la main dans le vagin en arrière et sur les côtés de la tête, en passant au-devant du sacrum. Elle arrive jusque vers la bouche. On place deux doigts dans cette cavité, et en les tirant fortement, ils ramènent la face vers l'un des côtés du bassin. Arrivée là, ils enfoncent le menton dans l'excavation du bassin, le portent en arrière, et il est alors facile de terminer le travail. A l'aide de ce procédé, j'ai pu extraire, sans trop de difficulté, la tête placée de telle sorte, après une version, que le menton relevé se trouvait appuyé sur le pubis droit de la mère. Aucun autre moyen ne m'avait permis d'arriver jusqu'à lui.

Des jumeaux isolés.

L'accouchement de deux ou d'un plus grand nombre d'enfants, quoique pouvant se faire heureusement, expose la mère à un travail plus long et plus pénible, en raison de la plus grande distension des fibres de l'utérus. Les présentations du tronc sont en même temps plus fréquentes. Il peut naître des complications bien plus graves, lorsque les jumeaux sont contenus dans le même œuf. Les différentes parties de deux fœtus peuvent se mêler ensemble, se présenter, descendre simultanément et établir une confusion qu'il faut savoir reconnaître et faire cesser.

Les *têtes* des deux enfants peuvent arriver ensemble au détroit supérieur; mais, comme celle qui est en avant se trouve plus bas que celle qui est en arrière, que cette dernière est gênée dans son engagement par l'angle sacro-vertébral, elle passe presque toujours la dernière pour naître peu de temps après la sortie du premier enfant.

Mais il peut se faire que *la tête* de l'un des enfants descende avec *les pieds* d'un second enfant. La tête peut s'arrêter et le travail se suspendre, si les contractions utérines poussent le tronc du second, de manière à faire engager les cuisses et les hanches. Dans ce cas, la sage-femme devra bien se garder de tirer sur les extrémités inférieures sorties. Elle devra, au contraire, tâcher de les soutenir ou les repousser, pour faciliter la descente de la tête. Si elle ne pouvait y arriver, que le travail fût trop lent, et qu'il survînt quelqu'accident, il faudrait, sans retard, extraire la tête avec le forceps.

Quand le fœtus s'engage par *les pieds*, ce qui est fréquent, il pourrait se faire que *les deux jambes* sorties appartinssent à deux *fœtus différents*, ou bien que trois ou quatre pieds descendissent en même temps. En admettant, ce qui peut être, que le siége des deux enfants pût franchir le col utérin ou la vulve en même temps, il serait impossible que les deux poitrines et les deux têtes pussent naître simultanément. Il faudrait donc, pour éviter toute confusion et n'exercer de tractions que sur l'un des deux enfants, porter la main le long de l'un des membres inférieurs, la glisser jusqu'aux organes génitaux du fœtus, puis aller chercher et descendre le second membre du même fœtus. Alors les tractions porteraient sur les deux membres du même enfant seulement, en même temps qu'on repousserait les autres.

Lorsqu'un enfant s'engage par le *siége*, des accoucheurs ont vu *la tête* de celui-ci être arrêtée par *la tête* d'un second enfant, soit qu'elles fussent accrochées par le menton, soit que la seconde descendît appliquée devant la poitrine et le cou du premier. On comprend la difficulté d'une telle complication. Cependant on a vu l'accouchement se faire et l'utérus chasser les deux têtes successivement. Ces cas sont bien rares, et si l'on était dans l'impossibilité de terminer le travail, peut-être faudrait-il recourir à la détroncation de l'enfant dont le tronc est sorti, afin, dans l'impossibilité de le faire naître vivant, de sauver les jours de la mère et ceux du second enfant. Cependant, avant d'y recourir, il faudrait appliquer le forceps sur la tête la plus basse.

L'un des fœtus peut être placé *en travers* au détroit supérieur, et *l'autre à cheval* sur lui, comme *Deventer* en rapporte un exemple. D'autres fois, ce peut être un bras ou l'épaule de l'enfant qui s'engage par la tête, qui embrasse, comme dans un anneau, le cou ou le tronc d'un deuxième fœtus placé en travers. La version servira à lever ces difficultés. Mais il faudra avoir la précaution d'extraire le premier l'enfant placé en travers, et apporter le plus grand soin à ne pas confondre

les membres pour ne pas tirer sur les deux fœtus à la
fois.

Jumeaux adhérents. — Des monstres.

Rien ne peut faire connaître d'avance si les jumeaux
sont adhérents ou non. Ils peuvent l'être tantôt par la
tête, tantôt par le siége. Ici, il n'y aura aucune difficulté.
Les enfants naîtront l'un après l'autre; d'autres fois, ils
sont adhérents par le dos, par le ventre ou l'un des
côtés. Dans quelques cas, on les a vu soudés ensemble,
de telle sorte qu'il y avait deux têtes pour un seul tronc,
avec deux membres inférieurs, ou bien une seule tête
pour deux troncs distincts, isolés. Dans ces cas là même,
l'accouchement peut encore se faire spontanément, soit
parce que les fœtus sont plus petits, soit parce qu'ils
naissent morts ou avant terme.

Lorsqu'il y a au dehors deux pieds appartenant à un
seul tronc avec deux têtes, ou bien, quand il y a trois
ou quatre membres au dehors, et que les tractions ne
peuvent faire descendre le fœtus, en portant la main dans
l'utérus pour reconnaître l'obstacle, on constate bientôt,
ou que le tronc unique se bifurque et supporte deux
têtes avec quatre bras, ou bien que les quatre membres
sortis appartiennent à un seul tronc et qu'il n'y a qu'une
tête, ou, enfin, que les jumeaux ne sont adhérents
que par un lambeau de peau plus ou moins large et
épais.

Comme on voit beaucoup de ces accouchements se
faire spontanément (j'ai déposé dans le musée de l'école
de médecine de Poitiers une pièce dans laquelle les

18

deux fœtus à terme, nés naturellement, sont adhérents par le côté), il faudrait laisser le travail s'engager, et n'intervenir qu'autant qu'il y aurait danger pour la mère.

Quand il n'y a qu'une seule tête pour deux troncs, l'engagement se fait facilement, et lorsque la tête arrive au détroit inférieur, ou elle naît seule le plus souvent, ou il est facile de l'entraîner avec le forceps. Mais, s'il y a deux têtes et qu'elles s'engagent en même temps, alors les difficultés sont plus grandes. Cependant, celle des deux qui est en avant tend à descendre la première, ce qui a lieu quand elles sont supportées chacune sur un cou distinct. Quand l'accouchement ne peut se faire, en appliquant le forceps sur la tête la plus accessible, on peut l'extraire au dehors. Quand les deux têtes qui s'engagent au détroit supérieur sont, au contraire, soudées (j'en possède un cas), ou très-près l'une de l'autre, que le forceps ne peut les faire descendre, il ne reste plus que la décollation ou la perforation du crâne qui s'avance le premier, afin de diminuer son volume et d'entraîner avec le forceps la tête restée intacte.

Dans ces cas d'adhérence, les pieds peuvent descendre les premiers à la vulve, ou y être ramenés par la version. On doit alors exercer des tractions méthodiques sur les extrémités. Le tronc, la poitrine peuvent être extraits. Mais, quand il faudra abaisser les quatre bras, on devra procéder avec lenteur et ménagement. Quand les têtes arriveront, il faudra les dégager successivement, et imiter la conduite de M. *Derieu*, de Paimpol; faire soulever le tronc, les membres vers l'abdomen de la mère, porter la main droite dans l'utérus pour placer les doigts dans la bouche de la tête qui est en arrière, l'abaisser jusqu'au détroit inférieur, l'extraire avec la main ou avec le forceps, si on ne le peut autrement. En même temps, un aide tire sur le tronc correspondant à la tête, que l'on dégage; puis, extraire la seconde tête par la même manœuvre.

Quant aux monstres par manque de parties, comme ceux qui sont privés de crâne, de tête ou de membres, comme j'en possède dans ma collection, il n'y a aucune difficulté pour l'accouchement. Seulement, il est parfois difficile de reconnaître la partie difforme qui s'engage.

Maladies du fœtus qui peuvent empêcher son expulsion.

L'accouchement peut être rendu impossible par des maladies du fœtus, qui ont pour effet d'augmenter le volume de quelques-unes des parties de son corps. Ces maladies sont des hydropisies ou épanchements de liquide dans les cavités séreuses. La plus commune est celle qui se fait dans le crâne; elle distend les os, les amincit, écarte les sutures et les fontanelles, augmente, et quelquefois démesurément, le volume de la tête. Les fœtus hydrocéphales se présentent presque toujours par la tête. Le segment inférieur de l'utérus est plus distendu, le haut du vagin plus dilaté; quand le col s'entr'ouvre, le doigt parcourt une masse plus volumineuse. Les sutures sont plus larges, les fontanelles très-écartées. On peut même obtenir une fluctuation facile ou obscure à travers ces membranes. La tête, ainsi difforme, ne pourra pas

franchir le détroit supérieur, et, le plus souvent, les
contractions s'useront en vain à son engagement. Il n'y
aurait qu'autant que le volume de la tête dépasserait peu
le cercle du détroit supérieur en étendue, que l'accouchement pourrait se faire. Il faut, dans ces cas, diminuer
le volume de la tête en évacuant, par une ponction, le
liquide qui la distend. Si l'enfant naissait par le siége,
la tête ne pourrait être extraite ; elle s'arrêterait au
détroit supérieur. La ponction serait encore l'unique
moyen de terminer le travail. Elle serait moins facile,
et devrait être pratiquée entre l'occiput et la première
vertébre du cou.

D'autres fois, on trouve sur le dos de l'enfant des
tumeurs contenant du liquide. Elles siégent tantôt au
cou, le plus souvent aux lombes. Elles sont rarement
assez volumineuses, quoique fréquentes, pour entraver
l'accouchement. Elles sont formées par du liquide contenu dans le canal rachidien qui a écarté les lames des
vertèbres, empêché les apophyses épineuses de se réunir.
Le volume de ces tumeurs dépend du nombre des verté-
bres ainsi distendues. Les membranes de la moelle, les
muscles, la peau, forment leur enveloppe. Comme elles
ne retardent point le travail, le devoir de la sage-femme
est d'empêcher qu'on ne tente, pour les guérir, une
opération qui sera presque toujours suivie de la mort.
Elle devra donner aux parents le conseil de ne pas laisser
ouvrir la tumeur.

Il est bien plus rare de voir le liquide s'épancher dans
les plèvres, distendre la poitrine, assez pour gêner le
travail et le rendre impossible. Si cependant cela avait

lieu, la tête descendrait jusqu'à la vulve ou même pourrait sortir au dehors, mais le tronc serait retenu dans l'utérus par la poitrine. Si des tractions méthodiques ne pouvaient le faire descendre, il faudrait porter une main dans le vagin pour reconnaître l'obstacle, à l'écartement des côtes, à la largeur des espaces intercostaux, à la fluctuation. Alors, en portant un bistouri ou un trois-quart entre les côtes, on donnerait issue aux liquides en vidant la poitrine.

Les épanchements séreux dans le ventre sont plus fréquents que ceux dans les plèvres. L'enfant peut naître par le siége, et, quand il est sorti, l'accouchement s'arrête, ou bien par la tête, et le même phénomène a lieu, quand la tête et la poitrine sont expulsées. Si les tractions méthodiques mais fortes et prolongées ont été inutiles, il faut glisser la main dans l'utérus pour apprécier la distension, le volume du ventre, la fluctuation du liquide. Il faut encore l'évacuer par une ponction. Dans toutes ces maladies, le fœtus est presque toujours mort, et, s'il ne l'est pas, sa vie est trop fortement compromise par la maladie dont il est atteint, pour faire hésiter sur l'opération à pratiquer. *Mauriceau* en rapporte un exemple. J'en ai vu un sur un fœtus de vache qui ne put naître qu'après une ponction. Dans tous ces cas, le rôle de la sage-femme consiste à reconnaître la maladie et à faire appeler un médecin pour faire les opérations nécessaires.

Vices de conformation des parties dures.

Conduite à tenir dans les cas de rétrécissement du bassin.

— Les indications auxquelles donnent lieu les vices de conformation du bassin, le traitement à mettre en usage, quand l'accouchement s'effectue dans de telles conditions, ne sont pas du ressort de la sage-femme. Son seul devoir, quand elle les a reconnus, est d'en faire part à la famille et de faire appeler un médecin.

Dans les rétrécissements qui portent sur le détroit supérieur seulement, la marche du travail est singulièrement ralentie. Bien que régulières et suffisantes, les contractions utérines ont peu d'action sur le col utérin. La tête, se tenant très-élevée, ne s'engage pas au détroit supérieur. Cependant, si l'obstacle n'est pas insurmontable, après bien des heures de souffrance, les contractions utérines augmentent, la dilatation se complète, les eaux s'écoulent, les os se rapprochent en se chevauchant, la tête s'allonge, finit par arriver dans l'excavation du bassin. L'obstacle franchi, le reste du travail marche ordinairement rapidement, si les forces de la mère ne sont pas épuisées.

Si le rétrécissement portait sur le détroit inférieur seulement, la marche du travail suivrait un ordre inverse. L'engagement de la tête au détroit supérieur, les mouvements dans l'excavation seraient réguliers. Mais, comme les plans inclinés seraient changés par la déformation du détroit inférieur, la période d'expulsion serait empêchée ou singulièrement retardée. Le périnée ne se distendrait pas. La tête resterait immobile, et, après des efforts plus ou moins violents, l'inertie de l'utérus viendrait suspendre complètement le travail. Il serait inutile de laisser la femme s'épuiser par des contractions sans efficacité, et dangereux de trop retarder l'application du forceps; car ce retard pourrait produire des fistules ou des désordres plus grands.

Il pourrait encore se faire que les détroits supérieur et inférieur fussent l'un et l'autre rétrécis pendant que l'excavation conserverait ses dimensions normales, ou serait agrandie. Les contractions utérines, singulièrement ralenties ou diminuées, par les efforts nécessaires pour faire franchir le détroit supérieur, seraient impuissantes plus tard à vaincre la résistance du détroit inférieur et à terminer le travail. La tête, ainsi placée, ne pourrait, ni être reportée au-dessus du détroit supérieur, ni traverser l'inférieur. Il y aurait alors ce qu'on a appelé *enclavement* complet. — Lorsque la tête chemine dans un bassin défectueux, de telle manière qu'il a la forme d'un entonnoir (comme quand plusieurs des plans de l'excavation s'inclinent vers le détroit inférieur), au fur et à mesure qu'elle descend, elle se prend par les extrémités de l'un de ses grands diamètres. L'enclavement est incomplet, parce qu'il est possible de reporter la tête de bas en haut.

Malgré les efforts multipliés de la mère, la tête reste immobile. On ne peut faire parcourir au doigt, ou à un instrument porté dans le bassin, qu'un très-petit espace, étant arrêté par les points où elle touche le bassin. Les téguments du crâne se tuméfient; un gonflement douloureux s'étend aux parties inférieures, à la vulve, au périnée, quand l'enclavement dure depuis longtemps.

Il n'est guère possible de tracer une règle absolue de conduite en semblable circonstance. Dans un ouvrage de cette sorte, je ne peux que donner des bases aux indications à remplir. Nous supposerons, à l'exemple de M. *P. Dubois*, trois degrés de rétrécissement du bassin, auxquels tous les degrés intermédiaires pourront être rapportés :

1° Dans un premier degré, le rétrécissement est d'un centimètre et demi à deux centimètres. Le diamètre sacro-pubien, au lieu d'avoir quatre pouces, n'a plus que neuf centimètres à neuf centimètres et demi (trois pouces un quart, trois pouces et demi). Dans ce cas, si la tête a son volume normal, si les sutures sont peu ossifiées, le travail pourra s'achever par les seules forces de la mère. Il faudra retarder, autant que possible, la rupture des membranes ; mais, quand il y aura quelques heures que la poche des eaux sera rompue, si la tête ne s'engage pas, ne s'allonge pas pour se mouler au détroit supérieur, il faudra, sans attendre plus longtemps, appliquer le forceps. Si les diamètres de l'excavation du bassin ou du détroit périnéal étaient eux-mêmes trop étroits, il faudrait appliquer le forceps aussitôt la division des membranes et la dilatation suffisante du col.

Si, dans ces circonstances, l'angle sacro-vertébral était déjeté d'un côté ou de l'autre, de manière à vicier l'un des diamètres obliques, il faudrait faire la version sans retard ; car il serait plus facile d'extraire la tête et d'agir sur elle pour la terminaison du travail, en portant l'occiput dans le point le plus large du bassin. Cela pourrait avoir lieu dans le bassin oblique-ovalaire. En effet, dans celui-ci une moitié de l'excavation reste la même, tandis que l'autre a subi un rétrécissement. Il est dès-lors possible de placer la partie la plus grosse de la tête, l'occiput, dans la portion la plus large du bassin. L'accouchement devient impossible, quand le rétrécissement est porté à un haut degré.

2° Dans un second degré, on peut supposer que le rétrécissement est de deux à trois centimètres, et que le diamètre, au lieu de quatre pouces, n'en ait plus que trois ou deux et demi, qu'il est descendu à neuf centimètres et demi, huit centimètres ou même à sept centimètres. Si l'enfant à terme était mort et putréfié, que les os de la tête fussent mobiles les uns sur les autres; si la tête était petite et les sutures écartées; ou bien s'il naissait avant terme, on pourrait espérer que, jusqu'à un pouce de rétrécissement, l'enfant pourrait naître spontanément. Mais, au-dessous, il ne faudrait plus y compter. Encore, dans ces cas, si l'engagement au détroit supérieur tardait et si le détroit inférieur était lui-même rétréci, il faudrait immédiatement agir.

Lorsque, à ce degré, la tête a ses dimensions ordinaires, deux cas peuvent se présenter. Si l'enfant est mort, il n'y a plus qu'à penser à la conservation de la mère et à agir sur le cadavre du fœtus, soit en perforant le crâne, pour l'extraire ensuite avec le forceps, soit en appliquant le céphalotribe. Ce cas doit être le plus fréquent; car, dans les rétrécissements, la tête s'engage moins exactement; le col se dilate plus lentement, plus irrégulièrement; la poche des eaux se rompt plus promptement. Le temps qu'il faut pour s'éclairer de l'avis d'un ou de plusieurs confrères, les tentatives d'extraction qui ont toujours été faits auparavant de se décider, en permettant à l'utérus de se rétracter sur le fœtus, ont compromis son existence ou l'ont fait cesser tout à fait.

Mais, si l'enfant est vivant, faudra-t-il perforer le crâne, appliquer le céphalotribe pour le broyer? C'est la doctrine qui prévaut dans la science, à la condition, toutefois, que l'on pourra pénétrer sans trop de difficulté dans les organes maternels; que le rétrécissement ne sera que d'un pouce, d'un pouce et quart.

3º Dans le troisième degré, comme on ne peut pas compter sur l'expulsion d'un enfant vivant par les voies naturelles, on est forcé ou de pratiquer l'embryotomie ou l'opération césarienne. A ce degré de rétrécissement, l'embryotomie est une opération si périlleuse pour la mère, si laborieuse, qu'il serait plus rationnel de pratiquer l'opération césarienne, opération dont les résultats sont bien plus souvent heureux en province qu'à Paris ou dans les grandes villes. Elle assure la conservation des jours de l'enfant, à la condition, toutefois, qu'elle aura été faite assez à bonne heure pour que le travail et les contractions utérines n'aient pas compromis son existence. On devra se décider d'autant plus facilement, que les rétrécissements, à ce degré, sont faciles à constater. Il faut donc faire l'opération césarienne au moment ou peu de temps après l'instant où la poche des eaux vient de se rompre.

De l'accouchement prématuré artificiel.

Les opérations graves sur la mère ou sur le fœtus ne

sont pas les seules ressources qui soient en la puissance de l'art, dans des cas si difficiles et si pleins de danger. Quand la sage-femme aura été interrogée par une primipare ou ses parents, qui auront lieu de douter de la bonne conformation de son bassin, si, après l'avoir mesuré, elle a acquis la certitude qu'il est vicié ; si, après un ou plusieurs accouchements longs, laborieux, l'enfant est né péniblement, mort ou vivant, à travers un bassin rétréci, avec ou sans le secours de l'art, elle devra, après le rétablissement de la femme, l'avertir que, dans ses grossesses subséquentes, elle pourra être délivrée avec moins de peine et de danger au moyen de l'accouchement prématuré. Elle devra l'engager à consulter ou la conduire elle-même, à sept mois au plus tard, auprès d'un accoucheur du choix de la malade, qui, après s'être assuré du vice de conformation, la décidera à cette opération.

L'accouchement prématuré artificiel, qui sauve quinze femmes sur seize et conserve au moins la moitié des enfants sans être à peine douloureux, ne doit-il pas être considéré comme un immense bienfait, rapproché, par ses résultats, des périls que courent l'enfant et la mère; des longues et terribles douleurs que celle-ci éprouve; de la responsabilité qui pèse sur le médecin ?

Elle est fondée sur ces deux faits généraux : 1° que des enfants peuvent naître à sept mois, sept mois et demi, huit mois, huit mois et demi, et vivre ; 2° qu'à ces âges, la tête est très-réductible en raison de l'étendue plus grande de ses espaces membraneux, et que ses diamètres plus petits peuvent lui permettre de franchir un rétrécissement qu'ils n'auraient pu traverser plus tard.

Opération. — Cette opération peut encore devenir une ressource indispensable dans quelques autres cas que je vais brièvement indiquer.

1º Dans les convulsions qui se déclarent dans les derniers mois de la grossesse, lorsque rien ne peut les arrêter, et que les jours de la mère sont en danger ;

2º Dans les hémorrhagies dues à l'insertion du placenta sur le col utérin ;

3º Dans les hydropisies de l'amnios qui ont résisté à tous les moyens, dans lesquelles la femme ne peut plus prendre la position horizontale, lorsque la suffocation imminente, la dyspnée extrême mettent la mère en un danger prochain ;

4º Dans les cas où, dans plusieurs grossesses antérieures, les enfants seraient morts à une époque avancée et toujours la même (huit mois, huit mois et demi par exemple), en provoquant l'avortement avant l'époque où la mort était survenue dans le sein de la mère, on a été assez heureux pour faire naître des enfants vivants ;

5º Dans les maladies du cœur ou d'autres organes qui, se trouvant accidentellement augmentées par le développement de la matrice, par le refoulement du diaphragme, produisent une dyspnée et des suffocations telles, que l'existence ne pourrait se prolonger plus longtemps.

Manuel opératoire.

On doit préparer la mère, quelques jours à l'avance, à l'opération qu'elle va subir, en lui donnant un léger laxatif pour débarrasser l'intestin, quelques bains pour rendre plus souples les tissus et modifier leur résistance à la dilatation, la veille ou la surveille, en pratiquant une saignée du bras.

Je fais coucher la femme sur le dos dans la même position que pour la version, je m'assure préalablement de la position du col utérin par le toucher ; s'il n'est pas trop en arrière, je me sers du spéculum ; s'il l'est trop, c'est sur le doigt indicateur gauche placé sur la lèvre postérieure du col, que je fais glisser le corps dilatant.

On taille en forme de cône, au moment de s'en servir, un morceau d'éponge préparée, à la base de laquelle tient un morceau de fil assez long pour sortir au dehors, être relevé et fixé sur le ventre de la femme avec du sparadrap. Il sert à retirer l'éponge sans difficulté, quand le moment est venu. Pour l'introduire dans le col utérin, elle doit être enduite d'un corps gras; si le doigt indicateur est en place, on pousse jusqu'au col le cône d'éponge tenu avec une longue pince courbée, le bout du doigt guide son introduction dans l'ouverture du col. Si on se sert du spéculum, ce qui est mieux, on voit à l'extrémité du tube l'orifice du col; alors, on y place avec les pinces l'éponge, que l'on fait pénétrer, en vrillant, le plus profondément possible jusqu'à sa base. Avant de retirer le spéculum ou le doigt pour s'opposer au dérangement du cône d'éponge, on place par-dessous lui, dans le vagin, une éponge simple enduite d'un corps gras, à laquelle tient aussi un ruban pour la retirer. Alors, on enlève le spéculum, on fixe au-devant de la vulve des compresses et un bandage en T. La femme reste couchée autant que possible.

Dès la première application, le col s'ouvre assez pour que le travail commence. Si elle ne suffit pas, quelques heures après on retire l'éponge, et on en applique une seconde, plus volumineuse, qui achève la dilatation et décide le début du travail. Autant que possible, il faut respecter la poche des eaux ; mais, si le travail était trop lent, tardait trop à se décider, quand la dilatation serait arrivée à l'étendue d'une pièce de cinquante centimes, et si l'enfant se présentait bien, on pourrait la rompre. Il serait mieux encore d'exciter et soutenir les contractions par l'usage de dose modérée de seigle ergoté, une fois le travail commencé.

Il peut arriver que l'accouchement se fasse attendre plus longtemps que la moyenne ordinaire ; mais il est aussi plus fréquent de le voir suivre son cours et sa durée normale.

DEUXIÈME CLASSE DES ACCOUCHEMENTS CONTRE NATURE.

Des maladies des voies génitales qui peuvent gêner, entraver la marche de l'accouchement.

OEdéme des grandes lèvres. — L'œdème des grandes lèvres est souvent lié à une infiltration générale, mais souvent aussi il est local et dû à la compression exercée par l'utérus distendu sur les gros vaisseaux du bassin ;

ce qui gêne le retour du sang vers le cœur, favorise la stagnation des fluides blancs dans les parties les plus déclives. L'infiltration des grandes lèvres est rarement nuisible à l'accouchement; presque toujours elle cède, diminue de volume, au moment du passage de la tête, pour disparaître complètement peu de temps après le travail. Mais, si l'extrême distension des grandes lèvres les empêchait de se laisser comprimer, si les bourrelets qu'elles forment mettaient un obstacle à la sortie de la tête, ce que j'ai vu, il faudrait les diminuer en faisant une simple ponction avec la pointe de la lancette, dans la partie la plus déclive des tumeurs, afin de permettre l'écoulement de la sérosité. Après un petit nombre d'heures, elles reprennent d'ordinaire leur volume normal. Quand ces infiltrations sont dues à des maladies du cœur ou liées à des néphrites albumineuses, un traitement général doit être dirigé contre ces maladies après l'accouchement.

Les grandes lèvres peuvent être le siége de *tumeur de différente nature*. Des érysipèles, des phlegmons, des abcès, des kystes, peuvent s'y rencontrer au moment du travail et en déranger le cours. Ces diverses maladies exigent chacune un traitement, et doivent être combattues comme elles le seraient hors le temps de l'accouchement. Seulement cette circonstance augmente leur gravité. En général, la douleur qu'elles produisent arrête et suspend le travail, et si des fluides se sont déjà accumulés dans les mailles des tissus, il faut les évacuer par de larges ouvertures, afin de diminuer tout à la fois le volume et la douleur.

La membrane hymen peut persister, la fécondation avoir lieu, la grossesse se développer et suivre son cours. La fécondation s'opère à travers les ouvertures étroites dont l'hymen est perforé. Cela a lieu, tantôt parce que la membrane trop dense ne s'est pas rompue, tantôt elle a cédé sans se déchirer, à cause de sa flaccidité et de sa mollesse. La membrane, plus ou moins dense, épaisse, se tend et s'oppose à l'expulsion du fœtus, lorsque la tête est arrivée à la vulve. Il faut alors l'inciser avec le bistouri boutonné, introduit entre la tête et la membrane, ou mieux avec des ciseaux mousses. *Mauriceau* en rapporte deux observations, les 489e et 583e.

Il peut exister des *rétrécissements du vagin* dans toute la longueur de ce canal. Ils sont dus à des coarctations, des brides fibreuses survenues à la suite d'inflammations ou d'ulcérations irrégulièrement cicatrisées. L'usage des pessaires mal placés, mal nettoyés chez des femmes malpropres, laissés longtemps en contact avec une membrane muqueuse irritable, produisent des ulcérations qui, en se cicatrisant, déterminent à la longue un véritable rétrécissement du canal. Ces dispositions ne peuvent empêcher la fécondation, s'il reste une ouverture plus ou moins large sur un des points rétrécis. Mais, quand viendra l'accouchement, cette ouverture ne permettra plus le passage de la tête.

Le défaut de *souplesse*, de *dilatation* du vagin, l'irritation de ce canal sont rarement portés au point de retarder longtemps le travail. Si la douleur produite par le toucher trop répété, si la chaleur, la sécheresse du canal, donnaient lieu de reconnaître cet état, des bains de siége, des injections, des fumigations émollientes, dirigées vers la vulve, les feraient promptement cesser, ou une saignée, si elle devenait utile.

Le renversement de la membrane muqueuse du vagin peut quelquefois compliquer le travail. Il peut exister hors l'état de gestation, par suite de sa distension et de sa laxité, ou bien être le résultat du travail, de sa prolongation. Le passage de la tête en est gêné, rendu difficile, lorsque la tumeur a pris un développement considérable. La sage-femme doit faire rentrer le bourrelet en arrière, en le portant dans le vagin, et le tenir fixé jusqu'au passage de la tête. Si elle ne peut le faire rentrer, elle doit se borner à le soutenir. Mais, s'il était assez volumineux pour empêcher l'accouchement, il faudrait faire appeler un médecin, afin de le terminer par le forceps.

Les tumeurs qui proéminent dans le vagin peuvent être dus à des organes déplacés et former *hernie*. L'épiploon et l'intestin peuvent glisser entre l'utérus et le rectum, faire saillie en arrière ou sur les côtés du canal. On reconnaît ces hernies à leur siége, à leur mollesse pâteuse, si c'est de l'épiploon; à l'élasticité, au gargouillement, si c'est de l'intestin. La descente de la tête dans le vagin pourrait les comprimer, ce qui retarderait le travail. Pour faire rentrer ces tumeurs, il faudrait, à l'exemple de *Levret*, faire placer la femme sur les coudes et les genoux, et pousser les intestins de bas en haut, d'arrière en avant. Si on ne pouvait les réduire et si on redoutait un étranglement, il resterait à appliquer le forceps.

On a vu aussi des *calculs de la vessie* faire saillie dans le vagin. Par leurs aspérités, ils produisent des douleurs très-vives. Au moment de la descente du fœtus, ils sont refoulés, et les douleurs intolérables qu'ils provoquent sont de nature à faire naître les plus graves accidents. Ils sont faciles à reconnaître. En touchant, on les sent dans le bas-fond de la vessie, proéminents plus ou moins dans le vagin. Dans le doute, la sonde, portée dans la vessie, les ferait bientôt reconnaître. S'ils sont petits, il faut les faire rentrer dans cet organe, en les pressant de bas en haut, et les y tenir fixés avec le doigt, jusqu'à ce que la tête ait franchi le point où ils font saillie. Si on ne peut les faire rentrer, que les douleurs retardent le travail et provoquent des accidents menaçants, la sage-femme doit envoyer chercher un médecin, qui les extraira par une incision longitudinale faite au bas-fond de la vessie. Il y en a quelques observations; mais la plus récente est due à M. *Monod* (*Union Médicale*, du 16 octobre 1049).

Le col de l'utérus peut être le siége de diverses *tumeurs* ou *d'altérations* propres à retarder ou empêcher le travail. Les kystes, les abcès y sont rares. La mollesse, l'empâtement des tissus peuvent faire soupçonner le développement de ces maladies. Le spéculum ou des ponctions exploratrices serviraient à lever les doutes à cet égard.

Les tumeurs solides qui naissent sur le col sont tantôt volumineuses, et en occupent toute l'étendue; et alors elles peuvent apporter des obstacles insurmontables à l'accouchement. D'autres fois, elles sont pédiculées.

Celles-ci peuvent être déchirées par le passage du fœtus et expulsées pendant le travail. L'homme de l'art peut agir sur ces dernières, soit en les liant, les tordant, ou les incisant pour lever l'obstacle qu'elles opposent à la naissance de l'enfant.

Quelquefois les *lèvres du col sont engorgées*, soit par un simple épaississement de son tissu, soit par une dégénérescence plus profonde, par des squirrhes, des tumeurs fongueuses ou cancéreuses. Quand elles envahissent tout le pourtour du col utérin, il est difficile qu'il puisse se dilater. Alors il y a un grand retard dans le travail, quelquefois même l'accouchement ne peut avoir lieu. J'ai vu, dans un cas semblable, à la clinique de perfectionnement, M. *Cloquet* inciser largement le col utérin : l'enfant naquit vivant.

Quand les lèvres du col n'ont pas été envahies par le squirrhe ou toute autre altération, le point resté sain se distend seul. L'ouverture du col prend alors une forme variable suivant l'étendue du mal et la résistance du tissu altéré. L'accouchement se fera ou non, suivant le degré de dilatation obtenu. J'ai été obligé de pratiquer des incisions peu profondes, multiples sur le col utérin induré, qui, à la suite de maladie, ne se dilatait pas. La mère a guéri et l'enfant est né vivant.

La *lèvre antérieure du col* présente une *disposition particulière* que j'ai observée deux fois. La tête de l'enfant, distendant fortement le segment inférieur de l'utérus, ne s'applique qu'inégalement sur l'orifice du col. Sa lèvre antérieure, pressée derrière les pubis, ne se dilate pas, pendant que la postérieure cède comme à l'ordinaire. La lèvre antérieure forme une tumeur derrière la symphyse des pubis, qui peut être poussé quelquefois au dehors sous forme d'un bourrelet épais, dur, rouge bleuâtre. La forme de l'orifice est changée : d'arrondie qu'elle devait être, elle devient ovalaire. L'action de l'utérus est entravée par cette disposition. Le seul moyen de la faire cesser consiste à soutenir ce bourrelet, à l'induire d'extrait de belladone. Il faudrait bien se garder d'y faire des mouchetures pour dégorger son tissu, car l'accouchement en est seulement retardé et non empêché.

Des *tumeurs développées dans les organes voisins* peuvent aussi mettre obstacle à l'accouchement. On a vu des squirrhes du rectum, des concrétions formées par des matières fécales, faire saillie dans le vagin et empêcher la descente de la tête. D'autres fois, c'est dans l'utérus, les ovaires, qu'existent ces tumeurs, qui, en se déplaçant, empêchent le travail. Des abcès, des tumeurs de nature du lipôme, de l'athérome, fibreuses ou de toute autre espèce, se développent dans le tissu cellulaire du bassin, en dehors du vagin, qu'elles ferment et oblitèrent de manière à devenir un obstacle bien grand à l'accouchement. Les auteurs en rapportent un grand nombre d'exemples, et l'*Union Médicale* de 1848 en contient des plus curieux. Dans tous ces cas, la sage-femme n'a qu'à constater l'existence de ces maladies pour faire prévenir l'homme de l'art.

Du travail trop lent et du travail prolongé.

Lorsque la marche de l'enfantement est régulière, sa

durée est d'ordinaire de dix à vingt heures. Cependant, elle peut se prolonger bien plus longtemps; plusieurs jours même sans danger. Je l'ai vu durer cinq jours chez une primipare qui accoucha heureusement d'un enfant vivant. *De la Motte* rapporte avoir vu un accouchement qui durait depuis huit jours. Cependant, quand le travail se prolonge au-delà du temps moyen indiqué plus haut, il est assez fatiguant pour inspirer des craintes, et peut devenir assez périlleux pour engager à modifier sa marche.

Le travail peut se ralentir à la suite de causes nombreuses, multiples, que nous allons successivement étudier.

De l'inertie de l'utérus.

On rencontre des femmes chez lesquelles le travail est trop lent dès le début, et marcherait ainsi sans que rien n'en accélérât le cours. Toutes les périodes du travail participent à cet état de lenteur. Les contractions sont dès le début peu énergiques, peu vives, peu douloureuses; leur durée est courte, et elles restent sans effet sur le col utérin. Ce sont surtout les femmes infiltrées pendant la grossesse, les femmes lymphatiques, ou bien celles chez lesquelles les membranes se rompent avant le début du travail, qui en offrent des exemples. D'autres fois, il se ralentit et se suspend après une assez longue durée.

Dans ce second cas, qui est bien plus fréquent, il suit une marche régulière; puis arrivé à une période variable, ordinairement au milieu de celle de dilatation du col, il s'arrête, se suspend. Cette suspension n'est pas brusque, elle arrive lentement.

Dans une période moins avancée, le col utérin est peu dilaté, il ne se tend plus pendant la contraction. La poche des eaux se forme à peine; s'il est effacé, au contraire, large, et la poche des eaux intacte, celle-ci résiste, ne se rompt pas. Le travail pourrait rester ainsi suspendu pendant de longues heures sans aucun résultat. D'autres fois, c'est quand les eaux de l'amnios sont évacuées, le col dilaté, la tête près de la vulve, que le ralentissement dans les contractions utérines a lieu.

Le retard, dans les premières périodes du travail, a beaucoup moins d'inconvénients que celui qui se manifeste à la fin, s'il se prolonge d'une manière inaccoutumée; car alors, à la lenteur des contractions, vient se joindre l'épuisement qu'ont amené sa durée, et l'énergie de celles qui ont eu lieu jusqu'ici.

Chez quelques femmes, les accouchements sont toujours longs et retardés, pendant que chez d'autres ce n'est qu'accidentellement qu'ils se montrent tels.

On voit alors accoucher facilement et aussi rapidement que toute autre femme, celle que la maladie ou la misère avait réduite à une profonde débilité.

Causes. — Le volume du fœtus, un bassin un peu restreint, la misère, les excès, une nourriture insuffisante, certaine disposition de famille, en sont les causes les plus fréquentes.

Le travail de l'accouchement peut encore être suspendu, arrêté par la contrariété, les affections morales, une mauvaise nouvelle, une conversation qui roule sur des accidents éprouvés par des femmes en travail, que l'accouchée saisit au hasard, la présence d'une personne désagréable à la malade, toutes ces causes ont une action sur le moral de la femme, dont l'effet est d'autant plus grand que le système nerveux est rendu plus excitable par le fait de l'accouchement.

La distension des parois de l'utérus, produite par des jumeaux ou par une trop grande quantité d'eau, gêne les contractions. Dans ces cas, les fibres de la matrice, trop distendues, allongées, écartées les unes des autres, ne peuvent plus se contracter assez énergiquement pour expulser le fœtus.

Le retard dans le travail peut encore arriver après la rupture de la poche des eaux, lorsque la tête, remplissant le col ou le vagin, les ferme assez pour ne permettre qu'à une petite quantité d'eau de s'écouler au dehors. Il en reste encore beaucoup derrière le fœtus, ce qui empêche les fibres utérines de revenir sur elles-mêmes, de se contracter suffisamment.

Traitement. — Chez les femmes débilitées par la misère ou les maladies antérieures, il peut être utile de ranimer les forces par quelques moyens toniques et légèrement excitants : des infusions de menthe, de camomille, un peu de vin vieux étendu d'eau, ou mieux encore des consommés, des potages légers, si le travail laisse de longs intervalles de repos.

Si la femme est restée toujours couchée, la position verticale, l'action de marcher, ranimera les douleurs excitées par la pression de la tête sur le col utérin. Il en sera de même des frictions faites sur le ventre de la mère avec la main seule, ou arrosée de liqueurs spiritueuses. L'effet de ces frictions est ordinairement prompt. Si elles restent insuffisantes, il convient de ne pas insister trop longtemps pour ne pas irriter l'utérus. On les pratique en appliquant la paume de la main sur le ventre, et en faisant glisser circulairement la paroi abdominale sur l'utérus. Un bandage de corps convenablement appliqué pour comprimer également les parties latérales et antérieures de la matrice, à laquelle il donne un point d'appui suffisant, de même qu'aux muscles de la paroi antérieure de l'abdomen, est un moyen d'une grande utilité et qui se trouve à la portée de tout le monde.

Si l'utérus est affaibli par une trop grande distension de ses fibres, il convient d'ouvrir la poche des eaux pour en évacuer une certaine quantité, afin de lui permettre de revenir sur lui-même et de développer des contractions plus efficaces. La poche des eaux ne devrait être rompue qu'autant qu'il y aurait certitude que c'est la tête ou le siége qui occupent le segment inférieur de l'utérus, et attendre que les parties de l'enfant se présentent au col; si l'enfant était mobile dans la matrice; on devrait s'abstenir d'y toucher, si c'était le tronc qui se présentait. La trop grande densité des membranes quand le col est suffisamment dilaté, exigerait la même opération, si elle était un obstacle à la régularité du travail.

Si la tête, descendue dans le vagin, s'opposait à l'écoulement des eaux en les retenant derrière elle, et retardait les contractions, il conviendrait de la soulever ou de passer un ou deux doigts entre elle et le col pour faciliter l'issue d'une certaine quantité d'eau, le retrait de l'utérus sur lui-même, et des contractions plus efficaces.

Si, enfin, malgré l'emploi méthodique de l'un de ces moyens ou par la combinaison de plusieurs d'entre eux l'inertie persistait, si les forces de la malade l'abandonnaient, et si l'épuisement en était la suite, il conviendrait de recourir au seigle ergoté; mais, si cependant le col était dilaté, il faudrait donner la préférence au forceps et recourir à la version, si la tête n'avait pas franchi le détroit supérieur. Le forceps ou la version, lorsque le col est suffisamment dilaté pour permettre à la main de passer, sont, suivant les cas, deux moyens précieux dans l'inertie, parce que l'action de la main de l'accoucheur sur le col ou dans la cavité utérine excite toujours les contractions de cet organe, et l'action de ses fibres engourdies.

Le *seigle ergoté* est un médicament qui jouit au plus haut degré de la propriété de réveiller, d'exciter les contractions utérines qui se sont ralenties. Il peut rendre les plus grands services, s'il est sagement employé. En réveillant les contractions utérines, il hâte l'expulsion du produit; mais aussi, une fois ces contractions mises en jeu, elles se prolongent sans discontinuité; elles sont comme convulsives, jusqu'à ce que l'effet en soit épuisé.

Les contractions provoquées par le seigle ergoté, quoique continues, offrent cependant quelques intervalles où elles sont moins fortes, pour s'exaspérer par moments et arriver à un état d'acuité plus intense.

Il suit de là que, sous l'empire de ce moyen, les contractions pressent vivement le corps de l'enfant, gênent le cours du sang à travers l'utérus dans le cordon, le placenta, ou séparent ce dernier de l'utérus, et produisent ainsi la mort de l'enfant, si le travail ne se termine pas promptement. Il est difficile de préciser combien de temps elles doivent durer pour être suivies d'un si fâcheux résultat; mais j'ai quelquefois remarqué que vingt minutes après les premières contractions commencées, l'enfant était souvent mort. Cette remarque, que je consigne ici, a pour but de prémunir contre cet agent précieux dont on abuse trop souvent; car, à moins d'être mis en usage par des mains expérimentées, il a souvent de funestes effets pour l'enfant.

Le seigle ergoté doit être employé avec mesure et dans des circonstances bien déterminées. Donné, quand il y a congestion dans l'utérus, au début du travail, ou bien chez les femmes nerveuses, irritables, disposées aux congestions ou aux maladies nerveuses, je l'ai vu produire en peu de temps une excitation générale de toute l'économie, des congestions vers le cerveau, une accélération du pouls, une jactitation, un malaise voisin du délire, et provoquer des convulsions chez une jeune fille, qui y était sujette avant son accouchement.

Quand, au contraire, le seigle ergoté est administré trop tard, quand les forces sont trop abattues, que l'inertie est portée trop loin, que l'hémorrhagie surtout a duré trop longtemps, il n'a plus d'action; il est dès lors impuissant à réveiller les forces contractiles de l'organe.

L'énergie et la continuité de ses effets ne permettent de l'administrer qu'autant qu'il n'y a pas obstacle à la sortie de l'enfant. Si le col n'est pas dilaté, si la poche des eaux n'est pas rompue, si le bassin est trop étroit ou le fœtus trop volumineux, il serait dangereux d'y recourir. Le moment le plus convenable est celui où le col est mince, très-dilatable quoique non entièrement dilaté, où tout est préparé pour la sortie de l'enfant, les parties relâchées, où il ne manque plus, pour terminer l'accouchement, qu'une action efficace de l'utérus.

On doit aussi, avant d'administrer cet agent, s'être assuré de la bonne présentation du fœtus, de la régularité de sa position.

La gêne, la suspension de la circulation fœto-placentaire, l'asphyxie, la mort du fœtus étant le résultat de la prolongation des contractions utérines provoquées par le seigle, il importe d'en surveiller les effets avec une attention soutenue. On doit appliquer sans cesse le stéthoscope, pour s'assurer que les battements du cœur du fœtus conservent leur force, leur régularité, leur rhythme, pour se tenir prêt à appliquer le forceps, si la fréquence en devient excessive, si leur régularité est troublée, leur force diminuée.

Il se donne à la dose de soixante-quinze centigrammes en poudre et dans l'eau sucrée. Il doit être fraîchement pulvérisé. S'il doit agir, son effet ne tarde pas à se faire apprécier ; pour en soutenir l'action, il faut, de quart d'heure en quart d'heure, en donner quinze autres grains, trois ou quatre fois de suite. Une dose de dix à quinze grains ne prolonge guère son action au-delà d'une douzaine de minutes. S'il n'a pas d'action ainsi administré, il est inutile d'insister plus longtemps.

De la densité des membranes de l'œuf.

La résistance des membranes, due à leur densité, peut être une cause de ralentissement dans le travail. Elle peut le suspendre et l'arrêter complètement On a vu, au milieu de pressantes contractions, le placenta, les membranes et l'enfant qu'elles enveloppent, être expulsés en même temps. L'enfant naît alors *coiffé*, comme on dit. J'ai vu, dans un cas semblable, les efforts déchirer les membranes, en arrière du cou de l'enfant, pendant que la tête franchissait la vulve, de sorte que la tête en était recouverte comme d'un voile. Dans ces cas, le placenta étant séparé de la mère, l'enfant périrait bientôt asphyxié, par défaut de respiration, si on ne déchirait ou n'enlevait rapidement les membranes qui couvrent la bouche ou le nez.

Quand le col est complètement dilaté, que la tête est arrivée dans l'excavation du bassin, que les membranes paraissent au dehors, si elles résistent plus longtemps, il faut les rompre, en les grattant avec l'ongle ou les pinçant avec deux doigts. Si elles résistent, il faut glisser un crayon ou une plume à écrire ou un fuseau, le long du doigt, pour arriver plus sûrement à les diviser dans l'état de tension où elles se trouvent pendant la contraction.

De la résistance du périnée.

Chez les femmes jeunes et fortes, les primipares surtout, dont les organes n'ont pas encore été dilatés, les
muscles, les aponévroses du périnée, le tissu lamelleux
entre-croisé des grandes lèvres, résistent, ne subissent
que lentement les modifications dont j'ai parlé à la phy-
siologie de l'accouchement, et le retardent singulièrement.

Cette résistance peut retarder le travail de deux manières, qu'il importe, dans la pratique, de distinguer
l'une de l'autre.

1° Dans le premier cas, qui est aussi le plus ordinaire, les contractions utérines se suspendent, s'arrêtent devant l'énergie des contractions des muscles du
plancher du bassin, ce qui produit l'inertie; 2° dans le
second, la tête, en descendant dans l'excavation du bassin, glisse sur le perinée en se fléchissant davantage sur
la poitrine. Si alors le périnée, au lieu de s'allonger en
gouttière et de s'amincir, se contracte, la tête s'arrête,
quoique les contractions soient suffisantes ou augmentées; à chaque douleur, elle tend à descendre, mais
trop fléchie, c'est la nuque, le derrière du cou qui
s'engage sous la symphyse pubienne. La fontanelle
postérieure se trouve plus bas, beaucoup plus près de
la commissure postérieure de la vulve. De nouvelles
contractions la font fléchir davantage. Cette résistance
pourrait durer longtemps, car il n'y a pas alors inertie;
loin de là. Si, dans cet état, les contractions utérines
continuent à être énergiques, elles peuvent forcer le

passage avant que les tissus soient suffisamment assou-
plis ; alors ils seront déchirés ; ou bien, les contractions
augmentant, elles pourront faire craindre une rupture
des fibres utérines, l'éclampsie ou l'hémorrhagie, si
l'anéantissement graduel des efforts ne jetait prochainement l'organe dans l'impuissance de se contracter.

Le résultat le plus fréquent de l'inertie de la matrice,
due à la résistance du périnée, sont des fistules urinaires
ou stercorales. Voici comment elles se produisent. La
prolongation du séjour de la tête au détroit inférieur,
la compression qu'elle exerce en avant sur le bas-fond
de la vessie, sur le canal de l'urètre, ou en arrière sur
le rectum, gêne la circulation dans le point comprimé.
Le sang n'y arrivant plus, la nutrition ne peut s'y faire.
Ce point se gangrène, un cercle inflammatoire s'établit
pour séparer la gangrène des tissus vivants, et, au bout
de sept à huit jours, pendant les efforts pour uriner ou
aller à la selle, les tissus gangrenés se détachent et laissent écouler dans le vagin les urines ou les matières fécales. Ce qui constitue une fistule, maladie incommode,
dégoûtante et assez fréquente dans les campagnes, où
l'ignorance des sages-femmes est la cause de son développement. Il faut donc, si le séjour de la tête à la
vulve se prolonge plus de six à huit heures, hâter la
fin du travail par les moyens que je vais indiquer.

Traitement. — J'ai dit que deux états très-différents
pouvaient se présenter. Dans le premier, la résistance
du périnée conduisait à l'inertie. Il faut alors, pour la
faire cesser, recourir au seigle ergoté pour stimuler l'action de l'utérus et exciter ses contractions, et, si ce

moyen ne suffisait pas, appliquer le forceps pour extraire l'enfant, sans trop attendre.

Dans le second, il faut proscrire le seigle ergoté ; car ici il ne faut pas exciter les contractions utérines trop énergiques : elles augmenteraient, outre mesure, la flexion de la tête. Il faut, dans ce cas, recourir au forceps seul, et aussitôt qu'il sera placé, le mouvement d'élévation imprimé à ses branches, défléchira la tête, et le plus léger effort ajouté aux contractions utérines suffira pour l'expulsion du fœtus. Dans ces cas, on devra demander un médecin.

Des obliquités de l'utérus.

On entend par obliquité de l'utérus, cet état dans lequel l'axe du corps de cet organe n'est pas dirigé suivant l'axe du détroit supérieur. Dans cet état, pendant la contraction, l'œuf ne s'engage dans ce détroit qu'avec la plus grande difficulté. Il y a plusieurs sortes d'obliquité de l'utérus : deux latérales et une antérieure. La postérieure, survenant ordinairement pendant le cours de la grossesse, doit être considérée comme une complication grave de la gestation. J'en ai parlé à la rétroversion.

L'obliquité antérieure est plus rare que les latérales ; et, de celles-ci, la droite est plus fréquente que la gauche.

Dans l'*obliquité latérale droite*, le fond de l'utérus est entraîné vers la fosse iliaque, le flanc droit. Le ventre est incliné de ce côté. On trouve un enfoncement, du vide du côté gauche du ventre. En touchant la femme, le col utérin ne se trouve plus au centre du vagin ; il faut porter le doigt vers le ligament sacro-sciatique gauche, dans un point plus ou moins élevé, pour le rencontrer.

Dans l'*obliquité latérale gauche*, le fond de l'utérus est entraîné du côté gauche du ventre. Dans le côté droit, au contraire, on rencontre un enfoncement, une dépression. Au toucher, le doigt constate que le col utérin n'est plus dans le centre du vagin, mais reporté du côté droit du bassin vers le ligament sacro-sciatique droit.

Dans l'*obliquité antérieure*, la plus grave et la plus rare de toutes, le fond de l'utérus pend en avant, en déprimant, au-dessus du pubis, la paroi abdominale distendue et souvent amincie. Elle se produit quand l'utérus rencontre l'angle sacro-vertébral, qui le déjette en avant; mal soutenu par la paroi abdominale qui a été relâchée, distendue, il s'incline, son fond arrive au niveau du pubis ou le dépasse en bas. Le fond ne pressant plus le diaphragme, la respiration et les fonctions digestives se font mieux ; en même temps, la vessie comprimée, plus difficilement distendue par l'urine, fait éprouver plus souvent le besoin d'uriner. Au toucher, le doigt rencontre le col utérin porté très en arrière ou élevé jusque vers l'angle sacro-vertébral; quelquefois même, il ne peut l'atteindre. Cette disposition a permis à quelques accoucheurs de croire à une oblitération du col utérin. Mais cette erreur de diagnostic, très-grave pour la mère, sera évitée, en introduisant la main dans le vagin, afin de remonter jusqu'au-dessus de l'angle sacro-vertébral.

On favorisera ces recherches, en soulevant de bas en haut la paroi antérieure du ventre de manière à faire basculer l'utérus, à reporter le fond vers la base de la poitrine, et le col vers le centre du vagin.

Les effets des obliquités latérales sont bien moins redoutables qu'on ne le supposait autrefois, et leur action sur la marche du travail a bien rarement un effet nuisible.

Dans l'antérieure, la tête, appuyant sur la partie antérieure de l'utérus devenue la plus déclive, la distend outre mesure, l'entraîne à la vulve, peut le faire déchirer ou tomber en gangrène, comme l'a vu *Baudelocque*, ou s'en coiffer comme d'un bonnet. C'est alors qu'on a pu croire à une cicatrisation des lèvres du col. *Lauverjat* rapporte avoir fait une incision sur le point déclive de l'utérus pour donner passage à la tête de l'enfant, croyant que le col était oblitéré; mais, après l'accouchement, il trouva l'orifice utérin à demi dilaté. Il avait commis cette méprise en ne reconnaissant pas une obliquité antérieure portée très-loin.

En raison de l'influence funeste de ces déviations sur la marche du travail, il faut les corriger dès le début de l'accouchement. Le plus efficace de tous les moyens, est la position. Si l'obliquité est à droite, la femme sera inclinée sur le côté gauche; si elle est à gauche, on la fera coucher sur le côté droit. En la maintenant dans cette position pendant le travail, le fond de l'utérus se rapproche de la ligne médiane, pendant que le col utérin, suivant le même mouvement, se rapproche du centre du vagin.

20

Il est rarement utile d'agir sur le col. Dans l'obliquité antérieure, il faut faire placer la femme sur le dos, lui élever le siége, puis, avec les deux mains, relever la paroi abdominale vers la ligne médiane. Il faut fixer l'utérus dans cette position en le soutenant constamment avec la main; si ces moyens ne suffisent pas, il faudra porter un ou deux doigts de la main droite dans le vagin, les introduire dans le col en forme de crochet, ramener le col en avant, lentement et doucement pendant la contraction, le tenir fixé ainsi dans le centre du bassin jusqu'à ce que le col soit dilaté et que la tête ait franchi le détroit supérieur. Cette manœuvre, méthodiquement dirigée, réussit presque toujours; elle devra être continuée jusqu'au moment où le col sera assez dilaté et la tête engagée au détroit supérieur. Arrivé à ce point du travail, il n'est plus possible de voir l'obliquité se reproduire et nuire à l'accouchement, et, alors, on abandonne le travail à lui-même.

De la chute d'une main ou d'un pied accompagnant une autre partie.

On voit parfois les membres supérieurs ou inférieurs abandonner leurs rapports pour précéder et accompagner le siége. Ce sont, tantôt l'une ou les deux mains, un pied ou les deux pieds, ou bien un bras et une jambe simultanément qui se présentent avec l'une des extrémités. Ces parties sont faciles à reconnaître, leur forme, le nombre et l'étendue des doigts ne permettent pas de les méconnaître, quand elles sont descendues dans le vagin. Elles s'engagent plus souvent dans l'un des points des

contours du bassin où correspondent les plus petits diamètres de la tête. La marche du travail peut n'en pas
être arrêtée ni suspendue, et l'accouchement suivre son
cours ordinaire sans aucun ralentissement. Mais, quand
le membre est engagé profondément et remplit par son
volume une certaine étendue du col, les contractions
utérines dérangées dans leur direction et leur action,
arrivant incomplètes au col utérin, celui-ci ne cède pas
et ne s'agrandit pas sous leur influence. La dilatation du
col se fait avec une telle difficulté et une telle lenteur
que sa durée peut se prolonger longtemps et entraîner
de graves accidents.

La main et le pied devenant un obstacle à l'accouchement, il faut essayer de les faire rentrer dans l'utérus
et de les reporter au-dessus de la tête ; car, si ces parties
restent ainsi placées, elles retardent l'efficacité des contractions, augmentent les diamètres de la partie engagée,
et gênent par là les mouvements de rotation. Si elle est
au détroit supérieur et peu profondément engagée, il
est facile de replacer le membre au-dessus de la tête ;
mais souvent aussi il glisse de nouveau, et reprend sa
place première, quand il est devenu libre. Il faut saisir
le membre dans l'intervalle des douleurs, avec deux
doigts, ou mieux avec la main tout entière portée dans
le vagin, le reporter au-dessus du détroit supérieur et
de l'extrémité engagée. S'il descend de nouveau, on
doit le tenir en place jusqu'à ce que de bonnes douleurs
aient fait descendre la tête seule. Si l'utérus n'est pas
inerte, les contractions reprennent aussitôt leur action

régulière : la tête s'engage dans le col, et ne permet plus à la partie repoussée de descendre.

Quand, après la réduction, le membre reparaît sans cesse, il faut terminer l'accouchement avec le forceps, quand la tête est descendue dans l'excavation, en ayant le soin de ne pas saisir le membre entre les cuillers de l'instrument, de peur de le contondre ou le briser. Je donnerais cependant la préférence à la version, si les circonstances le permettaient, d'autant plus que la main est déjà dans l'utérus pour y remonter le membre, que, dans les présentations de la tête, la version est facile, que les contractions de l'utérus sont ralenties et peu énergiques.

Le membre prolabé se présentant avec le siége, il faudrait, si le danger survenait, saisir les pieds et exercer les tractions nécessaires pour allonger l'extrémité inférieure.

De la pléthore.

Il y a pléthore, lorsque le système circulatoire contient une trop grande quantité de sang. Elle devient une cause de retard dans l'accouchement, en produisant le ralentissement des contractions. Elle peut être générale ou locale ; c'est souvent à une pléthore locale qu'il faut rapporter les cas d'inertie qui se montrent chez des femmes bien constituées, précédée de douleurs vives, de contractions énergiques, et suivie bientôt de ralentissement. L'engorgement qui résulte de la stagnation du sang dans les veines utérines et placentaires, à la suite de ces contractions, produit cet effet.

On reconnaît la pléthore à la rougeur de la face, aux vertiges, aux céphalalgies, aux battements dans la tête, aux éblouissements passagers, à la plénitude du pouls. L'orifice utérin est chaud et dur; les douleurs sont vives, énergiques; les cris incessants, mais inefficaces. La saignée est le seul moyen à opposer à cet état. Elle permet à l'utérus d'agir avec plus de liberté en relâchant le col avec une grande facilité.

De la surexcitabilité nerveuse.

Il y a, chez certaines femmes, une surexcitation nerveuse très-prononcée suivie de douleurs très-vives, qui ralentissent le travail. Loin de l'accélérer, les douleurs de l'enfantement produisent sur elles un agacement indicible. Le froissement d'une robe, de la chemise sur le ventre, le toucher le plus modéré suffisent pour faire naître des douleurs vives et faire pousser des cris à la malade. L'excitation produite par ces douleurs est loin d'être en rapport avec leur effet sur le travail. Les femmes sont impatientes, ne savent ce qu'elles veulent, elles pleurent ou s'effraient sans motif. Il y a un malaise général et une réaction telle sur l'économie, qu'il survient des mouvements involontaires dans les muscles de la face, des avant-bras, signes de prochaines convulsions, si on ne se hâte de terminer le travail.

Il faut d'abord pratiquer une saignée, donner l'opium soit par la bouche, soit en lavement, des bains généraux prolongés, faire respirer du chloroforme, et, enfin, terminer le travail par le forceps, quand le col est dilaté.

Des contractions irrégulières de l'utérus.

Lorsque les plans de fibres qui forment la matrice entrent en action isolément, et non pas simultanément, leurs contractions sont irrégulières. Elles surviennent ordinairement chez les femmes primipares, jeunes, nerveuses, à la suite d'une affection morale, ou de la sensibilité exagérée ou de la rupture prématurée de la poche des eaux. Une mauvaise position de l'enfant, des tentatives imprudentes, l'emploi intempestif du seigle ergoté, des instruments ou de la main, peuvent avoir le même résultat, de même qu'un travail trop prolongé.

Il y a deux sortes de contractions : celles du col et celles du corps.

1° Les *contractions spasmodiques du col utérin* sont bien plus fréquentes que celles du corps. Elles se reconnaissent au peu de dilatation du col, qui est chaud, très-sensible au toucher, toujours tendu et mince, comme tranchant. Il cède peu pendant la contraction, se resserre aussitôt sur lui-même, et revient à son premier état. Le doigt, en le rencontrant, y provoque de vives douleurs mal supportées par la mère. Les contractions qui appliquent la tête de l'enfant sur le col sont très-douloureuses, vives, et réagissent sur le système nerveux de la mère en l'excitant outre mesure, au point de provoquer des convulsions chez certaines femmes.

2° Les *contractions irrégulières du corps* n'ont été bien étudiées que dans ces dernières années, surtout à l'étranger. Tantôt c'est le fond qui se contracte seul, quelquefois c'est un de ses angles, une partie du côté droit ou du côté gauche de la matrice. On reconnaît ces contractions irrégulières parce qu'on voit l'utérus se durcir dans le point contracté, pendant que le reste de l'organe est inerte. Si on place la main sur le ventre, on sent facilement l'utérus qui se tend, s'arrondit, se durcit dans un point, et reste mou, flasque dans un autre. La forme du ventre change en même temps, et l'œuf, pressé dans un point, mal soutenu dans l'autre, semble balotter dans l'utérus. La portion de l'utérus qui se contracte est sensible, douloureuse au plus léger contact, pendant que le reste de l'organe est insensible. Pendant ces douleurs, le col, sur lequel ne viennent plus se rendre les contractions, ne se dilate pas sensiblement.

Les contractions irrégulières portent le plus souvent sur l'orifice interne, là où se trouve une bande épaisse de fibres circulaires. Si ces contractions irrégulières commencent quand la tête a franchi cet orifice, le col se resserre vivement sur le cou de l'enfant. Les épaules et la poitrine viennent, à leur tour, pour passer ; mais elles sont retenues au-dessus de l'orifice interne par le resserrement qui s'y est produit. Il sera difficile de reconnaître ce genre d'obstacle ; car la tête, arrivée dans le vagin et à la vulve, est mobile. A chaque contraction, la tête, poussée vers la vulve, l'entrouvre et paraît au dehors ; mais elle remonte aussitôt que cesse la contraction. Ce mouvement alternatif d'abaissement et d'ascension peut faire croire à la marche régulière du travail. On ne tarde pas à voir qu'il est sans effet sur la dilatation du périnée et de la vulve. En glissant le doigt entre la tête et le vagin, il arrive sur le cou de l'enfant, et apprécie alors le resserrement. Ce mouvement tient à ce que, pendant la contraction, l'utérus tout entier est abaissé, entraîné par les épaules, qui ne peuvent franchir l'obstacle, pour remonter, quand la contraction cesse.

Si on place le forceps pour terminer le travail qui se prolonge en vain, la tête peut être saisie; mais les tractions exercées sur elle restent sans effet. Elles produiraient la chute de la matrice, si elles étaient portées trop loin.

Ces contractions spasmodiques de l'orifice interne peuvent aussi avoir lieu dans les présentations du siége, quand la poitrine et les bras sont dégagés. Cela n'est même pas rare lorsqu'on pratique la version; et j'en ai été témoin une fois dans un avortement de sept mois, dans lequel le fœtus s'était engagé par le siége.

Cette irrégularité des contractions utérines peut durer un temps plus ou moins long, et cesser d'elle-même, après une durée variable. Mais sans être permanentes, elles peuvent durer assez de temps pour compromettre la vie de l'enfant. Alors les douleurs deviennent continues, avec de véritables exacerbations. Les femmes en proie à une grande agitation, le pouls fréquent, développé, la peau chaude, la face rouge, sont singulièrement disposées aux convulsions, quand l'accouchement n'est pas terminé promptement.

Traitement. — Au milieu des perplexités si grandes où ces contractions irrégulières jettent les femmes et des douleurs qui réagissent sur toute l'économie, le traitement reste rarement sans succès, quand il est convenablement dirigé. Si la femme est forte, pléthorique, ou s'il y a congestion vers l'utérus, la saignée, proportionnée à la force de la femme, devient d'un puissant secours et reste rarement inefficace. Après la saignée, le moyen le plus efficace est l'opium. On peut donner un quart de grain d'extrait d'opium, de demi-heure en demi-heure, ou bien quinze gouttes de laudanum dans soixante grammes d'eau en lavement, renouvelé deux, trois ou quatre fois, et d'heure en heure, jusqu'à effet narcotique. On combine avec ces moyens les onctions sur le col utérin, avec l'extrait de belladone. Ce mode d'emploi n'est pas le plus rationnel, car le doigt chargé du médicament est essuyé par le vagin, et arrive avec peine jusqu'au col. Il vaut mieux dissoudre cinquante centigrammes à un gramme d'extrait dans l'eau chaude, la porter en injection sur le col, la femme étant couchée sur le dos et le bassin un peu élevé.

Quand la médication ordinaire échoue, alors les choses se présentent avec une véritable gravité. L'agitation produite par les contractions continuelles de l'utérus, l'ébranlement du système nerveux, le manque de repos, ne laissent pas de rendre la position grave. Il faut alors débrider le col utérin. En rompant la continuité des fibres musculaires, on fait cesser la résistance. Sous l'action de l'instrument, la contracture cède immédiatement.

Le chloroforme serait aussi un moyen précieux de faire cesser les contractions irrégulières. Le médecin seul devra l'employer.

Quand la contraction a cédé, le travail reprend son

cours régulier ; mais, s'il tardait trop, on aurait recours au forceps.

De l'éclampsie ou des convulsions pendant et après l'accouchement.

On a donné le nom d'*éclampsie* à des mouvements brusques et désordonnés, involontaires des muscles du corps, avec perte de connaissance et de sensibilité.

Elles sont plus fréquentes chez les primipares, de même que chez celles qui sont d'un tempérament sanguin ou nerveux. Les contrariétés vives, la longueur du travail, l'acuité des douleurs, la résistance du col utérin à la dilatation, celle des grandes lèvres, du périnée, la distension portée trop loin des fibres de l'utérus, soit dans les grossesses doubles, soit quand il y a trop d'eau dans l'amnios, l'administration intempestive du seigle ergoté en sont les causes les plus ordinaires. L'infiltration des extrémités inférieures y prédispose. Les recherches de MM. *Rayer* et *Devilliers* ont démontré que, chez les femmes éclamptiques, on trouve de l'*albumine* dans l'urine. Cependant, toutes les femmes qui, pendant la gestation ont les urines albumineuses, ne sont pas pour cela prises d'éclampsie. Cette coïncidence si remarquable de l'un des éléments du sang, de l'albumine dans l'urine, avec les convulsions, ne pourrait-elle pas être considérée comme la cause de l'éclampsie, d'autant plus que la présence de cet élément du sang se retrouve dans quelques autres affections nerveuses, et que, dans l'éclampsie, elle augmente pendant l'accès, diminue avec lui, et disparaît, quand la guérison arrive ?

L'éclampsie s'annonce presque toujours par des signes
précurseurs. Ce sont un état de malaise, d'agitation, de
céphalalgie, des douleurs vagues, des alternatives de
rougeur et de pâleur de la figure, de petits mouvements
convulsifs des muscles de la face, de l'oppression, de la
gêne dans la respiration, un poids indéfinissable dans le
creux de l'estomac; puis, après une durée plus ou
moins longue de ces signes, l'éclampsie éclate.

Quelquefois, elle se montre *tout à coup*. La face devient bientôt livide, bleuâtre, les traits sont bouleversés,
les muscles de la face sont sans cesse contractés, les paupières s'ouvrent et se ferment alternativement, les yeux
roulent dans leur orbite ou sont entraînés sous la pau-
pière supérieure, la bouche est fermée, les dents
serrées; si elles ont surpris la langue sortie de sa cavité,
elle est déchirée, mordue, et il s'écoule de la salive
teinte de sang et écumeuse. La circulation et la respiration sont gênées, ce qui fait que les veines du corps
sont gonflées, la face bleuâtre, le pouls est fréquent,
petit, précipité, quelquefois imperceptible ; les bras,
placés le long du tronc, sont à demi fléchis, agités de
mouvements alternatifs et rapides, de flexion et d'extension. Toutes les facultés sont abolies. La femme ne
voit, n'entend rien, elle ne comprend pas, et n'a pas
conscience de ce qui se passe. Elle est dans une insensibilité absolue.

Une première crise dure peu de temps, deux minutes
à peine; mais il est rare qu'elle soit la seule : bientôt,
il en paraît une seconde, puis une troisième, et enfin,
elles se multiplient jusqu'à quinze ou vingt et plus. Dans

l'intervalle de chacune d'elles, la femme recouvre sa connaissance ; mais la tête reste pesante, les idées confuses, les yeux égarés ; la respiration est libre, la face n'est plus livide ni les veines du cou gonflées. Elle reste agitée, mal à l'aise, les membres tremblants, jusqu'à ce qu'une nouvelle crise se déclare. Au fur et à mesure qu'elles se multiplient, la durée de chacune d'elles est plus longue ; elles se rapprochent de telle sorte, qu'elles finissent par se continuer sans cesse, sans interruption. La femme ne recouvre plus alors la connaissance.

Quoique privées de connaissance, les secousses convulsives se suspendent et s'arrêtent ; mais, dans leur intervalle, la femme, plongée dans un coma profond, fait entendre un bruissement de la respiration qui se change en ronflement. De temps à autre, les contractions de l'utérus se réveillent, ce que l'on apprécie en plaçant la main sur le ventre. En même temps, les muscles de la face grimacent, et la femme fait entendre des gémissements plus aigüs. Le col utérin, pendant ce temps, s'entr'ouvre, l'enfant descend, et naît sans que la mère en ait la conscience. De même elle urine, elle va à la selle sans s'en apercevoir. L'accouchement ne met pas toujours un terme à l'éclampsie. Quand il y a somnolence, elle persiste quelquefois plusieurs heures, et même jusqu'à la mort, avec ou sans retour des convulsions.

Terminaison par le retour à la santé. — Lorsque les crises sont de peu de durée ou peu nombreuses, ou si elles ne commencent qu'au moment où la tête va franchir le périnée, la femme recouvre bientôt la santé. Les yeux sont moins hagards, la face exprime moins l'étonnement. Le pouls se relève, les idées deviennent plus nettes ; si la crise a duré longtemps et a été portée jusqu'au coma, l'intelligence reste longtemps obtuse. La femme entend mal, ne répond qu'à demi aux questions qui lui sont adressées, et c'est alors qu'elle ne croit pas à son accouchement, et n'est convaincue que son enfant est né, que quand elle l'a vu et touché. Mais, enfin, elle revient peu à peu à la santé.

Malheureusement, la terminaison n'est pas toujours aussi aussi heureuse, et, loin de cesser, quand l'accouchement est terminé, elle s'accroît et s'aggrave sans cesse dans certains cas. Le coma devient de plus en plus profond, de même que le ronflement. L'excitation la plus forte, les déchirures, les brûlures, sont à peine perçues. La femme finit bientôt par succomber.

Par des maladies. — D'autres fois, ce n'est ni la santé ni la mort qui sont la conséquence de l'éclampsie, mais un état de maladie souvent très-prolongé. Ainsi, on a vu des femmes rester hémiplégiques à la suite d'épanchements dans le cerveau ; d'autres, rester sourdes, quelques-unes même aliénées.

Traitement. — Le premier de tous les moyens, le seul qui m'ait réussi et se soit montré efficace entre mes mains, c'est la saignée. A une maladie qui tue en quelques heures, on doit opposer des moyens d'une grande énergie, agissant plus rapidement qu'elle. Elle doit être répétée deux ou trois fois pour faire cesser les congestions vers le cerveau ; sous leur action, le pouls, de petit, serré, devient plein, se relève. C'est pourquoi on doit les réitérer aussitôt qu'il se déprime. Si, après deux ou trois saignées, la mère était très-faible, on placerait des sangsues à la vulve après l'accouchement, derrière les oreilles pendant le travail.

On aiderait l'action des saignées par la glace sur la tête, et des cataplasmes de graines de lin aux pieds. Mais les bains, qui porteraient le sang à la tête, les vésicatoires, qui exciteraient le système nerveux, doivent être éloignés. Les potions antispasmodiques avec le musc seront utiles. On éloignera avec soin les opiacés.

Si le col résistait à la dilatation, s'il y avait trop d'énéthisme, des onctions faites avec la pommade-d'extrait de belladone aideraient à la faire cesser.

Pendant l'accouchement, si l'utérus est trop distendu, il faut perforer la poche des eaux pour permettre aux fibres utérines de revenir sur elles-mêmes. Si le col était souple, large ou suffisamment dilatable, il faudrait saisir la tête avec le forceps et terminer le travail.

Après l'accouchement, il faudrait vider l'utérus des caillots, des débris de membranes ou de placenta, et agir comme je l'ai expliqué ci-dessus.

Pendant la grossesse, les saignées seraient encore le meilleur moyen pour arrêter l'éclampsie et enrayer le travail, s'il était commencé. S'il continuait, le traitement rentrerait dans la conduite à tenir pendant l'accouchement ; les onctions de belladone, pour faciliter la dilatation du col ; la perforation de la poche des eaux, quand elle bomberait ; les antispasmodiques et, plus tard, le forceps deviendraient nécessaires. Il serait le plus souvent nuisible de recourir aux incisions du col utérin. On ne s'y déciderait donc qu'avec la plus grande réserve.

Pendant les crises, pour éviter les morsures de la langue, on placerait entre les dents une serviette, un manche de cuiller, un bouchon de liége, etc.

De la rupture de l'utérus.

Les ruptures de la matrice sont l'un des accidents les plus graves de l'accouchement. Elles peuvent avoir leur siége sur le corps de l'organe ou sur le col. Quelquefois même elles s'étendent du col sur la portion du vagin qui se continue avec lui.

Les déchirures du corps de l'utérus peuvent comprendre toute l'épaisseur de l'organe, ou bien être limitées à quelques fibres musculaires divisées peu profondément, la face interne de l'utérus être comme gercée, ou bien enfin la tunique péritonéale être seule éraillée.

Les déchirures qui portent sur le col ou sur le vagin, ou sur les deux tout à la fois, sont le plus ordinairement produites par des manœuvres maladroites, intempestives, par l'application du forceps, des crochets. Elles peuvent être le résultat d'une version mal faite, de tractions immodérées ou faites en sens contraire de ce qu'elles devraient être, de l'introduction maladroite de la main sans avoir préalablement soutenu l'utérus.

Les causes qui produisent les déchirures du corps sont toutes les maladies du col, qui s'opposent à sa dilatation, les ramollissements, les endurcissements, les squirrhes, etc. Les contractions irrégulières de l'organe, le seigle ergoté donné intempestivement, un fœtus trop volumineux, un bassin trop étroit, rétréci, en sont aussi les causes les plus ordinaires, de même que les mouvements brusques désordonnés de la femme, les pressions continuées contre l'angle sacro-vertébrale ou un point anguleux du fœtus.

La déchirure peut être transversale, oblique ou longitudinale. Quand elle se fait sur les côtés, elle est le plus souvent longitudinale, et, comme c'est le point où se rendent et d'où partent le plus grand nombre des vaisseaux utérins, elle est plus dangereuse par l'abondance de l'hémorrhagie. Quand elle est oblique ou transversale, la plaie peut se faire sur tous les points; mais l'écoulement du sang est d'autant moins abondant qu'elle est plus près de la ligne médiane. L'étendue de la plaie paraît très-grande, si on l'examine aussitôt qu'elle vient de se faire; mais, quand le fœtus est expulsé, le tissu utérin, resserré sur lui-même, diminue beaucoup l'étendue de cette déchirure. Quand la plaie ne comprend qu'une partie de l'épaisseur des parois utérines, l'hémorrhagie est peu abondante. Elle devient externe, si le fœtus ne s'oppose pas à la sortie du sang au dehors en fermant le vagin. Enfin, le péritoine seul peut être éraillé; mais si, avec lui, le tissu celluleux qui l'unit à la matrice est déchiré, il se trouve des vaisseaux divisés, et l'écoulement du sang qui a lieu dans le ventre peut faire naître un grand danger.

Les déchirures du col sont presque toujours transversales. Tantôt c'est la portion vaginale qui est pincée par le forceps, d'autres fois c'est la portion sus-vaginale qui en est le siége; alors la plaie peut pénétrer dans le péritoine, et donner lieu à toutes les remarques que je viens de noter à l'occasion des plaies du corps. Elles sont plus rarement suivies d'hémorrhagies abondantes ; elles peuvent s'étendre en avant jusqu'à la vessie, et sur les côtés jusque sur le haut du vagin.

La déchirure de l'utérus se produit presque toujours tout à coup, à la suite d'efforts ou de mouvements violents. La femme ressent un craquement dans un point du ventre, que les assistants entendent quelquefois. La crainte et la douleur lui font éprouver un sentiment d'anxiété et d'angoisse inexprimables. Cette douleur est accompagnée de nausées, de vomissements, de pâleur du visage. Le pouls devient petit, déprimé, la respiration est gênée, la vue se trouble ; le corps se couvre d'une sueur froide, et la femme ne tarde pas à succomber.

L'utérus ne présente plus la forme allongée sur le milieu du ventre. Il est dur, irrégulier sur un point, affaissé sur l'autre ; en même temps un point du ventre, dans lequel s'est logé le fœtus, devient plus tendu et plus dur. Dans ce point on touche le fœtus, dont on distingue facilement les régions, sous une enveloppe devenue moins épaisse. Si on touche, on constate que la partie engagée au détroit supérieur a disparu. Si on porte la main dans l'utérus, elle constate la déchirure et le passage de l'enfant dans la cavité du ventre. D'autres fois, il est en partie resté dans l'utérus, en partie passé dans le ventre. Quelquefois, cette plaie donne passage a une anse d'intestin logée dans l'utérus, ou

pendante dans le vagin ou entre les cuisses de la femme.
— Si la tête de l'enfant est descendue dans l'excavation,
a franchi le col utérin, — elle ne peut plus rentrer
dans la matrice; alors, le doigt constate qu'elle n'a pas
changé de place, qu'elle est restée au même point.
Quand l'accident est arrivé au moment de l'accouchement, le placenta seul peut être passé dans le ventre.

Il est facile de comprendre quel danger suit un pareil
accident. Il entraîne la mort de la femme soit par la
douleur, soit par l'inflammation, soit par l'hémorrhagie.
Si cependant la déchirure est peu étendue, si elle ne
porte que sur le col, s'il n'y a qu'une portion de
l'épaisseur des fibres ou seulement le péritoine de déchirés, le travail peut ne pas être interrompu ou l'hémorrhagie être modérée. Pour avoir échappé aux
premiers accidents, la conservation de la mère n'est pas
pour cela assurée. Des symptômes de péritonite, dus soit
à du sang épanché, soit au placenta, soit au fœtus,
peuvent survenir. La mort peut être aussi la suite des
opérations que nécessite cet accident, ou de l'inflammation qu'exige sa guérison.

On peut prévenir un tel accident en engageant la
femme à modérer ses efforts; par les saignées, si la
femme est forte; par des opiacés combinés avec elles;
en un mot, en détruisant les obstacles à la sortie du
fœtus, s'ils sont de nature à céder aux moyens chirur-
gicaux ou médicaux.

Traitement. — Aussitôt l'accident arrivé, un médecin
sera mandé, qui devra vider l'utérus et extraire l'enfant
par le forceps ou la version, si le fœtus est resté en

place, afin de sauver ses jours, si on ne peut conserver ceux de la mère.

L'hémorrhagie sera combattue par les moyens propres à faire resserrer le tissu utérin. En se contractant, l'utérus diminue son volume, rétrécit la plaie et ferme les vaisseaux utérins déchirés. Le seigle ergoté sera donc administré aussitôt que l'enfant sera extrait. On exercera la compression sur le ventre avec un bandage de corps, on appliquera des linges imbibés d'eau froide sur la vulve.

On doit placer la malade dans le plus grand repos, afin de modérer l'inflammation et favoriser le développement des fausses membranes propres à circonscrire le caillot. Si l'inflammation elle-même n'était pas bornée dans de justes limites, il faudrait la modérer par des saignées, des sangsues. On a rapporté des cas de guérison dans ces circonstances, même lorsque le fœtus était passé dans le péritoine.

Si une anse d'intestin avait glissé dans l'utérus, dans le vagin, ou au dehors par la plaie, il faudrait se hâter de la réduire en la reportant dans le ventre, et faire contracter l'utérus pour rétrécir la plaie, afin de s'opposer au retour de cette complication.

Si le fœtus est tombé en totalité dans la cavité du ventre, on doit aller chercher les pieds pour les ramener dans l'utérus et les extraire au dehors, lorsque la plaie est large et béante. Dans le cas où on ne le pourrait pas, il resterait la gastrotomie, qui ne devra être pratiquée qu'autant que l'enfant vivrait encore. En un mot, les chances de succès sont rares en pareille occurrence, et l'opérateur doit les peser avec soin, avant de se déterminer à opérer.

Lorsque le placenta est passé seul dans l'abdomen, il faut suivre le cordon ombilical, aller le saisir pour l'extraire, et bien se garder d'exercer sur lui des tiraillements qui pourraient le faire rompre.

De la syncope ou des défaillances.

La syncope et les défaillances sont des accidents de l'accouchement plus fréquents que les vomissements opiniâtres. Elles surviennent chez quelques femmes qui y sont disposées par constitution, hors le temps de la grossesse, qui se trouvent mal avec une très-grande facilité.

La femme se plaint d'un sentiment de défaillance, d'un anéantissement de toutes les forces. Dans l'intervalle des douleurs, elle se sent épuisée, le pouls est petit et mou ; souvent il survient des sueurs froides, et bientôt arrive la syncope.

Quand elle a retrouvé ses sensations, une seconde syncope peut suivre la première dans un temps plus ou moins rapproché. S'il n'y en a qu'un petit nombre, et qu'elles soient éloignées, le danger ne sera pas grand. Mais, si elles se rapprochent et se prolongent, le danger augmente, la femme peut succomber au milieu de l'une d'elles. On pourra reconnaître ce danger en appliquant le stéthoscope sur le cœur. Si ses battements s'éloignent et s'ils faiblissent beaucoup, la femme succombera prochainement. On devra se hâter, et la sage-femme fera prévenir un médecin pour terminer

promptement le travail. Le danger serait des plus pressants, si ces syncopes étaient liées à des maladies du cœur,
des gros vaisseaux ou des poumons.

Aussitôt la syncope commencée, la sage-femme placera la femme sur son lit, ou l'étendra sur le plancher.
La position horizontale est la plus propre à rétablir la
circulation du sang et à favoriser son retour vers le cœur.
En même temps on répand des gouttes d'eau froide sur
la face, on frotte les tempes avec des liqueurs spiritueuses, de l'eau de Cologne, du vinaigre, de l'alcool.
On fait respirer ces odeurs. Aussitôt qu'elle est revenue
à elle-même, elle prendra quelques boissons légèrement
excitantes, des bouillons gras, des potages légers, pour
soutenir ses forces, un peu de vin vieux étendu d'eau,
pour la ranimer. Si ces syncopes reparaissent, la sage-
femme doit ausculter souvent les bruits du cœur, suivre
le décroissement de leur force et se hâter de recourir à
d'autres moyens. Elle doit aussi suivre avec soin les progrès du travail, toucher souvent, et comme il y a un
état peu résistant de l'utérus, voisin de l'inertie, le col
est très-dilatable; ou, s'il est suffisamment dilaté, elle
devra mander un médecin pour appliquer le forceps. Ce
qu'il faut avoir en vue, c'est de terminer promptement
le travail.

Quand la syncope arrive aussitôt après la naissance
de l'enfant, soit que l'accouchement ait été naturel, soit
qu'il ait été terminé par l'art, le danger est plus grand
que pendant le travail. J'ai vu deux femmes périr dans
ces circonstances, sans qu'il y ait eu de pertes et sans
qu'il y ait eu de syncopes pendant le travail. Dans ce

cas, y a-t-il épuisement de l'action nerveuse par suite de la douleur ou de la fatigue qu'a entraînée la prolongation du travail?

Des vomissements opiniâtres.

Le vomissement est un accident fréquent de la marche du travail. Il survient surtout, lorsque celui-ci commence peu de temps après le repas. L'estomac, distendu par les aliments et fatigué par les efforts de la femme, se contracte et rejette les aliments qu'il contient. Ces vomissements ne sont pas nuisibles : loin de là, ils accélèrent l'accouchement par les contractions qu'ils provoquent. Les parois abdominales et le diaphragme pressent sur le fond de l'utérus et aident ses contractions. Jusque-là il n'y a pas lieu de s'en inquiéter, et la sage-femme ne doit porter aux femmes que les secours nécessités d'ordinaire par les vomissements.

Mais, s'ils continuent et se renouvellent sans cesse, ce ne sont plus que des mucosités filantes ou colorées par la bile que l'estomac rejette. Cet état, par sa prolongation, peut donner de vives inquiétudes. La femme s'affaiblit, le pouls se ralentit ou devient plus petit; les forces s'épuisent, et le travail s'arrête. Les secousses qu'ils provoquent déterminent des douleurs dans les muscles de la base de la poitrine et ceux du ventre. Ils deviennent impropres à se contracter. Un brisement général en est la suite; le col utérin ne s'entr'ouvre plus; le travail cesse.

Ces vomissements surviennent chez les femmes faibles, irritables, d'un tempérament nerveux prononcé.

Ils sont liés à l'état de l'utérus et dus à la sympathie
qui unit cet organe avec le reste de l'économie. Souvent
ils se sont montrés avec opiniâtreté pendant la grossesse. Ils se renouvellent pendant le travail. La température trop élevée de l'appartement, les aliments excitants ou échauffants, le vin, la rôtie, que la femme a
pu prendre pour exciter et soutenir ses forces, la frayeur,
la prolongation des douleurs et du travail, la contrariété, les impressions morales tristes, peuvent les faire
naître ou les rappeler.

Tant que les matières vomies seront fournies par les
aliments, ils seront plus avantageux que nuisibles. Mais,
si les vomissements se prolongent, on devra donner des
calmants à l'intérieur, des infusions de thé, de feuilles
d'oranger aromatisées, auxquelles on pourra joindre
dix à douze gouttes de laudanum, ou vingt à trente
grammes de sirop diacode dans une potion et donnée
par cuillerée. Il faudra éloigner les boissons excitantes,
le vin, etc. On s'est très-bien trouvé, dit *Nægèle*, de
compresses imbibées d'eau-de-vie placées sur l'estomac.
M. *Bretonneau* a employé avec succès la teinture de
belladone, dont on fait des onctions sur l'épigastre,
dans les vomissements opiniâtres pendant la grossesse.
Ce moyen sera essayé dans ce cas. Les Anglais donnent
en pareil cas, de l'extrait gommeux d'opium, à la dose
de deux à trois centigrammes toutes les deux heures.
Des onctions sur le col utérin, faites avec de l'extrait
de belladone, en favorisant sa dilatation, tendront à
les faire cesser, en hâtant la fin du travail. Si tous ces
moyens sont inutiles, si la femme s'affaiblit, si le fœtus

paraît souffrir, et que l'auscultation apprennent que les battements de son cœur faiblissent, s'éloignent, deviennent irréguliers, la sage-femme devra, sans retard, si elle ne l'a déjà fait, envoyer chercher un médecin pour terminer l'accouchement par la version ou le forceps, suivant les cas.

De la chute du cordon ombilical.

Il y a chute du cordon ombilical, quand le cordon précède la partie de l'enfant qui se présente. La chute du cordon ne nuit jamais à la marche du travail ni à la mère, mais elle est souvent suivie de la mort de l'enfant. 1° La chute du cordon a lieu *avant la rupture de la poche des eaux*; 2° ou elle a lieu *après cette rupture.*

1° Le cordon renfermé dans la poche des eaux n'est pas facile à reconnaître *avant l'écoulement des eaux* de l'amnios, d'autant moins que la sage-femme n'a rien pour fixer son attention sur ce point. Cependant elle arrivera à reconnaître le cordon au milieu de l'eau de l'amnios, à un corps mou, arrondi, mobile, fuyant devant le doigt. Si le doigt peut le fixer et le toucher par une surface un peu étendu, il en apprécie les pulsations. Ce caractère ne peut lui permettre de le confondre avec aucune autre partie de l'enfant.

Il n'y aura aucun danger tant que la poche des eaux restera intacte. Le cordon sera à l'abri de la compression, ou du moins la suspension du cours du sang n'y durera que ce qu'elle dure pendant les fortes contractions utérines, sans pouvoir nuire à l'enfant. Mais le danger pourra survenir après la rupture de la poche des eaux. Il faudra donc éviter tout ce qui pourrait la produire : 1º pour cela il faudra faire tenir la mère couchée, le bassin élevé; 2º lui recommander de ne pas marcher, s'agiter, de modérer ses douleurs; 3º pratiquer le toucher le plus rarement possible, afin de ne pas user cette poche des eaux par la répétition fréquente de cet acte et y procéder hors le temps de la contraction ; 4º la sage-femme devra faire prévenir le médecin pour arriver au secours de l'enfant, de peur qu'il ne survienne quelque danger pour ce dernier, au moment de la déchirure de la poche des eaux.

2º La chute du cordon se fait presque toujours *en même temps que la rupture de la poche des eaux*; plus rarement après, on trouve dans le vagin, au-dessous de la partie engagée, un corps mou, arrondi, siége de battements plus ou moins intenses. Il descend ordinairement vis-à-vis des points du bassin les moins remplis par la tête, presque toujours au-devant de l'une ou l'autre des symphyses sacro-iliaques. C'est donc en arrière que le doigt le rencontre le plus souvent, plus rarement vis-à-vis de l'une des cavités cotyloïdes ou derrière la symphyse du pubis; alors, dans ces derniers points, il est toujours comprimé par la tête. Ce corps est ou pendant dans le vagin, ou appliqué sur la partie engagée au détroit. D'autres fois, le cordon sort de la vulve, on le voit à nu ; il devient à la longue bleuâtre, livide, froid, s'il y a longtemps qu'il est tombé. Tantôt la circulation s'y fait encore plus ou moins activement, d'autres fois elle y est complètement interrompue par la compression que subit le cordon.

La chute du cordon peut accompagner toutes les présentations de l'enfant; mais, celles dans lesquelles il présentera une partie irrégulière, qui ne remplira pas complètement le détroit supérieur, la favoriseront. Ainsi, les présentations de la face, du tronc, des pieds, un bassin trop large, un fœtus trop petit, une trop grande quantité d'eau, des contractions irrégulières, l'excessive longueur du cordon, la position debout.

L'écoulement des eaux avant le commencement du travail, leur trop grande abondance fait qu'au moment de la rupture de la poche des eaux, le flot du liquide entraîne avec lui le cordon. L'ouverture artificielle de la poche amniotique, les manœuvres intempestives ou maladroites de la sage-femme en sont les causes les plus fréquentes.

S'il n'y a plus de pulsations dans le cordon, l'enfant est mort, il n'y a qu'à laisser le travail suivre son cours; mais, s'il vit, il est très-exposé. Cependant, l'enfant pourra ne pas périr : 1º quand le cordon sera placé vis-à-vis de l'une des symphyses sacro-iliaques; 2º si le bassin est vicié et le cordon placé dans le point anguleux; 3º si la poche des eaux se rompt tard, quand la tête est à la vulve et qu'elle est expulsée, aussitôt après cette rupture, par d'énergiques contractions; 4º si, enfin, le cordon restait au-dessus de la partie engagée au fur et à mesure qu'elle descend, sans être entraîné avec elle. Hors ces cas, rares du reste, l'enfant court un grand danger.

Dans ces cas-là même, on doit veiller, par des explorations attentives, à ce que la compression n'ait pas lieu. Pendant les contractions utérines, le cordon cesse de battre, les pulsations reparaissent aussitôt qu'elles sont terminées; mais, si les pulsations du cordon diminuaient de fréquence et de force dans leur intervalle, il faudrait aussitôt intervenir.

Traitement. — Après avoir reconnu la chute du cordon, on devra essayer de le reporter au-dessus de la partie engagée. Pour cela, il faudra le saisir entre les doigts et le replacer au-dessus du détroit supérieur, dans l'une ou l'autre des fosses iliaques, et l'y maintenir jusqu'à ce qu'une contraction vienne repousser les doigts. On doit choisir le point du bassin où il y a le plus de vide, si c'est une position du tronc ou de la face; et, dans celles de la tête, passer au-devant de l'une des symphyses sacro-iliaques. De nouvelles contractions peuvent le faire descendre de nouveau ; mais, si la partie engagée au détroit supérieur se rapproche de la vulve après quelques contractions, sans que le cordon ait glissé, il ne descendra plus, et on n'aura plus à craindre la compression. Les doigts, en le remontant, font vider l'utérus d'une partie de l'eau de l'amnios, ce qui rend les contractions plus vives, l'accouchement plus rapide, mais aussi augmente le danger, si le cordon ne reste pas en place.

Pour maintenir le cordon en place plus facilement, on peut suivre la méthode de M. *Dudon.* On prend une sonde de gomme élastique garnie de son mandrin, on passe un fil autour du cordon que l'on replie plusieurs fois sur lui-même, s'il est trop long, et on le noue sans le serrer, en faisant une anse. On introduit l'anse de fil dans l'un des yeux de la sonde, après en avoir retiré le mandrin. On place alors le mandrin dans la sonde, en sorte que l'anse du fil est tout à la fois passée autour du cordon et du mandrin. On porte la sonde au-dessus du détroit, et avec elle le cordon, en faisant ainsi rentrer ce dernier. Il est tenu fixé au-dessus du détroit supérieur avec la sonde, tout le temps désirable. La sonde ne nuit en rien à l'accouchement ni à l'engagement de l'enfant. Si, après un certain temps, le cordon ne peut plus tomber, parce que la tête est engagée, le mandrin est retiré, et la sonde elle-même ; si ces moyens ne réussissent pas, si les battements du cœur de l'enfant se ralentissent, il faudra agir plus énergiquement.

Lorsque le col utérin sera assez dilaté ou assez souple pour permettre à la tête de le franchir ; quand elle sera encore au détroit supérieur, ou que, descendue dans le bassin, il y aura possibilité de la reporter au-dessus du détroit, à l'exemple de *de la Motte*, il faudra préférer la version, surtout chez les femmes qui ont déjà eu plusieurs enfants, dont les parties sont plus dilatables. Si, comme je l'ai dit plus haut, en reportant le cordon au-dessus du détroit supérieur avec les doigts, on fait écouler l'eau de l'amnios et resserrer consécutivement l'utérus sur lui-même, ce qui rend la compression plus imminente, n'est-il pas préférable de porter la main un peu plus haut pour aller saisir les pieds? En préférant, dans les circonstances que je viens d'énumérer, le forceps à la version, ce serait s'éloigner d'une saine pratique. 1° Cet instrument est difficile à appliquer quand la tête est au détroit supérieur. 2° L'instrument lui-même, quelles que soient les précautions, pourrait comprimer le cordon contre quelque point du bassin et aider à l'effet que l'on se propose d'éviter.

La conduite du médecin sera tout opposée dans les cas où la tête sera descendue très-bas dans l'excavation, si elle a franchi le col, si elle est arrivée au détroit inférieur et sur le périnée. Dans ces cas, l'application du forceps est de nécessité.

Si l'enfant se présente par la face ou le tronc, avec chute du cordon, la version sera la seule ressource. De même, si le cordon accompagne où précède le siége, il faudra abaisser les pieds et terminer rapidement le travail.

Du cordon trop court, du cordon entortillé.

Le cordon peut être trop court de deux manières : naturellement et accidentellement.

Il est rare de trouver un cordon dont la longueur s'éloigne sensiblement de celle que je lui ai assignée. Cependant on a rapporté des faits où il avait treize à seize centimètres d'étendue. On en a même vu qui manquaient ou *semblaient* manquer complètement.

Mais il n'est pas rare de voir le cordon, ayant sa longueur naturelle, devenir *accidentellement* trop court par son entortillement autour du cou ou des membres de l'enfant. Ces cas sont communs. Les effets sont les mêmes pour la mère et l'enfant dans ces deux circonstances. Il sera souvent difficile de reconnaître cet obstacle à l'accouchement, avant la naissance. Il a été constaté, dans quelques cas, que le souffle fœtal, noté par M. *Kennedy*, était lié à un entortillement du cordon autour du cou du fœtus. Si on le constatait dans ce moment, il serait un signe précieux dont il faudrait tenir un grand compte.

Lorsque la tête ou le siége s'engagent au détroit supérieur, quand la poche des eaux est rompue, la partie descend rapidement dans l'excavation ; mais, plus tard, la marche du travail s'arrête ; l'enfant, pressé par les contractions utérines, descend, parce que le fond de l'utérus, entraîné par le placenta, se rapproche du col utérin, pour remonter au moment où les contractions cessent. Ces alternatives dans les mouvements d'abaissement et d'élévation de l'enfant, coïncidant avec le retour et la disparition des contractions, se rencontrant dans d'autres circonstances, ne peut que donner le *soupçon* de cet obstacle. Ce signe acquerrait le degré d'une certitude, si, au même moment, on entendait le souffle du cordon, si le fond de l'utérus se déprimait et si la femme accusait de la douleur au fond ou sur un côté de l'utérus, analogue à celle produite, quand on tiraille sur le cordon.

Les effets d'une semblable disposition peuvent être très-graves. Les tiraillements exercés sur le cordon peuvent abaisser, renverser l'utérus, décoller le placenta prématurément et donner lieu à des hémorrhagies et à des inerties.

Une autre suite de ces tiraillements du cordon, ou de son entortillement autour du corps, est la mort de l'enfant déterminée par la gêne que le cours du sang éprouve dans le cordon ; quelquefois aussi une inertie de la matrice.

Il est difficile de suivre un traitement qui mette fin à un tel état. Cependant, si on parvient à le reconnaître, et si l'accouchement en est empêché, il faut couper le cordon et le lier, s'il est accessible aux doigts, ou tout au moins aussitôt que l'enfant sera sorti des organes maternels. On devrait appliquer le forceps, s'il survenait quelque accident pressant.

Quand le cordon est enroulé autour du cou de l'enfant au moment où la tête se dégage, il faut glisser, entre le cou et le cordon, un ou deux doigts pour s'assurer s'il est serré ou non. Dans ce dernier cas, on n'a rien à craindre, et on peut attendre l'expulsion du reste du tronc. Mais, pour peu que les circulaires soient serrées, il faut les relâcher en tirant sur le cordon du côté de l'utérus, ou faire passer le cordon au-dessus de la tête de l'enfant, pour les faire cesser, ou bien poser deux ligatures sur lui, à un pouce de distance, et le couper entre les deux.

Chute de la matrice.

Lorsque le bassin est trop large ou le fœtus petit, il peut survenir une chute de la matrice. Cela se voit chez les femmes qui ont mis, avec facilité et promptement, des enfants au jour dans des accouchements antérieurs, dont les hanches sont larges, l'arcade des pubis écartée, le mont de Vénus saillant.

La chute de l'utérus peut être complète ou incomplète.

Quand la chute est *incomplète*, la portion antérieure du col, poussée par la tête de l'enfant, qui en est coiffée, descend entre les grandes lèvres avant que le col utérin soit assez dilaté pour lui donner passage.

Quand elle est *complète*, la matrice, encore chargée du produit de la conception, est chassée de la cavité du bassin. Ces cas sont rares; mais il y en a pluieurs exemples, même à terme. *Chopart*, *Portal* et, en 1846, M. *Naudin*, dans les mémoires de la *Société de Médecine de Toulouse*, en ont rapporté des exemples.

Arrivée auprès de la femme en couche, la sage-femme devra la faire placer sur le lit aussitôt qu'elle s'apercevra d'un travail trop rapide. Elle la tiendra couchée horizontalement et sur le côté, le bassin un peu élevé. Elle engagera la femme à modérer ses efforts, loin de les faire valoir, à ne pas pousser. Si, malgré ces premiers moyens, l'accouchement marche avec rapidité, il faut retenir la tête de l'enfant avec quelques doigts placés dans le vagin, la comprimer contre l'un des côtés du bassin pour gêner sa descente. Il faut soutenir l'utérus avec plusieurs doigts enduits d'un corps gras, veiller à la rupture du périnée, et prévenir les suites funestes d'une trop prompte déplétion, par un bandage de corps, qui sera serré au fur et à mesure que l'enfant descendra. Après la naissance de l'enfant, veiller aux hémorrhagies. Si l'utérus reste mou et volumineux, la sage-femme devra exciter les contractions utérines, car un décollement partiel du placenta entraînerait une hémorrhagie ou une constriction du col utérin, qui aggraveraient rapidement la triste position de la mère. Il faudra surtout s'abstenir de tirailler le cordon ombilical, de peur de produire un renversement de matrice.

Mais, si l'utérus, chargé du produit de la conception, était déjà sorti au dehors, la sage-femme devrait, sans retard, demander un médecin, et, en attendant son arrivée, porter à la mère les premiers secours. Elle devra envelopper l'utérus d'une compresse enduite d'un corps gras et la soutenir le plus mollement possible. Si la chute complète de l'utérus se faisait pendant la grossesse, elle serait une cause d'avortement. Cependant on a rapporté des faits, dans lesquels l'utérus a pu être réduit et la grossesse arriver à terme. Pendant l'accouchement, si l'utérus était expulsé du bassin et le col non dilaté, il serait utile d'employer des fomentations émollientes et onctueuses pour faciliter la dilatation de l'orifice. Des frictions avec l'extrait de belladone, la dilatation lente avec les doigts portés dans le col, seront mises en usage. Ces moyens seront rarement suffisants, et, s'il survenait quelqu'autre danger pour la mère, il serait utile de pratiquer des incisions sur le col, pour permettre son agrandissement. Mais, s'il était dilaté au moment de sa sortie du bassin, il n'y aurait qu'à extraire le fœtus, ce qui se ferait sans difficulté ; puis aussitôt rentrer la matrice, en portant la main dans sa cavité, la remonter au-dessus du détroit supérieur et la maintenir dans le bassin par une position convenable, donnée à la mère pendant plusieurs semaines.

Du renversement de l'utérus.

Le renversement de l'utérus est un accident rare de l'accouchement, moins que la chute cependant, mais qui n'en est pas moins très-grave. Il y a renversement, lorsque le fond de la matrice s'abaisse dans sa cavité, dépasse le col, et vient sortir au dehors, de telle sorte que sa surface interne devienne externe.

Il est plus fréquent de le voir survenir pendant la délivrance que pendant l'accouchement. Il est dû alors à des tractions intempestives exercées sur le cordon ombilical, pour faire descendre le placenta, lorsqu'il n'est pas décollé. Il survient pendant le travail, à la suite des contractions trop précipitées, trop fortes de l'utérus. Les efforts que fait la femme pour hâter l'expulsion du fœtus ou celle de l'arrière-faix, la toux, les vomissements, la position élevée du corps chez les femmes de la campagne qui accouchent à genou, le cordon ombilical trop court ou entortillé autour du cou, en sont les causes les plus fréquentes.

Il y a deux degrés dans le renversement. Dans le premier, le fond de la matrice descend dans sa cavité, plus ou moins bas, jusque dans le col, qu'il entr'ouvre en descendant au-dessous de lui. Ce degré se reconnaît à ce qu'en appliquant les mains sur le ventre, on ne sent plus l'utérus globuleux, dur, derrière les pubis; en même temps son fond forme une dépression plus ou moins forte et appréciable à la main. Si on touche, le doigt rencontre une tumeur allongée et piriforme qui entr'ouvre le col, descend plus ou moins dans le vagin, ou même près des grandes lèvres. En dehors de cette tumeur, on trouve un sillon profond, borné par le col utérin, en forme de bourrelet.

Dans le second degré, le renversement est complet. On voit pendante à la vulve une tumeur sphérique et

allongée, d'un rouge foncé, et à laquelle le placenta est
tantôt attaché ou à demi décollé, et tantôt détaché. S'il
est enlevé, détaché, on reconnaît la place où il était inséré, par ce que la surface est saignante, irrégulière. On
ne trouve au-dessus du pubis rien qui ressemble à
l'utérus, à ce globe ferme, qui ordinairement s'offre au
toucher.

Après le renversement, surviennent des faiblesses et
souvent une hémorrhagie, qui n'est pas généralement
aussi abondante que celle qui se manifeste après l'inertie
sans renversement. L'utérus, quoique renversé, peut
encore se resserrer assez pour suspendre la perte. La
compression, exercée par le col utérin ou la vulve sur
la base de la tumeur, aide à la suspendre. Quand le renversement s'opère brusquement, il y a des femmes qui
éprouvent de violentes douleurs, comme des déchire-
ments, des tiraillements dans les aines et le haut des
cuisses. Le pouls devient petit et fréquent, une sueur
froide couvre le visage, des hoquets, des vomissements,
des tremblements convulsifs, des défaillances, des syncopes surviennent. Quand elle se fait avec plus de lenteur, il y a un sentiment de pesanteur dans le rectum,
de constriction au col de la vessie, qui excite les contractions des muscles du ventre et hâte le renversement.

Des femmes sont mortes au milieu des douleurs que
provoque cet état, ou pendant ou après la réduction.
D'autres fois l'utérus a pu être réduit sans trop de difficulté, et les accidents se sont dissipés. Chez d'autres
femmes, par impéritie ou autrement, la réduction de
l'organe n'a pas été faite, la matrice est restée pendante

au dehors, exposée à l'inflammation, à la gangrène ou à la suppuration, sous l'influence du contact de l'air, des urines, du froissement du linge, des cuisses de la femme. M. *Dumarreau*, médecin à Bussière-Poitevine, a relaté, dans le 3e *Bulletin* de la Société de médecine de Poitiers, une observation de renversement de matrice terminé par la gangrène. La femme avait accouché debout, l'utérus était à demi renversé. Une voisine, qui faisait les fonctions de sage-femme, crut que c'était le placenta, tira dessus et acheva le renversement.

Si le renversement est complet, et si le placenta adhère à l'utérus, on ne doit pas le détacher, de crainte d'exciter une hémorrhagie qui affaiblirait la femme. On saisit l'utérus avec les deux mains allongées sur ses côtés, pour le remonter peu à peu à sa place, en faisant rentrer les premiers les points sortis les derniers. Quand il est réduit, il faut laisser la main à demeure dans l'utérus, et ne la retirer que quand les contractions utérines, excitées par des frictions, l'ont fait revenir sur lui-même. Le placenta se décolle peu à peu, la main peut servir à l'enlever en se retirant. Dans tous les cas, la femme doit être palcée sur le dos. Il faut lui faire garder cette position pendant plusieurs semaines, et administrer le seigle ergoté pour faire rétracter l'utérus.

Si on ne réussissait pas à réduire la matrice par ce procédé, on aurait recours au suivant, plus particulièrement, s'il y avait un certain temps que le renversement fût opéré. On applique les quatre derniers doigts sur les côtés de l'utérus et deux à deux, en appuyant fortement l'organe contre le sacrum, et, avec le pouce resté libre, on déprime en le soulevant le fond de l'organe; après quoi, substituant l'indicateur et le doigt du milieu au pouce, on termine la réduction en continuant la pression de bas en haut, suivant le détroit supérieur. Ce procédé a réussi entre les mains de M. *Barrier*, de Lyon, dans une circonstance remarquable.

Quand la réduction se fait peu d'instants après le renversement, elle est ordinairement facile. Mais le resserrement du col utérin, le gonflement de l'utérus, son inflammation et les adhérences qui le suivent, peuvent le rendre impossible, quelques heures ou quelques jours après. Aussi, si on ne peut y parvenir sur le champ, faut-il couvrir la tumeur d'huile tiède, de cataplasmes émollients, la préserver du contact des corps irritants en sondant la femme pour évacuer l'urine, faire des saignées, placer des sangsues aux aines, et, quand le dégorgement est suffisant, tenter de nouveau la réduction. Si le médecin est appelé trop tard, il ne pourra pas faire rentrer l'organe, qui restera ainsi à l'extérieur, ce qui pourra amener la mort de la femme par épuisement.

RÈGLES POUR L'APPLICATION DU FORCEPS.

J'ai soigneusement indiqué, dans le cours de cet ouvrage, au fur et à mesure qu'ils se sont présentés, les cas qui exigeaient l'application du forceps. Je ne reviendrai donc pas sur la discussion de chacun d'eux.

Le forceps est une sorte de pince composée de deux branches mobiles et séparées, qui s'articulent ensemble pour extraire le fœtus du sein de sa mère.

Dans chaque branche, il y a à considérer trois portions : la *cuiller*, l'*articulation* et le *manche*.

Chaque branche a reçu un nom différent. On appelle la branche à pivot *branche gauche*, parce qu'on ne doit l'appliquer qu'avec la main gauche, et que, de plus, elle doit, quand elle est bien placée, répondre au côté gauche du bassin de la femme.

La branche à mortaise a reçu le nom de *branche droite*, parce que, pour l'appliquer, il faut la saisir de la main droite, et, quand elle est en place, elle doit répondre au côté droit du bassin de la femme.

Une fois que la tête a été saisie avec le forceps, il n'agit sur elle que comme instrument de traction ; c'est-à-dire, qu'en tirant sur les branches qui sont au-dehors, on aide à l'action de la matrice, qui la pousse. Il est démontré aujourd'hui qu'il diminue peu les diamètres de la tête, et c'est à peine s'il peut les réduire d'un centimètre, sans compromettre les jours de l'enfant.

Comme la sensation de froid que produirait l'instrument en pénétrant dans les organes serait pénible pour la mère, il faut, avant de l'appliquer, avoir la précaution d'en élever la température au niveau de celle du corps de la femme. Pour cela, il suffit de plonger les cuillers dans de l'eau chaude non bouillante, pour leur donner le degré de chaleur convenable.

Pour favoriser son glissement dans les organes, on doit aussi l'oindre d'un corps gras, huile, cérat, beurre, etc.

Une sage précaution à prendre consiste, après avoir préalablement bien déterminé la position de la tête, à

articuler les branches du forceps et à le présenter à la
vulve de la manière dont il devra être posé, quand il
sera en place, c'est-à-dire les cuillers dans la direction
du diamètre occipito-mentonnier. Ainsi, on aura déterminé d'avance les points du bassin où devront correspondre chacune de ses branches, quand elles seront
articulées.

Pour l'appliquer, on doit autant que possible, sans
que ce soit une règle absolue, introduire la branche
gauche la première ; on la saisit solidement de la main
gauche dans le milieu de sa longueur, au niveau de
l'articulation, la main en dessus, de manière que le
manche de l'instrument, passant sous le bord cubital de
la main, se trouve fortement relevé en dehors et au-
dessus d'elle. On présente à l'ouverture de la vulve
l'extrémité de la cuiller fortement inclinée en bas,
pendant que le manche, fortement relevé, et le crochet
qui le termine, sont parallèles à l'aine droite de la
femme.

Pour l'introduire dans les organes génitaux et la
placer convenablement sur la tête de l'enfant, il faut la
guider avec la main droite. Celle-ci, dont le dos a été
préalablement enduit d'un corps gras pour faciliter son
glissement et éviter les maladies contagieuses, est pré-
sentée de champ : les quatre derniers doigts, parallèlement placés les uns contre les autres, introduits lentement,
sans brusquerie, par des mouvements de haut en bas et
d'avant en arrière, jusqu'à la tête. Le pouce reste en
dehors, et ce ne serait qu'autant que l'extrémité des
autres doigts n'arriverait pas jusqu'à l'utérus, qu'il

serait lui-même introduit dans le vagin. L'extrémité des
quatre derniers doigts, ou au moins de deux d'entre eux,
doit glisser sur la tête, entre elle et le col utérin, de
sorte que le bout de la cuiller pénètre bien dans la
matrice et non dans le cul-de-sac du vagin ; car, si elle
était mal guidée, et sans cette précaution, le bout de la
cuiller irait se placer entre le col utérin et le vagin ; et
l'instrument n'étant pas assez profondément placé, si,
pour l'enfoncer d'avantage, on le poussait un peu fortement, il déchirerait le cul-de-sac, pénétrerait dans le
péritoine et produirait une lésion mortelle ; ou bien, si,
le croyant assez profondément introduit, on rapprochait
les deux cuillers pour fixer plus solidement la tête et
tirer d'avantage sur elle, on couperait le col utérin
pressé entre la tête et les cuillers. Ces accidents, dûs à
la maladresse de l'accoucheur, ne sont pas rares, ils
seront évités par les simples précautions que je prescris.
C'est là le plus grand danger de l'application du forceps. Quand, au contraire, le col s'est retiré derrière
la tête sur le cou de l'enfant, ce danger n'est plus à redouter.

La main droite ainsi placée, on fait glisser l'extrémité
de la cuiller sur la paume de la main, entre elle et la
tête. Au fur et à mesure qu'elle pénètre, on lui fait
suivre la direction de l'axe de l'excavation, et, pour
qu'elle puisse pénétrer de bas en haut et d'avant en
arrière, il faut abaisser le manche et le crochet en le
passant au-dessous de l'avant-bras, le portant en dedans
de lui pour l'incliner entre les cuisses de la femme, en
même temps que l'autre extrémité se relève jusqu'à

dépasser le détroit supérieur, quand cela est utile.
Ainsi placée, la convexité de cette branche est en rapport
avec l'excavation du bassin, sa concavité s'applique sur
les bosses pariétales, et le bord courbe de la cuiller
chemine au-devant de la courbure du périnée et du
sacrum.

Quand elle est arrivée dans la matrice à la profondeur
voulue, on la confie à l'aide qui tient la cuisse gauche
de la mère. Il doit la tenir solidement et sans vaciller;
car, s'il tire cette branche à lui vers la cuisse de la
femme, le mouvement communiqué à l'extrémité de la
cuiller presse la tête et la pousse en sens opposé, de
sorte que, quand l'autre main voudra guider la seconde
branche, elle ne pourra passer entre elle et la tête.
L'opération en sera plus longue, plus difficile. La
sage-femme, qui est d'ordinaire l'un des deux aides,
doit bien se pénétrer de l'importance de son rôle.

Quand on fait pénétrer la branche du forceps, l'extrémité de la cuiller tantôt vient heurter trop fortement
contre la paume de la main, et ne glisse pas facilement,
tantôt, portée trop en dedans, elle heurte contre la tête,
fronce le cuir chevelu et n'avance pas. Dans ce dernier
cas, il faut retirer un peu l'instrument, porter son
manche un peu plus du côté opposé, et le pousser, non
pas directement, mais par de légers mouvements alternatifs d'élévation et d'abaissement, de manière à arriver
au-delà de la tête, et à effacer les froncements de la
peau sans la léser. Si la cuiller chemine difficilement,
on aiderait avec les deux derniers doigts, en poussant

et soulevant son bord postérieur qui froisse sur eux, en se dirigeant vers le point où il doit arriver.

On connaît que la cuiller a pénétré assez profondément, quand son extrémité a dépassé l'angle des mâchoires, et que le pivot est près de la vulve.

Cette première branche fixée, on saisit à son tour la branche droite avec la main droite à son articulation et à pleine main, de manière que la cuiller soit abaissée, et que le manche, porté au côté externe de la main et de l'avant-bras, soit tenu élevé. La cuiller étant rapprochée de la vulve, le manche doit se trouver parallèle au pli de l'aine gauche de la mère.

On se sert de la main gauche pour guider cette branche droite, dont le dos a été préalablement enduit d'un corps gras. L'introduction doit se faire d'après les règles que je viens de décrire pour l'autre branche.

Lorsque les deux branches sont introduites, on les rapproche l'une de l'autre; le pivot de la branche gauche, placée en dessous, doit facilement pénétrer dans la mortaise de la branche droite. Aussitôt, on tourne avec la clef ce pivot, qui fixe les deux branches l'une sur l'autre. Si l'une des cuillers avait pénétré plus profondément, et que le pivot et la mortaise ne fussent pas de niveau, il faudrait plutôt enfoncer celle qui a moins pénétré, que retirer la seconde. Si les branches n'étaient pas parallèles, que l'une fût plus inclinée que l'autre, il faudrait tâcher de les ramener au parallélisme, en portant celle qui est mal inclinée dans le sens opposé, en abaissant son manche et pesant sur lui, pour faire cheminer la cuiller sur la tête, jusqu'à position convenable. Il ne faut pas trop forcer, et, si on ne pouvait y arriver, on devrait retirer la branche mal placée ou toutes les deux, pour les réappliquer de nouveau.

Quand les deux branches sont articulées, on exerce sur elles de légères tractions, afin de savoir, si elles embrassent convenablement la tête, si celle-ci est mobile ou trop fortement serrée dans le bassin. On rapproche en même temps les deux branches, pour connaître si on n'aurait point pincé le col avec l'extrémité des cuillers. Si alors la femme accusait de la douleur, il faudrait aussitôt cesser la pression et réappliquer le forceps plutôt que de tirer sur lui, ce qui ferait déchirer le col utérin.

Ces précautions prises, on entoure l'articulation du forceps d'un linge, d'une bande de linge, pour fixer les branches plus solidement l'une contre l'autre, et empêcher les mains de glisser sur elles. On saisit le forceps en plaçant la main gauche en dessus sur l'articulation près de la vulve; la droite, à l'extrémité des branches près des crochets et en dessous. On tire alors sur les branches par des mouvements lents de gauche et de droite, et en pressant sur le forceps pour le porter en arrière vers le sacrum, afin que la tête n'échappe pas aussi facilement, et que le forceps ne puisse pas glisser en arrière, si elle n'était pas bien prise. On reconnaît qu'elle descend, quand le périnée bombe davantage, et quand, en allongeant le doigt indicateur gauche, on touche la tête plus ou moins bas. Quand la tête arrive à la vulve, on fait soutenir le périnée par l'un des aides, pour éviter sa déchirure. Alors, on change la direction des tractions; pour cela, on place la main gauche en dessous, la droite en dessus, et, au lieu d'abaisser le manche, on en relève l'extrémité libre, afin de dégager la face de devant le périnée. C'est quand l'occiput a franchi le détroit inférieur que l'on doit changer la direction des tractions.

La tête sortie, on enlève les linges qui entouraient les branches, et, après avoir fait tourner le pivot, on enlève la branche gauche, puis la droite. Après un instant de repos, les contractions chassent bientôt les épaules, et l'accouchement se termine. Si, au contraire, l'inertie persistait, s'il y avait hémorrhagie ou autre accident, il faudrait dégager les épaules : la première, celle qui est en dessous, comme je l'ai dit plus haut.

Il faut placer la femme dans une position convenable, et de telle sorte que le médecin ne soit pas gêné pour exercer les tractions. Elle ne devra être ni trop élevée, ni trop basse. Elle sera placée sur un meuble solide, recouvert d'un matelas, ou simplement sur le bord du lit, assez pour que la vulve le dépasse, afin que les branches du forceps puissent être abaissées suffisamment, sans être gênées. Au-dessous du matelas on placera une planche, pour que le siége ne puisse pas enfoncer dans les objets de literie et cacher la vulve. Le lit sera garni, pour n'être pas taché. Une personne se place derrière la malade, afin de la tenir un peu fléchie en avant, et d'appuyer les mains sur ses épaules pour l'empêcher de se lever brusquement, comme pour éviter l'opération. Pour le reste, elle sera placée comme je l'ai expliqué pour faire la version.

Il faut attendre, pour appliquer le forceps, que le col
soit assez dilaté pour permettre à la tête du fœtus et à
la main de l'accoucheur de passer; ou qu'il soit au moins
assez souple pour que ces parties puissent le franchir.
Ce serait une grande imprudence d'agir dans des circonstances différentes, car on exciterait les contractions
du col, qui se resserrerait sur la main ou l'instrument,
au lieu de s'élargir; ou on déterminerait des déchirures,
des lésions du col, toujours périlleuses pour la mère.
Cette règle ne permet pas d'exception.

C'est aussi une règle générale de n'appliquer le forceps
que sur la tête du fœtus, et jamais sur le siége de l'enfant.

Il est de règle de ne saisir la tête que dans la direction du diamètre occipito-mentonnier, afin que les bosses
pariétales, s'encadrant dans les fenêtres des cuillers,
puissent permettre une application plus solide de l'instrument. En prenant la tête dans toute autre direction, les branches du forceps sont beaucoup plus écartées, la tête comprimée plus irrégulièrement par une
moindre surface de son volume, ou mal comprise dans
les cuillers, pourra être lésée ou s'échapper pendant
les tractions. Cependant il y a quelques cas où il serait
difficile de la saisir dans la bonne direction. Les Alle-
mands ont pour règle de saisir la tête comme elle se
trouve, pourvu que les cuillers du forceps correspondent toujours à la moitié droite et gauche de l'excavation du bassin. J'ai vu, dans un cas semblable, le bord
postérieur du forceps entamer la peau de l'une des bosses
frontales, et l'accouchement se faire avec une grande
difficulté.

De l'application du forceps dans chaque cas particulier.

1° *Au détroit inférieur* — La nécessité de l'application du forceps se rencontre plus souvent au détroit inférieur que dans toutes les autres positions de la tête réunies. Il est d'observation que, huit fois sur neuf, c'est au détroit inférieur que le forceps doit être appliqué. C'est aussi le lieu où l'opération offre le moins de difficulté. C'est à ce cas particulier que s'appliquent, dans tout leur détail, les règles générales que je viens de tracer. Il est facile d'introduire les cuillers, de placer leur concavité sur les bosses pariétales, de manière à bien embrasser la tête, de tourner la concavité des bords directement en avant. Si l'occiput se trouve placé sous la symphyse pubienne, le dégagement de la tête se fait comme je l'ai expliqué. Mais, si l'occiput a roulé en arrière, s'est porté dans la concavité du sacrum, le dégagement ne se fait plus de la même manière. Comme c'est l'occiput qu'il faut dégager le premier au-devant du périnée, il faut, en commençant les tractions, placer la main gauche au-dessous du forceps, près de l'articulation des branches, la droite en dessus près des crochets, et, en tirant, opérer un mouvement d'élévation des branches, dont l'extrémité est élevée jusque près du ventre de la mère ; puis, quand l'occiput est sorti, abaisser les branches pour dégager la face à son tour. (*V. pl.* 12, *fig.* 1.)

2° *Dans l'excavation du bassin.* — La tête peut occuper bien des positions différentes, quand elle n'a pas fait son mouvement de rotation. Avant tout, il faut bien s'assurer de la position exacte, précise de la tête, bien déterminer le point où correspond la fontanelle postérieure.

A. — *L'occiput répond à la cavité cotyloïde gauche.* — La position étant bien déterminée, le forceps articulé est présenté près de la vulve et placé dans la direction qu'il devra avoir lorsqu'il sera convenablement appliqué sur la tête, on voit à quel point, à l'extérieur, devra correspondre chaque branche de l'instrument. La gauche, placée un peu en arrière, reposera, par la convexité de sa cuiller, au-devant du ligament sacro-sciatique gauche, près du sacrum. La droite répondra vis-à-vis du trou sous-pubien droit. La concavité des bords, tournée du côté de l'occiput, l'articulation des branches ou le pivot répondront au pli de la cuisse gauche. (*V. pl.* 12, *fig.* 2.)

La branche gauche, introduite la première, guidée par la main droite, se place facilement sur la bosse pariétale qui est en arrière. Mais il y a plus de difficulté pour placer la seconde. On la saisit de la main droite, pendant que la gauche est introduite en arrière, au-devant de la symphyse sacro-iliaque droite, là où il y a le plus d'espace. La cuiller arrivée sur cette main, les doigts annulaire et médius poussent le bord convexe du forceps d'arrière en avant, pour le faire glisser entre la tête et la paroi droite du bassin. En même temps, pour favoriser ce mouvement, la main droite, qui tient le manche du forceps, l'abaisse fortement entre les cuisses, jusqu'au-devant de l'anus, et en le portant en arrière et vers la fesse droite ; la cuiller glisse en sens opposé, en parcourant un quart de cercle, jusqu'à ce qu'elle soit arrivée au niveau de la partie antérieure du trou sous-pubien droit. Quand la manœuvre a réussi, la mortaise se trouve vis-à-vis du pivot, et on articule les branches.

Ce mouvement réussit, quand la tête n'est pas trop serrée, qu'il n'y a pas de disproportion entre elle et le bassin, et que la branche gauche est bien tenue par l'aide, de manière à ce que l'extrémité de cette branche ne repousse pas la tête en sens opposé, ce qui gêne le passage de la cuiller. S'il y a trop de difficultés, on s'y prend autrement. On retire les deux branches. On réapplique la branche droite qui doit être placée en avant la première, et comme je viens de le dire. Il y a alors plus de facilité pour son passage, parce que la place qui doit être occupée par la gauche est vide, et que la cuiller ne repousse plus la tête. Puis, on place la branche gauche la seconde; seulement, il faut alors décroiser le fer en faisant passer la branche à pivot en dessous. Je n'y ai jamais trouvé de difficulté ni de danger. Il m'arrive souvent de commencer, de prime-abord, par appliquer cette branche droite la première, et de m'en bien trouver.

Les branches articulées, lorsqu'on s'est assuré que la tête n'est pas très-solidement retenue dans le bassin, que le col n'est pas pincé par le forceps, quand la tête cède aux tractions, il faut lui faire exécuter son mouvement de rotation, et, pour cela, porter, sous la symphyse pubienne, le pivot et le bord concave du forceps, tournés vers la cuisse gauche. Ce mouvement exécuté, le reste de l'accouchement se termine comme lorsque la tête est engagée au détroit inférieur.

B. — *L'occiput répond à la symphyse sacro-iliaque*

droite. — Lorsque cette deuxième position a été bien positivement reconnue, le forceps doit être appliqué absolument de la même manière que dans la précédente. Les mêmes diamètres de la tête se trouvent en rapport avec les mêmes diamètres du bassin; seulement, il y aura cette différence, que le bord concave des cuillers sera tourné vers la face, que le mouvement de rotation à imprimer à la tête, quand elle descendra, portera l'occiput en arrière dans la concavité du sacrum, et que le dégagement de l'occiput, au-devant du périnée, devra s'opérer plus lentement, et en faisant subir au forceps un mouvement d'élévation d'abord, et d'abaissement plus tard, comme je l'ai expliqué au second alinéa de l'application du forceps au détroit inférieur. (*V. pl.* 13, *fig.* 1.)

C. — *L'occiput répond à la cavité cotyloïde droite.* — Le diagnostic étant précisé et la position bien déterminée, le forceps est présenté, articulé près de la vulve. La branche droite, placée en arrière, reposera, par la convexité de sa cuiller, au-devant du ligament sacro-sciatique droit, près du sacrum, et la gauche se trouvera vis-à-vis du trou sous-pubien gauche. La concavité des bords tournée vers l'occiput, l'articulation, le pivot, répondront au pli de la cuisse droite.

La branche droite introduite la première, guidée par la main gauche, se place facilement sur la bosse pariétale qui est en arrière. Mais il y a plus de difficulté pour placer la seconde. On la saisit de la main gauche, pendant que la droite, pour la guider, est introduite en arrière au-devant de la symphyse sacro-iliaque gauche, là où il y a le plus d'espace. La cuiller arrivée sur cette main, les doigts annulaire et médius ramènent le bord convexe du forceps d'arrière en avant, pour le faire glisser entre la tête et la paroi gauche du bassin. En même temps, pour favoriser ce mouvement, la main gauche, qui tient le manche du forceps, l'abaisse fortement entre les cuisses jusqu'au-devant de l'anus, et en portant son extrémité en arrière vers la fesse gauche; la cuiller glisse en sens opposé en parcourant un quart de cercle, jusqu'à ce qu'elle soit arrivée au niveau de la partie antérieure du trou sous-pubien gauche. Quand la manœuvre a réussi, la mortaise se trouve vis-à-vis du pivot, et on articule les branches.

Ce mouvement réussit, quand la tête n'est pas trop serrée, qu'il n'y a pas de disproportion entre elle et le bassin, et que la branche droite est solidement tenue par l'aide, de manière à ce que l'extrémité de cette branche ne repousse pas la tête en sens opposé, ce qui gêne le passage de la cuiller. S'il y a trop de difficulté, on s'y prend autrement.

On retire les deux branches, on réapplique la gauche qui doit être en avant, la première, comme je viens de le dire. Il y a alors plus de facilité pour son passage, parce que la place qui doit être occupée par la droite est vide, et que la cuiller ne refoule plus la tête. Puis, on place la branche droite la dernière; seulement, les deux branches sont placées sens dessus dessous, le pivot au-dessus de la mortaise. Il faut décroiser le fer en faisant passer la branche à pivot en dessous. Puis terminer l'opération, comme je l'ai dit, lorsque le forceps est appliqué sur l'occiput correspondant à la cavité cotyloïde gauche.

D. — *L'occiput répond à la symphyse sacro-iliaque gauche.* — Lorsque cette position a été bien reconnue, le forceps doit être appliqué absolument de la même manière que dans la précédente ; seulement, il y aura cette différence, que ce sera la face qui correspondra au bord concave du forceps ; que le mouvement de rotation à imprimer à la tête, quand elle descendra, portera l'occiput en arrière, dans la concavité du sacrum, et que le dégagement de l'occiput, au-devant du périnée, devra se faire plus lentement, et en faisant subir au forceps un mouvement d'élévation d'abord, et d'abaissement plus tard, comme je l'ai dit en parlant du dégagement au détroit inférieur, l'occiput en arrière.

E. — *Dans le diamètre transverse de l'excavation.* — Il est facile de comprendre que, si le diamètre occipito-frontal de la tête était en rapport avec le transverse de l'excavation, l'application du forceps devrait se faire absolument comme si la tête était dans les diamètres obliques. Tantôt l'occiput répondrait à gauche dans le bassin, et les règles seraient les mêmes que dans les positions où l'occiput répondrait à la cavité cotyloïde gauche ; tantôt il répondrait à droite dans le bassin, et les règles seraient les mêmes que dans les positions où l'occiput répondrait à la cavité cotyloïde droite. Dans l'une et dans l'autre position, les bords concaves du forceps, tournés du côté de l'occiput, seraient toujours ramenés en avant, en faisant exécuter le mouvement de rotation à la tête, pour placer l'occiput sous la symphyse pubienne et le dégager ainsi.

3° De l'application du forceps au détroit supérieur. —

Pour intervenir au détroit supérieur, il faut, avant tout, que le col utérin soit suffisamment dilaté. Lorsque quelques-uns des accidents qui nécessitent impérieusement une terminaison rapide du travail surgiront, la tête étant encore dans le détroit supérieur ou au-dessus de lui, il ne faudra recourir au forceps que quand elle sera engagée au détroit, pressée par l'utérus rétracté sur le corps du fœtus, après l'écoulement des eaux ; alors le forceps sera la seule ressource. Dans presque tous les autres cas, on devra préférer la version.

L'application du forceps au détroit supérieur est plus difficile, parce que la tête est plus élevée, et que le périnée, surtout chez les primipares, empêche de porter les branches assez en arrière pour embrasser commodément la tête avec les cuillers ; elle est plus dangereuse, parce qu'étant moins bien saisie, le forceps lâche plus facilement la tête pendant les tractions ; que l'extrémité des cuillers peut blesser, déchirer le col utérin, et que la position de la tête n'est pas facile à déterminer.

C'est lorsque la tête est retenue au détroit supérieur qu'on pourrait suivre les règles de la méthode allemande, qui consistent à saisir la tête sans tenir compte de sa position, en ayant le soin de placer les branches du forceps, de manière à ce que le milieu des cuillers corresponde toujours aux côtés du bassin. Mais comme il est d'observation que, quand elle s'engage à ce détroit, la tête se présente presque toujours dans les diamètres obliques ; alors les règles que j'ai tracées pour l'excavation du bassin trouvent encore leur application au détroit supérieur. Seulement on doit commencer par poser la branche qui doit être antérieure, la première. La main doit pénétrer plus profondément et être portée tout entière dans l'utérus, afin d'empêcher l'extrémité de la cuiller de se fourvoyer dans le cul-de-sac du vagin, ce qui est bien plus facile, et de la placer plus sûrement sur les côtés de la tête; il faut relever plus rapidement la cuiller et abaisser plus fortement le manche, de manière que son crochet regarde directement en bas. La main voisine de l'articulation des branches doit être placée en dessous et l'autre en dessus. Les tractions doivent être faites plus directement en bas, et en portant, tout à la fois, le bord postérieur du forceps en arrière vers le périnée qu'il refoule, afin de tirer dans la direction du détroit supérieur, et afin qu'il ne puisse pas glisser facilement de dessus la tête, moins bien régulièrement prise. Quand on s'aperçoit que la tête cède, descend, qu'elle est dans l'excavation, il faut lui faire exécuter son mouvement de rotation et ramener l'occiput sous les pubis, en inclinant, si c'est utile, la concavité des bords du forceps vers l'une ou l'autre cuisse, sur les côtés.

Il faut bien plus d'attention et de soin, de la part de l'aide qui tient la première branche du forceps placée dans la matrice, pour l'empêcher de vaciller; car, si elle se dérangeait ou repoussait la tête, les difficultés de l'opération en seraient augmentées. (*V. pl.* 14, *fig.* 1.)

4° *De l'application du forceps lorsque le tronc est au dehors.* — L'application du forceps, lorsque le tronc est sorti, est toujours une opération difficile, parce que le tronc qui remplit la vulve gêne singulièrement l'introduction des mains et des instruments, surtout quand la tête est au détroit supérieur. Quand le tronc est sorti, le renversement de la tête en arrière; le col utérin, en se contractant spasmodiquement sur le cou du fœtus, en comprimant le cordon; la rétraction de la matrice, en décollant le placenta, peuvent mettre en grand péril les jours de l'enfant. Dans ces cas, on ne pourra jamais placer assez rapidement l'instrument pour le sauver. On arrive bien plus promptement et sûrement à dégager la tête, en agissant méthodiquement, comme je l'ai expliqué en traitant de la version.

1° Mais, s'il y avait un défaut de proportion entre le bassin et la tête; si celle-ci avait été fixée solidement entre deux points du bassin par des tractions malhabiles et outrées; s'il y avait un rétrécissement du bassin, alors les mains seraient insuffisantes, on devrait essayer l'application du forceps. Encore, dans ces cas, la mort bien constastée du fœtus, la crainte de déterminer des lésions graves dans les parties de la mère devraient-elles éloigner de cette opération. C'est donc une opération fort restreinte dans son application. Le forceps doit correspondre au plan antérieur du fœtus.

L'occiput doit avoir été ramené sous la symphyse pubienne. On fait relever fortement le tronc du fœtus en avant, enveloppé dans un linge chaud, après avoir préalablement étendu les bras le long du tronc. On porte les cuillers du forceps sur les côtés de l'excavation comme lorsque la tête est au détroit inférieur. On peut saisir la tête jusqu'au détroit supérieur de la mâchoire au sommet. Il faut toujours fléchir la tête, autant que possible, avant de placer les cuillers. Pour dégager la tête par un mouvement de flexion, il faut relever le manche vers le pubis en tirant sur lui et en soutenant la face, quand elle se dégage. (*V. pl.* 14, *fig.* 2.)

Si la tête n'avait pas fait son mouvement de rotation, il faudrait préalablement le lui faire opérer avec les mains. Si on ne pouvait y parvenir, il faudrait placer l'instrument, comme dans les positions que j'ai décrites, où la tête n'a pas exécuté ce mouvement. On relève alors le tronc vers l'aine, du même côté; on place la branche antérieure la première, en la faisant glisser au-devant de la face; après avoir articulé les branches, on fait faire le mouvement de rotation à la tête, en ayant le soin de toujours placer l'occiput sous la symphyse pubienne, puis on dégage la tête. Si la position était transversale, on les placerait de la même manière, et, si on ne pouvait pas, les cuillers embrasseraient la tête de la face à l'occiput.

2° Si l'occiput ou le dos de l'enfant est en arrière, il y aura plus de difficulté pour placer les cuillers, parce qu'il y aura moins d'espace près de la symphyse pubienne pour passer la main et les cuillers. On portera le tronc du fœtus fortement en arrière et enveloppé. Si le mouvement de rotation n'était pas opéré, on le ferait exécuter. L'extraction se ferait en abaissant le manche, et en ayant soin de ne pas contondre la poitrine de l'enfant, s'il était vivant. Quelques accoucheurs sont parvenus à dégager l'occiput en arrière le premier. Quoique offrant peu de chance de succès, cette manœuvre peut être tentée. Pour cela, il faudrait fortement relever les branches de l'instrument pour faire descendre l'occiput devant le périnée. La difficulté et l'insuccès trop fréquent de ces manœuvres, dans cette position, devraient porter à toujours essayer préalablement de ramener avec la main la face devant le sacrum et l'occiput sous les pubis.

5° *De l'application du forceps dans les présentations de la face.* — Dans les présentations de la face, on doit toujours placer les cuillers sur les parties latérales de la face. Il n'y a pas d'exception à cette règle. Le bord concave de l'instrument doit toujours correspondre au menton, et celui-ci doit toujours être ramené sous la symphyse pubienne pour en être dégagé, et jamais vers le périnée. C'est ce qui rend l'application plus rare et plus difficile dans les présentations de la face que dans celle du sommet. Aussi dans les présentations de la face chaque fois que le menton correspond en arrière à l'une des symphyses sacro-iliaques ; qu'il n'exécute pas son mouvement de rotation dans les positions transversales et obliques ; que le bassin est un peu étroit ou la tête volumineuse ; que la face ne s'engage pas en plein, mais plus ou moins inclinée ; pour peu qu'il y ait retard ou danger, quand la tête n'a pas franchi le col utérin , doit-on préférer la version à toute autre opération.

Lorsque le menton est en avant sous la symphyse pubienne, les règles de l'opération sont les mêmes que pour les positions du sommet au détroit inférieur. Les branches seront placées sur les côtés de la face , en ayant soin de ne pas la heurter avec l'extrémité des cuillers.

On abaisse le manche pour faire descendre le menton,
puis, quand il est dégagé de la vulve, on l'élève pour
faire sortir l'occiput. (*V. pl.* 13, *fig.* 1.)

Si le menton correspondait aux cavités cotyloïdes,
les cuillers du forceps, et leur bord concave, tourné vers
le menton, se placeraient comme dans les positions correspondantes de l'occiput. Le mouvement de rotation
exécuté, on extrairait, comme je viens de le dire. Dans
le diamètre transverse, on essayerait, si on ne pouvait
faire autrement, d'appliquer le forceps diagonalement,
comme dernière ressource.

Au détroit supérieur, il faudrait préférer la version,
et, s'il y avait rétraction de la matrice, employer tous
les moyens propres à la faire cesser (conseillés aux complications de la version), plutôt que de recourir au
forceps.

Lorsque le menton, parvenu dans l'excavation du
bassin, sera tourné en arrière, vis-à-vis de l'une des symphyses sacro-iliaques, la difficulté sera très-grande. Cette
complication ne peut naître que de l'inobservation, de
la part de la sage-femme ou de l'homme de l'art, des
règles que j'ai tracées en parlant de la position primitive
du menton en arrière. C'est sans contredit l'une des plus
dangereuses complications de l'accouchement. Il n'est
plus possible de recourir à la version, le menton ne peut
plus descendre plus bas pour se dégager du périnée. Il
reste donc encore à tenter l'application du forceps. Mais,
comme on ne peut porter son bord concave en arrière
vers le sacrum, on se trouve dans la nécessité d'enfrein-
dre la règle générale et de faire correspondre le bord

concave des cuillers, non pas au menton, mais au front. Les cuillers seront donc placées sur les joues du fœtus dans l'ordre inverse, puis on commencera à faire exécuter le mouvement de rotation à la face, jusqu'à ce que le forceps y mette obstacle et empêche d'aller plus loin. Alors on le désarticule, les deux branches sont retirées et réappliquées aussitôt sur la face, dans la position nouvelle où on vient de la placer. Quand elle a été saisie, on lui fait achever son mouvement de rotation pour placer le menton en avant. Par cette manœuvre, on ramène le menton d'arrière en avant, en appliquant deux fois l'instrument. M. *Chailly* a, dans ces derniers temps, par cette manœuvre, pu avoir des enfants vivants. Ce serait donc une opération à tenter. Si elle ne réussissait pas ou si l'enfant était mort, il ne resterait plus que la détroncation.

De quelques devoirs de la sage-femme dans les circonstances difficiles.

Lorsque, pendant le cours du travail de l'enfantement, de celui de l'avortement de six mois et demi à neuf mois, ou pendant le cours d'une maladie dans les derniers mois de la grossesse, et même aussitôt que la femme sera morte ou pendant les lenteurs de l'agonie, la sage-femme devra, sans aucun retard, envoyer chercher le médecin de la maison, ou, à son défaut, et dans le cas d'éloignement, le médecin le plus voisin, pour faire l'opération césarienne, après la mort de la mère, afin de sauver les jours de l'enfant. Le médecin, après s'être assuré de l'existence de l'enfant, de la réalité de la mort de la mère, procédera aussitôt à cette opération avec le même soin, les mêmes précautions que si la mère était vivante. La sage-femme ne devra jamais la faire elle-même, car la manœuvre ne peut être utilement et convenablement dirigée que par un médecin.

De même, pendant l'accouchement, lorsque le fœtus sera en danger de perdre la vie, qu'une portion de ses membres paraîtra au-dehors ou sera à la vulve près de sortir, elle devra toujours l'ondoyer. Si la religion lui en fait un devoir, l'humanité le lui commande aussi, car on voit, dans les pressants dangers, des mères se préoccuper de ce soin envers leur enfant. Combien de fois n'ai-je pas vu des femmes courageuses, au milieu des opérations qu'on exécutait sur elles, oubliant et le danger et leurs douleurs, s'écrier : sauvez mon enfant, baptisez-le! Ce sentiment si profond, je l'ai rencontré chez celles mêmes qui avaient le plus grand intérêt à cacher le témoin le moins irrécusable de leur faiblesse, chez les filles de la Maternité.

La certitude qu'on a rempli envers lui ce devoir, rassure leur conscience, calme leur inquiétude, et aide leur guérison. Cet oubli, au contraire, les trouble, les préoccupe, favorise le développement de fièvres graves, de maladies puerpérales, etc., qui peuvent entraîner la mort. Les femmes sont bien plus impressionnables dans l'état de couche qu'à tout autre moment de leur existence. Il faut donc éviter tout ce qui pourrait exciter leur crainte, les impressionner péniblement, agir défavorablement sur leur moral, agiter leur système nerveux, et devenir cause de maladie.

Ainsi, l'intérêt des familles, les lois d'une sage hygiène, l'humanité, la religion, comme l'intérêt bien compris de la sage-femme, lui commandent, ainsi qu'au médecin, de ne pas négliger ce devoir.

CHAPITRE VII.

DE LA DÉLIVRANCE.

De la délivrance simple.

La délivrance consiste dans l'expulsion du placenta
et des membranes de la cavité utérine.

Aussitôt que l'enfant est extrait du sein de sa mère,
il s'écoule une certaine quantité de sang mêlé d'eau de
l'amnios dont la source se trouve dans le décollement
du placenta qui laisse béantes quelques-unes des veines
utéro-placentaires. Mais cette petite hémorrhagie s'arrête aussitôt que l'utérus revenu sur lui-même ferme
les vaisseaux déchirés.

Quand le repos a permis à la mère de reprendre
quelque force, de nouvelles douleurs se font sentir, de
nouveaux efforts se montrent pour chasser le placenta
et les membranes. Un travail analogue à celui de l'accouchement va s'opérer.

Quelquefois, mais fort rarement, le placenta sort

avant le fœtus. Cela a lieu quand le placenta est inséré sur le col utérin ou près du col. Il y a alors d'ordinaire une hémorrhagie abondante. On doit terminer rapidement l'accouchement pour sauver les jours de la mère et ceux de l'enfant, si c'est possible. Cependant des accoucheurs ont vu le placenta précéder le fœtus sans qu'il y eût hémorrhagie.

Bien plus souvent, lorsque les douleurs de l'enfantement ont été vives et énergiques, que le travail a marché rapidement, ou lorsque les instruments ou la main ont été portés dans l'utérus pour terminer le travail, le placenta décollé est expulsé en même temps que l'enfant.

La marche de la délivrance est d'ordinaire moins rapide. Le placenta reste adhérent à l'utérus. Alors en portant la main sur le ventre de la femme elle apprécie un corps dur, allongé ou plus ou moins globuleux; et quelquefois même le mouvement de retrait de l'organe qui a lieu sans douleur.

Pendant ce temps le placenta se décolle. Voici par quel mécanisme : l'utérus en se resserrant rapproche ses fibres, dont tous les plans, quoique dirigés en sens différents, convergent vers le centre de sa cavité. Il se rapetisse, perd de sa capacité. Le placenta, qui en occupe la cavité, ne pouvant participer à cet état, ni diminuer de volume, d'une manière appréciable du moins, est séparé de l'utérus. La membrane muqueuse caduque, peu consistante qui les unit ensemble, est rompue, déchirée par la matrice qui glisse, pour ainsi dire, au-dessus du placenta. Ainsi séparé, celui-ci est poussé

sur le col utérin qu'il ferme. Tantôt il est renversé sur
lui-même, de manière à présenter sa face membraneuse,
tantôt sa face utérine. S'il est greffé sur l'un des côtés,
le retrait commençant d'ordinaire par le fond de l'utérus, décolle l'un de ses bords qui glisse et se présente
par un point de sa circonférence, au col utérin. Arrivé
sur le col utérin, sa présence agace excite l'utérus qui
se contracte pour le chasser et le faire descendre dans
le vagin. Si son volume est trop considérable, s'il a été
augmenté par les caillots qui se sont formés derrière lui,
il faudra que les contractions deviennent plus énergiques. Il peut arriver que l'expulsion en soit empêchée
et la sage-femme obligée d'intervenir.

Descendu dans le vagin, il presse sur le col de la
vessie et le rectum, produit du malaise, des épreintes
qui font conctracter l'utérus pour le pousser en bas. Il
peut rester dans le vagin ou être expulsé tout à fait.
Ou enfin un mouvement de la mère, pour se retourner
dans son lit, suffit pour l'entraîner au dehors par son
propre poids. Telle est la marche ordinaire de la délivrance abandonnée à elle-même.

L'art doit venir au secours de la femme dans le plus
grand nombre des cas, si la délivrance tarde trop à se
faire. Mais à quel moment est-il utile d'intervenir? Faut-
il que ce soit aussitôt après l'accouchement? Faut-il toujours abandonner la délivrance à elle-même? Combien
de temps faut-il attendre pour la faire?

En général, il y a danger à faire la délivrance trop
promptement. Si cependant le placenta a été décollé,
pendant le travail, par de fortes douleurs, l'utérus pourra

être aussitôt vidé du placenta ; mais, s'il n'est pas décollé, les tractions exercées sur le cordon pour l'amener au dehors, sépareront le placenta, avant que l'utérus soit revenu sur lui-même, ce qui entraînera nécessairement une inertie de la matrice et à sa suite une hémorrhagie. S'il est trop adhérent, des efforts intempestifs devront produire le renversement de l'utérus, en abaisser le fond et occasionner les plus graves accidents. Il est donc sage et prudent de ne jamais se hâter.

J'ai pour habitude de ne jamais procéder à la délivrance aussitôt l'accouchement, comme de ne pas la retarder trop longtemps. J'y procède quand les *douleurs*, les *coliques* m'apprennent que l'*utérus se contracte*, quand il forme un corps dur, globuleux, derrière le pubis. Si ces signes manquent, il convient d'attendre, quand rien du reste n'oblige à se hâter ; mais, si, après une demi-heure ou trois quarts d'heure au plus, l'utérus ne revient pas sur lui-même, et si la mère est reposée de ses fatigues, j'excite les contractions par des frictions faites avec la main à nu sur le ventre, en pressant l'utérus ; et, quand il obéit à ce stimulant, je fais la délivrance.

Pour faire sûrement la délivrance, il faut, quand le moment est arrivé, saisir le cordon ombilical de la main droite, puis l'entortiller autour de ses doigts recouverts d'un linge, afin qu'il ne puisse pas glisser sur eux ; on introduit sous la symphyse du pubis les trois doigts du milieu de la main gauche, rapprochés et courbés en forme de tuile, jusqu'à la racine du cordon ou l'orifice du col. En même temps que la main droite fait des tractions sur le cordon d'arrière en avant, les doigts de la main gauche, pressant sur sa racine de haut en bas et d'avant en arrière, font descendre le placenta suivant l'axe du détroit supérieur. Si cette précaution n'est pas prise, il pourra arriver que les tractions faites sur le cordon, de la main droite seule, resteront sans résultat, si le placenta n'est pas descendu dans le vagin.

On doit toujours poser deux ligatures sur le cordon, pour prévenir l'hémorrhagie dans les cas de jumeaux. Lorsqu'on s'est assuré, en portant la main sur le ventre de la femme ou par le toucher, qu'il y a un second enfant dans l'utérus, il faut bien se garder de tirer sur le cordon ; car, si le placenta auquel appartient le cordon est uni avec celui de l'enfant qui n'est pas né, on pourrait faire décoller ce dernier et produire une hémorrhagie. Il faut donc attendre le retour des contractions, sans jamais les solliciter.

On a vu dans ces cas l'utérus cesser ses contractions, le col se refermer, et le second enfant naître plusieurs mois après le premier. Dans les accouchements de jumeaux, il ne faut donc jamais exciter les contractions, et attendre, à moins que quelques-unes des complications, dont je vais parler, ne se montrent ; car alors il faudrait agir, comme je vais l'indiquer.

En général, il ne faut pas hâter la sortie du second enfant, à cause de la distension trop considérable de la matrice. S'il y avait une position vicieuse du second enfant qui nécessitât la version, il faudrait la différer jusqu'à la réapparition des douleurs ; et, la version faite, abandonner l'expulsion aux seuls efforts de la nature.

Quand le placenta est au-dehors, on doit l'étaler, l'examiner, afin de s'assurer s'il n'en manque pas quelque portion restée dans l'utérus. Dans ce cas, il faudrait aussitôt porter la main dans la matrice pour décoller et extraire la portion restée.

De la délivrance compliquée.

La marche de la délivrance n'est pas toujours aussi simple que je viens de l'exposer. Elle se complique parfois d'accidents qui compromettraient les jours de la mère, si on ne venait à son secours.

De la rupture du cordon ombilical.

Le cordon ombilical se déchire, quand les tractions exercées sur lui sont portées trop loin ou faites sans précaution ; d'autres fois, parce que les vaisseaux qui le forment divergent et se séparent avant d'être arrivés au placenta, ou parce qu'ils s'insèrent sur son bord seulement. Dans ces cas, si les tractions, même modérées, sont un peu prolongées, ces vaisseaux sont inégalement tiraillés, et se rompent. On entend un petit bruit, résultat de la déchirure qui serait complète, si on persistait ; quand cette disposition existe, il faut bien se garder de continuer, et, s'il y a urgence, aller, en suivant la portion du cordon qui tient encore au placenta, saisir ce dernier avec la main et l'entraîner au-dehors.

De l'inertie de l'utérus.

L'inertie de la matrice après l'accouchement se reconnaît aux mêmes signes, exige le même traitement que l'inertie pendant le travail. Elle survient à la suite d'un travail long et pénible, ou chez les femmes faibles et débiles; plus rarement dans les circonstances opposées, à moins que la rapidité avec laquelle l'utérus s'est vidé du produit de la conception, ne l'ait jeté dans la débilité et l'inertie.

On a vu l'utérus rester inerte plusieurs heures, sans revenir sur lui-même, et la femme rester exposée à des accidents graves, comme l'hémorrhagie ou le renversement de l'utérus, si des tractions intempestives étaient exercées sur le cordon. On reconnaît l'inertie à ce que l'utérus forme un corps mou, flasque, dépressible derrière la paroi abdominale, au lieu du corps dur et globuleux que la main y trouve d'ordinaire; à l'absence de douleurs et de coliques, qui sont l'un des signes du retrait de l'utérus. Si on exerce sur le cordon des tractions transmises jusqu'au fond de l'utérus, dont les fibres ne se contractent pas, elles peuvent produire un renversement de l'utérus. D'autres fois, quand un point de la surface placentaire est décollé, il survient une hémorrhagie, toujours grave en de telles circonstances.

Il convient donc de surveiller l'utérus avec beaucoup de soin après l'expulsion de l'enfant, et, si les signes d'hémorrhagie se montrent, de ne pas abandonner la femme, de solliciter les contractions utérines pour prévenir les signes qui feraient redouter des accidents prochains. On doit relever les forces abattues par de doux toniques, des consommés, un peu de vin et d'eau, mais jamais par des liqueurs ou des rôties sucrées. En même temps, on fait des frictions sur le ventre avec la main à nu, en pressant sur l'utérus dans tous les sens, de manière à le tirer de l'engourdissement où il est tombé. Si ces moyens ne suffisent pas, et qu'il y ait danger, il faut porter la main dans l'utérus pour l'agacer : c'est sans contredit le moyen le plus prompt pour faire naître les contractions. Le seigle ergoté, administré comme je l'ai dit ailleurs, permettrait aussi d'arriver au même but, mais beaucoup plus lentement. Il conviendrait d'y recourir dès le début, sans négliger les autres moyens que je viens d'indiquer.

Des contractions spasmodiques du col utérin.

Il est difficile d'admettre que l'orifice vaginal du col utérin devienne le siége de contractions, qu'il puisse se resserrer assez, après la sortie du fœtus, pour s'opposer à la délivrance. Il est toujours tellement meurtri, contus, déchiré dans un ou plusieurs points de sa circonférence, noirâtre, ecchymosé, comme frangé, qu'il est difficile que ses fibres se contractent. En l'explorant quelques jours après l'accouchement, on trouve qu'il forme un cône creux, large et ouvert en bas, qui se rétrécit de plus en plus en arrivant à son orifice interne. C'est donc l'orifice interne, moins lésé que l'externe, qui est ordinairement le siége de ces contractions spasmodiques. Le resserrement qui s'opère naturellement dans cette partie et l'intégrité des fibres musculaires, rendent facilement compte de ces contractions et de l'obstacle qu'elles opposent à l'expulsion du placenta. La délivrance en est retardée ou empêchée.

S'il ne survient aucun accident, il est de bonne pratique d'attendre que le spasme ait cédé, avant de procéder à la délivrance. Pour le faire cesser, il faut recourir à la saignée, si la femme est forte et robuste, aux antispasmodiques, aux frictions avec la pommade de belladone sur le col utérin. Quand la contraction cesse seule, ou que le col se relâche à la suite des moyens que je viens de conseiller, on fait la délivrance, en portant la main dans le vagin et l'utérus, et en passant les doigts derrière le placenta pour l'extraire.

Obstacles mécaniques qui s'opposent à la sortie du placenta.

D'autres obstacles peuvent s'opposer à l'expulsion du placenta et retarder la délivrance.

Le volume de l'organe peut être augmenté de deux manières : 1° par l'hypertrophie de son tissu ou par suite de sa dégénérescence; 2° par l'accumulation des caillots au-dessus de lui et au milieu des membranes renversées sur elles-mêmes. On a vu le placenta descendre dans le vagin, faire saillie dans le col, les caillots s'accumuler derrière lui, apporter obstacle à la délivrance et la rendre difficile, si ce n'est impossible, sans le secours de l'art. Si les tractions modérées et convenablement opérées n'avaient pas entraîné le délivre, la main, en glissant le long du cordon, devrait aller le saisir par son bord pour l'extraire, en le pressant et le tordant sur lui-même.

De l'enchatonnement ou enkystement du placenta.

L'enchatonnement du placenta est une des complications les plus fréquentes de la délivrance. Cette disposition du placenta est ainsi nommée, parce qu'il est encadré dans l'utérus comme le verre d'une montre est reçu dans le cercle qui le retient. Il y en a trois formes différentes, auxquelles on peut rapporter toutes les autres.

Dans une des formes de l'enchatonnement, celle qui est la plus fréquente, l'utérus reste inerte, ne se contracte pas dans toute l'étendue où est fixé le placenta; tandis qu'au contraire, il se contracte, se resserre autour de la circonférence de cet organe. En se contractant, les fibres musculaires utérines forment, autour du placenta et au-dessous de lui, un rétrécissement plus ou moins épais qui s'étend sur la face fœtale, en la couvrant comme un bourrelet. Cette forme a été appelée enchatonnement par encadrement. Elle est partielle ou générale.

Elle est *partielle*, lorsque le bourrelet, formé par l'utérus contracté au-dessous du placenta, est interrompu dans une partie de son étendue. Cette disposition rend la délivrance plus facile.

Elle est *générale*, lorsque le bourrelet couvre tout le bord du placenta, et se resserre au-dessous de lui sans interruption.

Dans la deuxième forme, l'utérus, ne se contractant pas dans le point qui couvre l'arrière-faix, resserré sur lui-même au-dessous, ne forme plus qu'un long canal étroit, renfermant le cordon ombilical. Le doigt, en arrivant jusqu'à l'orifice interne du col utérin, ne peut toucher le placenta, à cause du long canal que forme l'utérus. Cette disposition constitue plus particulièrement l'enkystement.

Entre ces deux extrêmes, il y a un autre état intermédiaire. L'utérus se contracte au-dessous du placenta,
de manière à le renfermer comme dans une loge, puis,
un peu plus bas, il se dilate de nouveau. L'utérus alors
a la forme d'une gourde. Il offre deux renflements séparés par un rétrécissement.

Les causes de l'enchatonnement du placenta sont
un accouchement laborieux ou artificiel, et celui de
jumeaux, des frictions inopportunes sur le ventre, des
irritations de l'orifice, l'adhérence du placenta. Lorsque
le placenta est enchatonné, en exerçant des tractions
méthodiques sur le cordon ombilical, pour le faire descendre, il est impossible d'y arriver. Si, alors, on porte
la main sur le ventre de la femme, on sent l'utérus inégalement revenu sur lui-même. Il ne présente pas ce
corps dur, uniformément arrondi derrière les pubis,
que la main y trouve d'ordinaire. Il est, au contraire,
bosselé, et on apprécie facilement que ses fibres, resserrées sur elles-mêmes dans certains points, sont molles
et dépressibles dans d'autres. En portant le doigt ou la
main dans l'utérus pour reconnaître l'obstacle, on sent
l'utérus revenu sur le cordon, qui semble lui-même être
contenu dans un canal plus ou moins serré. Quand l'enchatonnement est produit par le resserrement des fibres
de l'orifice interne du col, le doigt parvient jusqu'à lui
en traversant la partie inférieure de ce col, qui est dilaté
en entonnoir, pendant qu'il est arrêté à l'orifice interne.
S'il y a simple encadrement formé par un bourrelet,
on arrive jusqu'au placenta, dont on apprécie la plus
grande étendue de la surface, mais qui est retenu en

place par sa circonférence. Quelquefois le placenta, décollé dans une plus ou moins grande étendue, pend au-dessous du point contracté, et le doigt apprécie cette portion pendante, lorsqu'il explore l'utérus.

L'enchatonnement du placenta n'a pas de gravité par lui-même; mais, comme il se lie à un défaut de contraction dans une partie des fibres utérines, il pourrait exposer la mère à des hémorrhagies, si on tardait trop à faire la délivrance, ou au renversement de l'utérus.

Si la matrice était resserrée sur elle-même, et qu'il n'y eût pas de menace d'hémorrhagie, on pourrait attendre quelques heures sans danger. Il faudrait faire des frictions sur le ventre de la femme pour faire cesser les contractions irrégulières. Si elles étaient trop énergiques, on pourrait employer les opiacés en lavement ou par la bouche, le laudanum, les onctions d'extrait de belladone, les saignées, si le pouls était plein et la femme robuste.

S'il y avait hémorrhagie, il faudrait, sans retard, extraire le placenta.

Si les moyens que je viens d'indiquer étaient impuissants, il faudrait porter jusqu'au rétrécissement un, deux, trois doigts, les y introduire successivement, les écarter doucement, lentement, de dedans en dehors, en dilatant l'orifice, jusqu'à ce qu'il soit assez entr'ouvert pour y porter la main entière. S'il n'y avait qu'un simple bourrelet replié sous le placenta, le doigt serait facilement introduit entre lui et l'utérus; ce qui devient bien plus facile, quand ce bourrelet est interrompu. On pénétrera ainsi dans les loges qui pourront exister.

Quand on est parvenu à lever l'obstacle, les mains et les doigts sont passés à plat entre lui et l'utérus ; on les glisse en les séparant l'un de l'autre, en abaissant le placenta vers le col, au fur et à mesure qu'il est décollé ; puis on le saisit à pleine main, et on l'extrait en l'enroulant sur lui-même.

L'enchatonnement est souvent lié à l'adhérence du placenta. Si le placenta, décollé dans une partie de son étendue, pendait au-dessous du point rétréci, il faudrait saisir et tirer cette partie, pour l'entraîner au dehors. Si la portion placée au-dessus du rétrécissement était trop volumineuse, il faudrait la laisser en place ; puis, après avoir dilaté l'ouverture d'étranglement, passer un ou plusieurs doigts derrière le placenta pour l'extraire. Si, malgré ces précautions, on ne pouvait y arriver, il faudrait alors essayer des opiacés, des injections belladonées, et se comporter comme je le dirai en parlant de l'adhérence du placenta.

De l'adhérence du placenta.

L'adhérence du placenta est une autre complication de la délivrance. Il y a adhérence chaque fois qu'après l'expulsion de l'enfant, le placenta reste uni à l'utérus et ne peut en être séparé. Il y a deux sortes d'adhérence.

L'adhérence simple, *naturelle*, est de beaucoup la plus commune. Dans l'état ordinaire, les contractions utérines suffisent pour rompre les moyens d'union qui existent entre le placenta et l'utérus. Mais, si l'utérus ne s'est pas suffisamment contracté, resserré sur lui-même, l'adhérence continuera, et la délivrance n'aura pas lieu.

Il est bien rare que cette forme d'adhérence persiste au delà de quelques heures, et qu'elle résiste aux contractions si elles sont générales.

La seconde forme d'adhérence, *accidentelle* et *pathologique*, est beaucoup plus rare que la précédente, et en même temps beaucoup plus grave. Tantôt la membrane peu résistante, qui réunit le placenta à l'utérus, peut devenir, par suite d'une excitation plus grande dans la circulation et la nutrition, plus dense, plus résistante, de telle sorte qu'elle ne puisse être détruite par les contractions utérines. D'autres fois la membrane muqueuse utérine, dont tous les éléments ont reçu une grande activité pendant la grossesse, peut devenir le siége d'une irritation ou d'une inflammation dans le point correspondant à l'insertion placentaire, propre à développer des produits nouveaux assez solides pour ne pouvoir être détruits.

L'adhérence peut être partielle ou générale.

L'adhérence *partielle*, beaucoup plus commune, donne souvent lieu à des hémorrhagies. Le placenta est tantôt décollé dans une partie de son étendue et pendant dans l'utérus, tantôt il adhère dans tout son pourtour, lorsqu'il est décollé dans son centre. Dans les points où le placenta est décollé, le tissu utérin ne se contracte pas, les veines utérines restent ouvertes et laissent couler le sang.

L'adhérence *générale*, beaucoup plus rare, ne donne lieu d'ordinaire à aucune hémorrhagie.

Quand une ou deux heures après l'accouchement, le placenta n'est pas expulsé, on doit croire qu'il y a adhérence. Pour s'en assurer, il faut exercer des tractions régulières sur le cordon ombilical, en portant les doigts jusqu'à sa racine. En prolongeant les tractions, il sera facile d'apprécier que le fond de l'utérus s'abaisse et pourrait être entraîné jusqu'à l'orifice, si elles étaient continuées. En plaçant la main sur le ventre de la femme, on trouve l'utérus plus ou moins dur et volumineux ; car il peut être contracté, mais non déformé, comme dans l'enchatonnement, ni aussi revenu sur lui-même qu'il l'est après la délivrance. En portant la main dans l'utérus, si l'adhérence n'est que partielle, elle trouve des portions décollées dans quelques points, adhérentes dans d'autres. Si c'est le centre qui est décollé, on reconnaît cette disposition à la saillie formée par le milieu du placenta, repoussé par les caillots accumulés derrière lui.

Quand elle est générale, on reconnaît le point où le placenta est fixé au relief qu'il forme ; à l'insensibilité, quand les doigts portent sur lui ; aux vaisseaux qui sillonnent sa face fœtale.

Lorsque le placenta reste adhérent à l'utérus, on a vu le col se refermer et la mère revenir à la santé. Le placenta a été trouvé flétri, desséché et rendu sans efforts, plusieurs mois après la délivrance, en totalité ou par lambeaux.

Le placenta décomposé peut s'écouler par lambeaux, plus ou moins épais. Ceux qui sont détachés depuis longtemps, réduits, pour ainsi dire, en une bouillie épaisse, conservent à peine l'apparence de l'organe dont ils font partie. Les portions, récemment détachées, fraîches,

rougeâtres, conservent, au contraire, toutes les apparences du placenta.

Pour leur expulsion, l'utérus devient de nouveau le
siége de coliques, de contractions. Le col utérin, s'il
s'était refermé, s'ouvre de nouveau. Il n'y a que dans
le cas où le délivre est peu volumineux, et expulsé par
petits lambeaux, que les phénomènes de dilatation du
col sont peu sensibles.

Le décollement tardif du placenta s'accompagne quelquefois d'une hémorrhagie. Abondante, elle peut prom-
tement compromettre les jours de la mère; si elle l'est
moins et qu'elle soit continue, elle peut la jeter à la
longue dans un état de prostration et d'affaissement, d'où
il sera difficile de la retirer.

D'autres fois, quand des portions de placenta sont restées dans l'utérus, des gazs se forment, répandent au
loin des miasmes fétides. Développés dans des organes
déjà malades, ils pénètrent dans l'économie par absorption ou imbibition, et produisent tous les phénomènes
des fièvres de résorption. Ils pénètrent, non-seulement
par les surfaces génitales, mais encore par la voie de la
respiration. L'air altéré par les émanations qui s'élèvent
des objets de literie, quelle que soit la propreté, fait aussi
pénétrer dans le sang, par la respiration, des matières
altérées qui l'infectent.

La sage-femme devra faire prévenir le médecin; puis
en attendant elle devra essayer la délivrance avec ménagement. Si l'adhérence est partielle et accompagnée
d'hémorrhagie, il faudra agir aussitôt, comme je vais
le dire; mais, si elle n'est pas accompagnée d'hémorrha-

gie, elle devra moins se presser et attendre quelques heures l'arrivée du médecin ; elle se guidera sur le cordon pour arriver jusqu'au délivre. Si le cordon était rompu, elle porterait la main dans l'utérus pour reconnaître le placenta aux signes que j'ai énumérés. Les doigts se porteront à son pourtour pour en explorer la circonférence. S'il est détaché dans l'un de ses points, il faut passer la main entre lui et l'utérus, en les séparant lentement, doucement, et en dirigeant l'extrémité des doigts du côté du placenta pour éviter de léser la matrice. Si le centre du placenta seul est décollé, il faut le percer de part en part avec les doigts, les porter en dessus de lui, et le séparer en détruisant les moyens d'union dans toute sa circonférence.

Mais, si l'adhérence est générale, trop intime, si on ne peut soulever l'un des bords pour désunir le placenta, on doit le laisser en place. Il serait bien moins nuisible à la mère de le laisser que d'agir sur l'utérus lui-même. Cependant, s'il y avait quelque portion du placenta détaché, il faudrait déchirer les portions pendantes du délivre, les entraîner par lambeaux, en prenant le plus grand soin pour que les doigts ne portassent que sur lui et non sur l'utérus.

Pour prévenir et combattre la fièvre purulente que la rétention du placenta et des caillots peut faire naître, il conviendrait de porter à plusieurs reprises, les jours suivants, quelques doigts dans l'utérus, pour saisir les débris qui y sont restés, entraîner les portions de placenta à demi putréfiées, altérées ; faire de fréquentes et abondantes injections dans le vagin avec des décoctions de quinquina ou d'eau chlorurée, pour entraîner les matières putréfiées et désinfecter l'air respiré par la mère. Les literies doivent être souvent changées et renouvelées, afin de ne laisser autour de la femme aucune cause d'infection. On devra entretenir la libre circulation d'un air pur, la plus grande propreté, et faire prendre des boissons toniques et légèrement excitantes. On n'insistera pas sur la diète.

Des hémorrhagies après l'accouchement.

L'hémorrhagie après l'accouchement est un des accidents les plus fréquents et les plus graves de la délivrance, celui qui fait périr le plus de femmes.

Elle peut survenir à deux époques différentes : tantôt elle se manifeste immédiatement ou peu d'instants après l'accouchement, et alors on la nomme *primitive*; tantôt elle se développe plusieurs jours après la naissance; elle est alors *secondaire*.

1° *De l'hémorrhagie primitive après la couche.* — L'hémorrhagie primitive prend deux formes distinctes : dans l'une, le sang s'écoule de la paroi de la matrice, mais s'accumule peu à peu dans sa cavité, c'est l'hémorrhagie *interne*; dans l'autre, le sang trouve une libre issue au-dehors, celle-ci forme l'hémorrhagie *externe*.

Après l'expulsion du fœtus de la cavité utérine, le tissu de cet organe revient sur lui-même, se durcit, décolle le placenta. Par ce retrait, les veines de l'utérus se ferment, à leur extrémité ouverte, par la compression qu'exerce sur elles le tissu musculaire utérin contracté. Le sang, qui arrive pour s'épancher, retenu par le resserrement exercé autour de leur extrémité béante, s'arrête, l'hémorrhagie se suspend. Elle cesse ensuite définitivement par le rétrécissement graduel du calibre des vaisseaux, sous l'influence de la rétraction incessante qui ramène l'organe à son premier volume.

Si, au contraire, l'utérus ne se contracte plus après l'expulsion du fœtus, ou si, après s'être resserré, le tissu de cet organe devient mou et perméable, le sang, qui arrive à l'extrémité du vaisseau déchiré lors de la séparation du placenta, n'étant plus retenu, s'écoule facilement au-dehors. Si le mouvement de retrait ne continue pas, et que les fibres musculaires utérines se relâchent, l'écoulement sanguin se faisant par un grand nombre de vaisseaux volumineux et sans valvules, l'hémorrhagie est abondante et mettra en peu d'instants en grand danger les jours de la mère.

C'est donc par l'affaiblissement, la cessation de l'action contractile de l'utérus que l'effusion sanguine a lieu ; mais il faut de plus que le placenta soit décollé en partie ou dans toute son étendue, que les vaisseaux utéro-placentaires soient déchirés, en un mot. Ainsi, l'écoulement sera plus ou moins abondant et rapide, suivant le degré d'inertie de l'utérus et l'étendue du décollement du placenta. Il y a des femmes chez lesquelles l'utérus paraît revenu sur lui-même, et, cependant, une hémorrhagie inquiétante ne cesse de se produire. Dans ce cas, la contraction utérine n'est pas complète, ou bien, le point où adhérait le placenta est resté inerte, tandis que l'organe s'est contracté dans le reste de son étendue.

Il y a une autre forme d'hémorrhagie utérine qui ne se montre que quand les premiers accidents sont passés et lorsque la femme en semblait à l'abri. Pendant le repos, l'utérus cesse de se contracter, et le sang, arrivant aux veines utérines, les distend de nouveau et force le faible obstacle que leur resserrement opposait à sa sortie. Cette forme est d'autant plus grave qu'elle surprend la mère dans le plus grand repos, et lorsque déjà la sage-femme ou le médecin sont éloignés depuis longtemps. Les femmes périssent alors avant que des secours efficaces aient pu leur être portés.

L'inertie est donc la cause la plus ordinaire des hémorrhagies après l'accouchement. Mais il y a des femmes qui y sont tellement disposées, qu'elle se montre à chaque accouchement, sans qu'on puisse se rendre compte de cette disposition, et elles en seront aussi atteintes à un second ou troisième accouchement, par cela seul qu'elles en ont été prises une première fois. L'inertie est favorisée par la prolongation du travail, les contractions prolongées de l'utérus, la sortie brusque du fœtus. D'autres fois, au contraire, par la lenteur du travail, la distension extrême du tissu utérin par des jumeaux, ou l'eau amniotique, les tractions exercées sur le cordon avant que le placenta soit décollé. La crainte, l'inquiétude, une émotion vive peuvent suspendre l'action contractile de l'utérus, comme l'oubli d'une saignée, l'abus des excitants, du vin, des liqueurs.

L'hémorrhagie externe se reconnaît facilement à l'écoulement du sang au-dehors. L'hémorrhagie, chez certaines femmes, surtout chez celles qui y sont, par disposition habituelle, plus souvent exposées, survient ordinairement brusquement, tout à coup, aussitôt après la sortie du fœtus. Le sang coule à flots ; elle a rapidement des effets fâcheux. Dans l'espace de quelques minutes, le pouls faiblit, la face pâlit, les mains deviennent froides, la respiration se fait par soupirs. Il y a des maux de cœur, la malade vomit, dégage les bras, repousse ses couvertures comme gênant trop les mouvements de la poitrine et pour avoir la respiration plus libre. Elle arrive rapidement à un état voisin de la syncope : il survient des tintements d'oreilles, une sueur froide ; elle promène des yeux égarés autour d'elle. Quelquefois, la délivrance a été facile sans complication, l'utérus a déjà éprouvé un mouvement de retrait ; la femme, changée de lit, se repose ; mais, pendant ce temps de calme, les fibres utérines se sont relâchées. L'hémorrhagie, qui n'avait point paru jusque-là, se manifeste ordinairement pendant le sommeil, loin de tout secours, et la femme peut succomber au milieu du calme le plus profond. J'en connais un cas.

On pourrait s'étonner que l'utérus, dont le col a été largement dilaté, puisse donner lieu à des hémorrhagies internes après l'accouchement. Différentes causes favorisent cette forme particulière d'hémorrhagie. L'orifice interne du col peut s'être contracté et être revenu sur lui-même, de telle sorte que le sang qui s'écoule de l'utérus, arrivant sur lui, le trouve fermé ; d'autres fois, c'est dans le vagin que le sang s'accumule et se coagule, ce que favorise la position de la femme. Dans d'autres cas, ce sont des lambeaux de membranes, tombés sur le col ou le placenta, en partie ou complètement détaché, qui obturent l'orifice utérin, mettent une digue à l'écoulement du sang au-dehors.

Si on observe attentivement ce qui se passe, on voit que le ventre se distend, devient de plus en plus volumineux et dépressible ; il s'élève, comme dans la grossesse, jusque vers le diaphragme. Le teint pâlit, les forces s'en vont ; il y a de l'anxiété, de la défaillance, de l'assoupissement. Le pouls s'accélère en perdant de sa force ; il se manifeste un tremblement, des mouvements spasmodiques des muscles. L'inattention peut facilement faire prendre le change.

La main, placée sur le ventre, sent l'utérus mou, non revenu sur lui-même. La pression exercée sur lui fait écouler quelques caillots de sang au dehors, ou du sang liquide. Si on touche, le vagin est rempli de caillots, le col ouvert ; mais l'orifice interne peut être fermé par des spasmes, des corps étrangers.

Pour ne pas se laisser surprendre, l'assistant devra appliquer souvent la main sur le ventre pour l'explorer et apprendre si l'utérus revient sur lui-même, s'il forme un globe dur, allongé derrière les pubis.

Traitement. — Pour prévenir les hémorrhagies, il ne faut pas trop activer les contractions utérines à la fin du travail ; car, lorsque l'accouchement est trop rapide et l'enfant expulsé tout d'un coup, les fibres utérines, fatiguées, épuisées dans leur action, cessent de se contracter après l'accouchement, et ne peuvent assez tôt revenir sur elles-mêmes. On ne doit donc pas trop précipiter le travail. Loin d'extraire l'enfant, quand la tête est sortie et que les contractions tardent à expulser le tronc, il faut plutôt retarder l'expulsion, quand elle est trop rapide; car, si un travail trop long peut être suivi d'hémorrhagie, celui qui est trop précipité peut avoir le même résultat. Après chaque accouchement on doit placer la main sur le ventre, afin de presser l'utérus, de lui procurer un point d'appui. On peut porter la main dans l'utérus à la plus légère apparence de perte, dans le but d'exciter ses contractions.

Le premier moyen à employer, aussitôt que l'hémorrhagie se montre après l'accouchement, consiste à extraire le placenta en se servant du cordon pour arriver jusqu'à lui. Mais les tractions exercées sur le cordon, telles que je les ai décrites, ne suffisent pas toujours, et, en insistant trop longtemps, on court risque de le déchirer. On a soin de dilater l'orifice interne du col ou les points rétrécis de l'utérus s'il y a des contractions irrégulières, le placenta décollé et extrait, l'utérus revient ordinairement sur lui-même.

Mais, quand l'extraction du placenta ne suffit pas, il faut porter la main dans la matrice, l'agacer, l'y maintenir quelque temps, en la promenant dans sa cavité pour l'exciter, si l'hémorrhagie continue, ou s'il y a de nouveaux caillots à extraire. En même temps l'autre main placée sur le ventre sert à solliciter ses contractions, en faissant glisser la paroi abdominale sur l'utérus, sans toutefois que ces frictions soient douloureuses.

On doit en même temps recourir au froid à l'extérieur, dont l'action favorise puissamment les contractions utérines. On doit placer sur le ventre, la vulve, les aines, des linges imbibés d'eau froide. On a même dans les cas opiniâtres lancé de l'eau sur le ventre de la femme. Les linges imbibés d'eau froide suffisent dans le plus grand nombre des cas. Il faut les renouveler plusieurs fois, sans insister trop longtemps. Car, trop prolongé, le froid pourrait faire naître des inflammations ou empêcher une réaction salutaire par l'affaissement où il jetterait les forces de l'économie. Le froid est un moyen précieux, mais qu'il faut renfermer dans certaines limites.

On doit également tenter une révulsion sur d'autres points du corps, et y appeler le sang qui se porte en trop grande abondance vers la matrice. C'est ainsi que l'on se trouve bien de plonger les mains dans de l'eau chaude où on a délayé de la farine de moutarde, ou mieux encore, d'appliquer des cataplasmes sur les seins, ou des sinapismes de farine de moutarde pure entre les deux épaules.

Le seigle ergoté, employé comme je l'ai conseillé, est aussi un médicament d'une grande utilité, mais qui agit plus lentement. Il faut du temps pour l'aller chercher, le préparer, du temps pour que son action se fasse apprécier. On devra toujours commencer par les médications précédentes, et donner cette poudre pendant l'administration de ces moyens. L'action plus lente du seigle ergoté viendra continuer celle de la main, des frictions et du froid, en soutenant les contractions utérines, en prolongeant le mouvement de retrait de ses fibres, qui fait reprendre à l'organe la forme globuleuse et dure que l'on doit trouver derrière les pubis. Cependant, il ne faut pas attendre que la femme ait trop perdu de sang pour administrer cette poudre; car elle n'a d'action qu'autant qu'elle est absorbée; et, si le sang s'est écoulé en trop grande abondance, l'action stimulante du seigle ne se fait pas sentir : on a laissé passer le moment opportun pour l'administrer.

Quand la perte a été trop abondante, qu'elle a épuisé la femme, il faut éviter le plus léger mouvement, ne point permettre de changer de lit, car la femme pourrait expirer au milieu des mouvements qui lui seraient imprimés. On doit entourer le ventre d'un bandage de corps serré, donner des cordiaux, des consommés, un peu de vin vieux. Mais, aussitôt que le pouls se relève, que la réaction s'établit, on doit en diminuer la dose ou la suspendre complétement.

Dans les cas exceptionnels où il importe d'agir rapidement pour prévenir une catastrophe funeste, on a proposé la compression de l'artère aorte. Elle doit être employée concurremment avec les autres moyens que je viens d'indiquer.

La compression de l'artère aorte à travers la paroi abdominale est facile, en raison de la laxité plus grande des tissus. Pour la pratiquer, il faut porter la main au-dessus du fond de l'utérus, vers la base de la poitrine et le plus haut possible. Avec les quatre derniers doigts de l'une des mains, on déprime la paroi abdominale molle et flasque aussitôt après l'accouchement (à moins que ce ne soit chez une femme très-grasse). Après avoir éloigné par des mouvements de droite et de gauche les viscères, il est facile de trouver

les battements de l'aorte sur le côté gauche de la colonne vertébrale. Ils cessent facilement en pressant sur
elle, même légèrement. La compression est continuée en
tenant les doigts appliqués sur elle. Il ne faut pas
presser avec force, car les doigts se fatiguent, s'engour-
dissent promptement, et n'apprécient plus alors les battements qui peuvent recommencer et l'hémorrhagie
reparaître, sans que celui qui comprime en ait conscience.
Pour prévenir cet effet, il faut changer la main sans
laisser écouler de sang au dehors, ou bien, presser les
deux doigts qui dépriment la paroi abdominale avec ceux
de la main opposée, afin de rendre la compression
constante et efficace. Quand le cours du sang est suspendu, on peut attendre l'effet des autres moyens qui
ont dû être employés concurremment. Il faut la continuer même après que le sang a cessé de couler.

La compression de l'aorte est le moyen le plus précieux pour arrêter le cours du sang, mais cependant
qui peut aussi elle tromper les espérances de l'accoucheur. Dans certains cas, il faut qu'elle soit permanente
et maintenue plusieurs heures, quand bien même le
sang ne coule plus, dans le but de prévenir une syncope
souvent inséparable d'une perte abondante, et qui serait
promptement mortelle.

La compression de l'artère aorte agit de deux manières : mécaniquement, en plaçant une digue qui empêche le sang de passer au-dessous du point comprimé,
pour aller se perdre au dehors ; physiologiquement,
parce que, quand la perte a été trop abondante, le sang,
insuffisant pour remplir l'arbre artériel, est impuissant

à entretenir, sur les organes et surtout le cerveau, la stimulation nécessaire à la vie. Le sang, qui n'arrive plus aux parties inférieures, se porte vers le cerveau, qu'il stimule assez pour réagir sur tout ce qui est soumis à son influence. Cependant, si elle était exercée trop longtemps, la prudence conseillerait de la suspendre quelques secondes, de loin en loin, pour ne pas soustraire ces parties inférieures à l'influence vivifiante du sang artériel. C'est surtout quand, après la sortie de l'enfant, les défaillances se reproduisent sans cesse, que les syncopes se prolongent, que le pouls est petit et très-fréquent, qu'il faut recourir à la compression prolongée de l'aorte.

Quand la perte a résisté à tous les moyens, que la femme est sur le point d'expirer, c'est alors le cas de pratiquer la *transfusion du sang*, opération qui consiste à faire passer le sang des veines d'une personne bien portante dans les veines de la femme qui va expirer en perdant tout le sien. Cette opération a réussi entre les mains de M. *Marmorier*, de Donierre, le 30 novembre 1850. Cette opération ne devant être pratiquée que par le médecin, je ne la décrirai pas ici. Cette dernière ressource doit faire comprendre à la sage-femme combien il importe au salut de l'accouchée de faire, de bonne heure, demander un médecin, afin de pouvoir mettre en pratique ces derniers moyens, dont l'application lui appartient seul.

Des hémorrhagies secondaires.

Il y a une autre forme d'hémorrhagie que j'ai eu lieu

d'observer plusieurs fois, et que j'appelle *secondaire*, parce qu'elle se montre quelque temps après l'accouchement, lorsque la femme semblait en être à l'abri.

Après trois ou quatre heures de repos, quelquefois bien plus longtemps encore, ou bien pendant le sommeil qui suit la délivrance, le ventre s'élève, il n'y a aucun écoulement au dehors. Mais, si on presse avec la main sur l'abdomen, un flot de sang s'écoule par la vulve. Il y a alors hémorrhagie interne. L'utérus, quoique rétracté d'abord, a fini par se relâcher, les veines se sont ouvertes et ont laissé couler le sang.

Chez les femmes de la campagne qui abandonnent trop tôt leur lit, pour se livrer aux soins du ménage, on voit cette hémorrhagie apparaître avant comme après la fièvre de lait. Chez une femme de la Maternité, je l'ai vue se développer neuf jours après la couche, sans que la malade ait sorti de son lit, et à la suite d'un accès de fièvre. Six jours après la disparition de cet accès, elle a reparu à l'occasion d'un second accès fébril. — Elle peut être le résultat d'une anémie, une suite de la chlorose, d'un état particulier du sang, qui s'accompagne souvent de la présence d'une grande abondance d'albumine dans l'urine, comme j'en ai eu un exemple sous les yeux à la Maternité. — J'ai été consulté, il y a peu de jours, par une femme de la campagne, qui, depuis six semaines qu'elle était accouchée, femme forte, vigoureuse, mais un peu pâle, nourrice, éprouve une perte peu abondante, mais continue. Cet écoulement n'est pas très-fort, mais, par sa durée, il peut s'élever à une perte considérable et altérer les forces et la santé de la femme. *Burns* a particulièrement parlé de cet état. Le repos, l'air froid, les limonades sulfuriques, les ferrugineux, le cachou, l'extrait de ratanhia, sont de très-bons moyens en pareille circonstance. — M. *Moreau* a rapporté deux observations dans lesquelles la constipation, en gênant le cours du sang dans les veines iliaques, avait suffi pour provoquer une hémorrhagie, le neuvième jour après l'accouchement. — D'autres fois il reste dans l'utérus une portion peu étendue de placenta ; les suites de couche s'établissent régulièrement. Mais, tantôt à l'occassion de la fièvre de lait, tantôt plusieurs jours après elle, et, dans le dernier cas que j'ai vu, c'était le quatorzième jour, une hémorrhagie abondante survient, et assez grave pour mettre, par sa force ou sa continuité, les jours de la malade en danger, comme cela est arrivé chez la femme de la campagne dont j'ai parlé. — Dans tous ces cas, quand l'hémorrhagie survient quelques jours après l'accouchement, l'utérus peut être revenu sur lui-même ; ce qui n'empêche pas l'hémorrhagie de se développer et de mettre, par son abondance ou sa continuité, les jours de la femme en grand danger.

On reconnaît ces hémorrhagies aux signes suivants : quand la personne est replacée dans son lit, on devra, de quart-d'heure en quart-d'heure, placer la main sur le ventre, examiner la vulve pour ne pas se laisser surprendre par la perte, quoiqu'il n'y ait pas d'écoulement au dehors. Si le ventre se distend, si l'utérus est plus mou, moins résistant, si, en le pressant, il s'échappe des caillots ou du sang pur par la vulve ; si, un quart-d'heure, une demi-heure après cette première exploration, en exerçant les mêmes recherches, on rencontre les mêmes symptômes ; si le pouls faiblit, la face se décolore, on doit se hâter de porter des secours à la mère. Les contractions des fibres utérines ont cessé, les veines se sont entr'ouvertes, l'inertie est survenue, et, pour la faire cesser, il faut recourir aux frictions sur le ventre, au seigle ergoté, à l'eau froide, à l'agacement de l'utérus avec la main, etc., etc.

Quand l'hémorrhagie n'apparaît que six à huit jours après l'accouchement, et si la femme n'a pas été à la selle depuis ce temps, l'évacuation du rectum par un laxatif doux ou un lavement purgatif la fera promptement cesser, si la constipation en est seule la cause.

L'anémie, la chlorose, se reconnaîtront aux antécédents et aux bruits de souffle dans les carotides ; l'état albumineux des urines par la chaleur et l'acide nitrique. Ces différents états seront combattus par un traitement propre à ces maladies : les astringents, les toniques, les ferrugineux, un régime approprié. La sage-femme devra se borner à donner les premiers soins et à mander un médecin, qui devra seul combattre la cause de l'hémorrhagie. La compression de l'aorte sera plus rarement utile dans ces hémorrhagies, qui surviennent quelques jours après l'accouchement. On devra cependant l'essayer.

Quand l'hémorrhagie est due à quelque portion du placenta restée à demeure dans l'utérus, on ne peut en reconnaître la cause qu'en y portant la main. En général, dans les hémorrhagies consécutives, la saine pratique doit toujours conseiller d'explorer la matrice. Dans le cas dont je parle, l'utérus est toujours revenu sur lui-même, ou du moins sa dilatation ne paraît pas sensiblement plus grande que celle qu'elle doit avoir d'après le temps écoulé depuis la délivrance. Aussi, pour arriver à saisir le morceau du placenta, ne peut-on introduire qu'un ou deux doigts dans l'utérus, pour détacher ces restes d'organe.

Il est utile de faire ici une observation pratique. Dans le point où le placenta est placé et d'où les doigts en détachent les débris, la muqueuse utérine forme une surface saillante, rugueuse, mamelonnée, au-dessus du reste de la surface de la cavité. Il ne faut pas confondre ces inégalités avec les restes du placenta et ne pas s'obstiner à les enlever, les déchirer avec l'ongle, croyant agir sur le placenta. On peut d'autant plus se méprendre, que ces inégalités de l'utérus sont peu sensibles. On distingue cette disposition, parce que les débris du placenta s'enlèvent sans peine, sans difficulté, tandis que c'est le contraire qui a lieu, si on veut enlever ces reliefs de la matrice, qui deviendraient douloureux, si on les entamait avec l'ongle. Ces reliefs, formés par le tissu utérin, sont les seuls points qui ne se contractent pas suffisamment et qui laissent écouler le sang.

CHAPITRE VIII.

SOINS A DONNER AU NOUVEAU-NÉ.

De la ligature du cordon ombilical.

Aussitôt après la naissance de l'enfant, et avant de le séparer de sa mère, il faut le placer en travers sur les cuisses de l'accouchée, afin que le sang, les mucosités, qui découlent du vagin, ne tombent pas dans sa bouche. Dans ces derniers temps, M. *Senn*, de Genève, a proposé de placer deux ligatures sur le cordon, à trois centimètres l'une de l'autre, et de le couper ensuite entre elles deux. L'avantage de cette pratique consiste à retenir dans le cordon le sang qui s'en écoule abondamment, quand on le divise. Ce sang, resté dans les vaisseaux, les distend ; retenu dans le placenta, il l'engorge, augmente son volume, facilite son décollement de l'utérus, et prévient les hémorrhagies du côté de la mère. Il y a utilité à suivre cette méthode, et on y trouve de plus l'avantage d'empêcher l'hémorrhagie par le cordon, dans les grossesses doubles.

Avant de faire la ligature, il faut s'assurer s'il n'y a pas d'intestin dans la base du cordon formant hernie. S'il y en avait une, la sage-femme devra lier le cordon au-delà de la hernie et réclamer aussitôt le secours d'un médecin.

Le point où la section doit être faite importerait peu, si la portion qui tient à l'enfant ne devait gêner par son volume ; car le travail, qui amène la séparation du bout du cordon, laissé adhérent au ventre de l'enfant, se fait toujours au même point, au niveau où la peau se continue avec le cordon. On lui laisse trois travers de doigt de longueur, afin qu'il ne puisse pas gêner, quand on retire l'enfant. Avant de placer la ligature, il faut examiner la base du cordon ; si elle était trop dilatée et qu'elle contînt une anse d'intestin, il faudrait la refouler dans le ventre et placer la ligature, après l'avoir fait rentrer complètement.

La ligature doit être faite avec cinq à six morceaux de fil longs de quinze à vingt centimètres, réunis ensemble par un nœud à chaque extrémité. On passe une anse autour du cordon, on fait un premier nœud serré assez fortement, pour aplatir les vaisseaux sans les diviser, puis, on fait un second nœud sur le premier. Si le cordon est très-gros, gélatineux, il est utile d'en faire sortir la gélatine en le pressant et la faisant glisser entre deux doigts, ou bien, en faisant des mouchetures sur le cordon pour la faire écouler.

Il importe de s'assurer si la ligature a bien aplati les vaisseaux et si le sang ne peut plus y circuler. On a vu des enfants périr d'hémorrhagie par le cordon, à la suite d'une ligature mal faite. J'ai vu moi-même trois fois cette hémorrhagie survenir, quoique les enfants eussent crié, respiré largement. Des langes trop serrés, des mucosités autour de la glotte, un peu d'imperméabilité du poumon, une circulation trop active, due à une trop grande élévation de la température, gênent le cours du sang chez le nouveau-né, le refoulent vers les artéres ombilicales non oblitérées complètement, et peuvent occasionner cette hémorrhagie.

Le cordon ombilical pourrait s'être rompu par suite de sa brièveté ou des tiraillements exercés sur lui. S'il s'était rompu près de l'ombilic et que l'on fût dans l'impossibilité de le lier, il faudrait placer sur la plaie un morceau d'agaric et une compresse de linge plié en plusieurs doubles. Le tout serait fixé par un bandage de corps. La plaie serait traitée par un médecin.

Le cordon lié, l'enfant est enlevé de dessus le lit, enveloppé dans des linges bien chauds et placé auprès du feu sur les genoux de la sage-femme. Elle examine aussitôt après, s'il est bien conformé, si les orifices naturels de son corps sont bien ouverts. Dans le cas où quelques-uns seraient imperforés, elle devrait prévenir les parents et faire venir un médecin, qui pratiquerait les opérations propres à faire cesser la difformité.

Ensuite, elle enlève l'enduit gras dont tout le corps est couvert, qui le rend glissant. On doit bien se garder de le frotter avec un linge et de l'eau, la peau serait irritée et l'épiderme soulevé.

On fait des onctions sur le corps avec les doigts ou des linges enduits d'un corps gras, d'huile, de graisse, d'un jaune d'œuf, et, ensuite, on le place dans un bain pour le mieux nettoyer. Ce bain pourra être rendu excitant pour les enfants faibles en y ajoutant un peu de vin rouge ou d'eau-de-vie. Puis, en le retirant, il est essuyé aussitôt et légèrement avec des linges chauds et usés.

La manière de vêtir l'enfant est plutôt du ressort des femmes que de celui des médecins, et les règles à suivre pour l'emmaillottement sont trop connues d'elles pour y insister. Les vêtements doivent être chauds et moelleux, être peu serrés pour ne pas gêner la circulation ni la respiration, la tête surtout ne doit pas être couverte de bonnets trop chauds ni trop nombreux. On place autour de l'enfant une bande de linge fin de la largeur de trois doigts, et susceptible de faire une fois et demie le tour de son corps. Ce bandage est destiné à fixer le cordon. Celui-ci doit être enveloppé dans un morceau de linge carré et fendu sur l'un de ses côtés. Le cordon est enveloppé dans cette compresse, relevé de bas en haut et placé sur le côté gauche du ventre, afin de ne pas comprimer le foie.

Si l'enfant ne va pas à la selle le premier ou le second jour, la sage-femme examinera de nouveau l'anus. Il peut se faire qu'ouvert et perforé à l'extérieur, le rectum soit fermé au-dessus de l'anus par une cloison. Si elle est certaine qu'il n'y a pas de vice de conformation, elle lui donnera quelques petits lavements d'eau de guimauve, un bain. Si ces moyens ne réussissent pas, on lui donne soit un peu d'huile d'amandes douces, soit du sirop de chicorée composé à la dose d'une à deux cuillerées à café.

De l'asphyxie ou mort apparente du nouveau-né.

L'enfant ne naît pas toujours dans l'état de santé dont je viens de parler; il peut naître sans donner aucun signe apparent de vie. C'est cet état grave qu'on a appelé asphyxie, et dans lequel il a un besoin pressant des secours de l'art.

La longueur du travail, les efforts incessants de la mère, ses maladies, une faiblesse originelle, la naissance avant terme, le décollement du placenta, une hémorrhagie, la compression du cordon, l'écoulement des eaux de l'amnios, en sont les causes les plus ordinaires, de même que l'accumulation des mucosités dans les voies aériennes.

On doit admettre deux périodes bien distinctes dans l'asphyxie des nouveaux-nés, utiles à connaître pour la direction du traitement.

Dans la première période, la sensibilité cutanée n'est pas abolie, et la contraction musculaire est apte à être mise en jeu. On la reconnaît à ce que la teinte des téguments est plus ou moins colorée, la peau est ferme et ne conserve pas l'empreinte du doigt; il n'y a pas de résolution complète des membres; les battements du cœur, quoique affaiblis, sont visibles sur la paroi de la poitrine; l'enfant fait quelquefois quelques légers mouvements des lèvres pour respirer, quelques efforts, quoique le cordon ait cessé de battre.

Dans la deuxième période, la sensibilité et le mouvement sont complètement suspendus, la circulation interrompue; la peau est pâle, blême, quelquefois bleuâtre; les membres dans un état de résolution complète, la mâchoire inférieure pendante. On reconnaît qu'il n'est pas mort, et qu'il y a encore espoir de conserver son existence, parce qu'en plaçant l'oreille sur la région du cœur, on entend quelques faibles battements, quelquefois un simple bruissement confus et rapide qui s'affaiblit sans cesse.

Le nouveau-né résiste à l'asphyxie plus de temps qu'on ne pense généralement. M. *Depaul* cite un cas où l'enfant résista plus d'une demi-heure. M. *Marchand* (*sur l'asphyxie du nouveau-né*) rapporte qu'ayant visité une femme accouchée depuis une heure, l'enfant qu'on croyait mort était abandonné dans un coin de la chambre. Il était flasque, décoloré, froid, mais le cœur battait encore. Il essaya l'insufflation pulmonaire, et, après une heure dix minutes de soin, l'enfant respirait seul. *Dugès* cite un cas où on a pu faire revivre l'enfant après trois heures de soins, d'abord infructueux. Quelque exceptionnels que soient ces cas, ils n'en prouvent pas moins combien est grande la résistance des nouveau-nés; qu'on se décide trop tôt à considérer comme mort un enfant qui n'est qu'asphyxié; que la sage-femme comme le médecin ne doivent cesser de donner des soins à ces enfants que lorsque le cœur a cessé de battre depuis longtemps; qu'il est prudent et humain d'insister sur les moyens que je vais indiquer.

Deux indications dominent le traitement : 1° faire respirer artificiellement le fœtus, jusqu'à ce que la respiration naturelle s'établisse; 2° entretenir la chaleur naturelle à l'aide de laine, réchauffer l'enfant s'il se refroidit.

Dans la première période que l'on reconnaît en explorant l'état de la sensibilité, ce qui provoque des mouvements, quand elle n'est pas tout à fait abolie, on doit commencer par enlever les obstacles qui empêchent l'air de pénétrer dans les voies aériennes et les poumons. Pour cela, on enfonce à plusieurs reprises les barbes d'une plume dans la gorge pour en retirer les mucosités filantes.

Quand on s'est ainsi assuré qu'il n'y a pas obstacle mécanique à l'entrée de l'air, on excite la sensibilité par des frictions sur la région du cœur, sur la colonne vertébrale, soit sèches, soit avec des liquides stimulants, de l'eau-de-vie, du vinaigre, etc.; on le place dans un bain chaud aiguisé avec les mêmes liquides ou du vin; on chatouille la plante des pieds avec une brosse. Si l'enfant naît bleuâtre, livide, pour faire cesser l'engorgement du cerveau, on fait une saignée. En coupant le cordon, on laisse écouler une ou deux cuillerées de sang du côté de l'enfant avant de placer la ligature. Ces moyens réussissent presque toujours dans cette période. Mais si, après un certain temps, ils restent sans effet, on aura recours à l'électricité par induction par l'appareil de M. *Duchesne*, de Boulogne.

Dans la seconde période, au contraire, si l'électricité surtout et tous les moyens sont inutiles, après s'être assuré que le cœur bat, on a recours à l'insufflation pulmonaire, sans perdre de temps. Pour cela on couche l'enfant en travers sur une table, la tête tournée vers l'opérateur, on introduit dans la narine droite un tuyau de plume ou une sonde tenus de la main gauche. On les fixe en pinçant l'autre narine entre deux doigts. La main droite est appliquée à plat sur la bouche de l'enfant pour empêcher l'air de sortir; on souffle doucement une certaine quantité d'air qui, en pénétrant dans la poitrine, produit un bruit particulier. Par une pression exercée avec les deux mains à plat, placées à la fois sur le ventre et la poitrine, on chasse l'air introduit; on continue ainsi toutes les dix secondes jusqu'à ce qu'on ait entendu une première inspiration; peu à peu les inspirations se rapprochent, deviennent plus intenses. On éloigne les insufflations et on les cesse lorsqu'il respire seul.

Si on abandonne l'enfant trop tôt, la respiration se ralentit, l'asphyxie recommence. On revient à l'insufflation, jusqu'à ce que la respiration soit établie définitivement.

Pour remplir la seconde indication, il faut couvrir la tête avec un bonnet de laine, entourer le corps de flanelles réchauffées au fur et à mesure qu'elles se refroidissent. Quand l'enfant est faible, il est quelquefois très-lent à acquérir la température normale. Alors il faut le coucher auprès de sa mère, dès que la respiration est établie.

De la débilité du nouveau-né.

La faiblesse, la débilité du nouveau-né, dues souvent à une respiration incomplètement établie, sont presque toujours produites par les mêmes causes que l'asphyxie, ou bien par une naissance avant terme, par le manque d'une bonne nourrice, ou par une lésion des organes, ce qui est plus rare.

La respiration devient incomplète, l'air ne pénètre pas dans les vésicules pulmonaires, ce que l'on reconnaît à l'auscultation, à l'inactivité de la circulation ; les battements du cœur tardent à se régulariser ou s'éloignent ; la peau ne se colore pas ; l'enfant ne peut crier, ou ses cris vont en s'affaiblissant ; enfin, sa température s'abaisse, il se refroidit sans cesse. Les liquides placés dans la bouche ne sont pas avalés ; une partie passe dans la glotte, produit la suffocation ; l'autre partie se répand sur la face ou le cou. L'enfant, trop faible pour exercer le mouvement de succion, ne peut plus téter sa nourrice.

Pour faire cesser cet état, il faut le faire de nouveau respirer artificiellement, entretenir la chaleur autour de lui ; enfin, porter dans l'estomac du lait chaud avec une sonde de gomme élastique, s'il ne peut avaler. Si on ne le peut, il faut introduire, par les fosses nazales, le lait nécessaire à l'entretien de la vie de ces êtres si chétifs. Voici comment on procède :

Il faut recevoir le lait que l'on retire du sein de la mère ou de la nourrice dans un vase chaud ; on le verse dans une seringue également chauffée ; l'enfant est posé sur les genoux d'une personne ; le médecin ou la sage-femme, placés à droite du nouveau-né, appuient la paume de la main gauche sur le front, pour assujétir la tête ; puis, tenant le corps de la seringue entre l'indicateur et le doigt du milieu de la main droite, l'extrémité du pouce placée dans l'anneau du piston, ils introduisent le bout de la canule à trois millimètres de profondeur dans l'entrée des narines et injectent lentement le liquide, qui tombe goutte à goutte dans le pharynx et l'estomac. Le nouveau-né suce et exécute bientôt une déglutition régulière et complète. On lui donne ainsi, toutes les deux heures, une cuillerée à bouche de lait, pendant trois ou quatre jours. On y revient plus tard, si le défaut de déglutition recommence. Dans l'intervalle, la seringue doit être tenue dans l'eau fraîche, pour qu'elle soit toujours propre. Ce moyen est dû à M. *Henriette.*

Si cet état est accompagné de la coloration bleuâtre de la face, s'il survient quelquefois plusieurs heures après s'être dissipé, il peut tenir à un engorgement du cerveau. Dans ce cas, l'application de deux sangsues derrière les oreilles serait d'une grande utilité.

La *bosse sanguine*, qui se forme sur la tête des enfants restés longtemps au passage, ne doit pas trop préoccuper les parents. Due à l'infiltration des fluides dans le point de la tête qui était le plus déclive, elle se dissipe d'ordinaire dans les premiers jours de la naissance. Si elle persistait au-delà de deux jours, il faudrait appliquer sur elle des compresses imbibées d'une liqueur résolutive, d'eau de Goulard, ou simplement de vin rouge dans lequel aurait bouilli de l'écorce de chêne. Si elle persistait plus longtemps, il faudrait faire appeler un médecin; car si quelques-unes suppuraient et devenaient fluctuantes, alors il faudrait les ouvrir.

Des changements qui surviennent chez l'enfant.

Après la naissance de l'enfant, la respiration s'établit, il respire et crie. Les changements les plus remarquables surviennent dans son organisation. L'air, en pénétrant dans les poumons, dilate les cellules qui étaient jusque-là affaissées sur elles-mêmes. Les poumons, devenus perméables, permettent à tout le sang, porté par l'artère pulmonaire, d'arriver dans tout son tissu. Ce sang parcourt les canaux capillaires répandus en si grande quantité sur la surface de ses cellules. Le canal artériel, qui, pendant la vie du fœtus dans le sein de sa mère, servait à détourner, pour le porter dans l'aorte, tout le sang que le poumon ne pouvait recevoir, maintenant moins rempli, se resserre, s'affaisse sur lui-même, s'oblitère et ne forme bientôt plus qu'un cordon celluleux. Il en est de même de la veine ombilicale et du canal veineux. Les artères ombilicales subissent des changements analogues. Ces canaux sont remplacés par des cordons celluleux, dont on retrouve les traces pendant tout le cours de la vie. Le trou de Botal se ferme par l'application plus exacte et l'adhérence de la valvulve à son pourtour; ce qui empêche le mélange des deux sangs pendant la vie.

Le cordon, frais au moment de la naissance et gorgé de fluides, va bientôt se flétrir; ce qui commence dès le second ou troisième jour; puis il se dessèche jusqu'au cinquième à peu près, suivant qu'il est maigre ou gras; il perd son volume, il se raccourcit, il se vrille. Les vaisseaux, qui entrent dans sa composition, reviennent sur eux-mêmes, et se distinguent au travers des membranes devenues transparentes, sous forme de filaments noirâtres. La dessiccation commence par l'extrémité libre. A l'extrémité adhérente, il est entouré d'un bourrelet cutané de l'ombilic, qui se prolonge sur lui sans le serrer. Cette dessication est un phénomène physiologique.

La chute du cordon a lieu vers le sixième ou le septième jour. Si le cordon est grêle, d'un volume moyen, le bourrelet cutané peu saillant, il n'y a pas de cercle inflammatoire, point de suppuration, mais un simple suintement, et le cordon se détache plus tôt. Si la base est large, le bourrelet cutané épais, saillant, il survient à l'ombilic un véritable travail inflammatoire, un cercle rouge plus ou moins étendu, une suppuration s'établit, et la chute du cordon se fait plus tard.

A la chute du cordon ombilical, il existe un enfoncement infundibuliforme, au sommet duquel font saillie les extrémités des vaisseaux, entourés du tissu cellulaire. Peu à peu tout cela s'enfonce vers la cavité abdominale par le retrait lent des vaisseaux qui s'oblitèrent, se raccourcissent, et par l'ampliation rapide de la paroi du ventre. Le bourrelet ombilical, de saillant et conique qu'il était, devient déprimé et enfoncé.

La surface du corps de l'enfant présente un aspect bien différent. Tantôt la peau est de couleur livide, bleuâtre, surtout autour des lèvres ; tantôt elle est d'un blanc mat, flasque. Enfin, si la respiration se fait bien régulièrement, la teinte de la peau est rosée, sa consistance plus ferme. L'épiderme, humecté par l'eau de l'amnios tiède, dans laquelle l'enfant vivait, desséché au contact de l'air, se resserre, se gerce, tombe par écailles abondantes, et, en même temps, les rides qu'il portait aux mains et aux pieds s'effacent et disparaissent.

Du deuxième au quatrième jour, le corps de beaucoup d'enfants, mais non pas de tous, prend une teinte jaunâtre qui s'étend jusqu'aux sclérotiques. Cette coloration, légère chez quelques-uns, est très-foncée chez d'autres. Il ne faut pas la confondre avec l'ictère, dû à un état pathologique du foie. Le premier est un état purement physiologique. Il est dû à la circulation dans le foie après la naissance. Il se manifeste au moment où la digestion commence, quand la veine porte lui fournit un sang plus excitant et plus nutritif.

CHAPITRE IX.

DES SOINS ET DE L'HYGIÈNE DE LA FEMME EN COUCHE.

Des soins généraux à donner à la femme pendant la durée du travail de l'enfantement.

Aussitôt que la femme fait appeler auprès d'elle, le premier soin de la sage-femme doit être de s'assurer si la femme est enceinte et à terme, si les douleurs partent des reins et convergent vers le pubis, si pendant ce temps l'utérus se durcit; si le col est agité de mouvements fibrillaires, elle doit soupçonner que le terme est arrivé. Chez les femmes qui ont déjà eu des enfants, le col est mou, dilaté, au point de recevoir le bout du doigt sans que cette disposition soit due à un commencement de travail. Mais, si le doigt apprécie ces mouvements fibrillaires de resserrement et de dilatation, et qu'en même temps, pendant la contraction, la poche des eaux se forme, le travail est alors commencé. Cependant, quelques femmes éprouvent huit, dix, douze jours à l'avance plus ou moins, la plupart des prodromes de la parturition à terme avec des douleurs éloignées. L'œuf se tend, la poche des eaux se forme pendant la douleur, puis, après quelques heures de durée, tout rentre dans l'ordre. Ces phénomènes peuvent reparaître deux ou trois fois avant le travail définitif. En constatant bien ce qui se passe, on reconnaît qu'à chaque nouvelle douleur le segment inférieur de l'utérus s'abaisse, que chaque fois il se rapproche de la vulve.

Le travail une fois commencé, il faut faire déshabiller la femme, lui enlever les vêtements qui peuvent gêner ses mouvements ou sa respiration, la mettre à l'aise, en un mot. Il est inutile de l'obliger à se mettre au lit. Les femmes aiment à marcher dans l'appartement pendant la douleur, elles trouvent plus de distractions, elles poussent avec plus de force en prenant un point d'appui solide sur les meubles, sur les bras des personnes qui les assistent. D'ailleurs, les changements incessants dans les attitudes diminuent ou trompent les douleurs, ce qui ne peut avoir lieu aussi facilement ni aussi aisément, quand elles sont couchées. Mais, au moment où le col utérin sera assez large pour permettre à la tête de passer, aussitôt, il faudra faire placer la femme sur le lit, sans retard; car, le travail arrivé à ce point, une violente contraction pourrait expulser l'enfant, et ce ne serait pas sans danger pour lui et la mère. La mort de l'enfant, une rupture du cordon, une hémorrhagie par décollement du placenta, une déchirure du périnée, un renversement de matrice pourraient être la suite de l'enfantement qui aurait lieu debout ou à genoux.

Un des premiers soins de la sage-femme sera de faire évacuer le gros intestin par un lavement d'eau tiède. La constipation est un état fort ordinaire dans la grossesse. La distension de l'intestin par des matières endurcies l'irrite, et gêne les mouvements de la tête dans le bassin ; de plus, poussées par la tête de l'enfant quand il franchit le détroit inférieur en pressant sur le rectum, ces matières sont involontairement rendues à la fin du travail, ce qui est toujours une vive contrariété pour l'accouchée. Il faudra aussi l'engager à rendre les urines chaque fois qu'elle en sentira le besoin, et mettre de côté toute fausse pudeur à cet égard.

L'usage est encore généralement répandu dans les campagnes d'accoucher à genoux sur un sac de paille, les coudes appuyés sur une chaise. La sage-femme devra s'opposer à cette funeste habitude, le plus qu'il sera en elle ; elle devra faire comprendre à la malade et aux parents que, dans cette position, il peut arriver des accidents. L'impossibilité de soutenir le périnée fait qu'il est très-souvent déchiré très-profondément, et ces déchirures favorisent les descentes de l'utérus.

Les femmes de la campagne conservent cette habitude dans la crainte de salir leur lit en accouchant dessus. Mais, si la sage-femme sait le garnir convenablement et le garantir des liquides qui découlent de la vulve, bien peu d'entre elles résisteront aux raisons qu'on leur donnera pour leur démontrer le danger qu'elles courent ; et je suis convaincu que cette funeste habitude disparaîtrait bien vîte, et, avec elle, les tristes infirmités si fréquentes qu'entraîne cette pratique, si les sages-femmes voulaient user d'autorité auprès des femmes et leur démontrer le danger de leur entêtement. Le lit est le seul lieu sur lequel la femme devra être placée au moment de l'expulsion de l'enfant.

Ce lit, appelé *lit de misère*, sera préparé dès le début du travail. Un lit ordinaire, à défaut de lit exprès, chez les malheureuses, pourra servir. Mais le lit de sangle devra être préféré : large de deux ou trois pieds seulement et placé auprès d'un mur, il permettra de circuler librement autour de lui et sans gêne. Deux matelas superposés devront le composer ; il sera utile de placer entre les deux une planche en travers, sur le point où le siége devra correspondre, afin qu'il ne puisse pas s'enfoncer, déprimer les matelas et gêner la vulve, la dilatation du périnée et la tête de l'enfant au moment de sa sortie. Par-dessus les matelas, il faudra étendre un drap plié en huit ou seize doubles, recouvert d'une toile cirée ou d'une peau de mouton, pour empêcher les liquides qui s'écouleront du vagin de souiller les objets de literie. Si on n'a pas placé de planche entre les deux matelas pour soutenir le siége au moment de l'accouchement, il faudra le soulever avec un drap plié en plusieurs doubles, afin que le périnée puisse être soutenu exactement, et afin de rendre le bassin le point le plus élevé du corps, ou au moins de l'empêcher d'en être le point le plus déprimé.

L'appartement dans lequel se fera la couche devra être aéré, chauffé en hiver ; en été, l'air devra y circuler facilement. On n'admettra que le nombre de personnes nécessaires pour aider et on renverra toutes celles qui seraient inutiles, car le bruit des conversations incommode la malade, le récit des souffrances ou des dangers, où se sont trouvées d'autres femmes, impressionne son moral en lui donnant des craintes pour le résultat. Et si, parmi ces femmes empressées, il y en avait une avec laquelle l'accouchée fut en réserve, le déplaisir réagirait d'une manière funeste et disposerait la mère aux éclamptions ou à l'inertie de l'utérus.

Les cris poussés par la femme lui dessèchent la bouche et le gosier, il sera bien de lui donner des boissons rafraîchissantes; de l'eau pure ou sucrée, selon le goût, sont les plus désaltérantes et les plus faciles à se procurer. S'il faisait trop froid, il faudrait les faire tiédir. Il faut bien se garder de ne donner aucun liquide pour soutenir les forces : du vin, de la liqueur, du café, de l'eau-de-vie. Ces liquides, loin d'être toniques, loin de soutenir les forces, sont excitants, augmentent la circulation, provoquent par là des hémorrhagies en excitant l'action du cœur, en congestionnant l'utérus. Il faut bannir avec soin, éloigner tous ces moyens, et s'en tenir aux désaltérants. Si l'accouchement se prolonge, dure plusieurs jours, si la femme est faible, a besoin de prendre des aliments pour soutenir ses forces, il faudra lui donner quelques cuillerées d'un bon consommé ou d'un potage léger, mais éviter les aliments de difficile digestion, de peur de provoquer des vomissements si fréquents pendant le travail, chez certaines femmes.

Au milieu de ses douleurs, la malade se plaint sans

cesse et se laisse abattre. Il est du devoir de la sage-femme de la consoler, de soutenir son moral. Elle devra éviter les conversations inutiles avec les tiers, ne pas raconter ce qu'elle a vu de pénible dans d'autres circonstances, ne pas prendre un air de mystère, qui n'échappe point à l'accouchée, l'inquiète et la préoccupe. Elle devra, au contraire, se montrer prévenante et réservée, entourer la femme de soins. La discrétion est le premier de ses devoirs. En racontant ce qu'elle a vu et fait ailleurs, elle est indiscrète, et chacun pense d'une telle sage-femme que cette qualité lui est impossible, qu'elle doit y manquer souvent involontairement.

Si la sage-femme reconnaît quelque danger, quelque position fâcheuse, elle doit en prévenir la famille et prendre les précautions nécessaires pour en parler à la patiente sans l'effrayer, et demander aussitôt les lumières d'un médecin plus expérimenté. La famille seule doit en déterminer le choix.

Il faut éviter de pratiquer trop souvent le toucher ; il ennuie la femme et peut irriter les tissus. On le réitère quand la marche du travail fait supposer des changements nouveaux, utiles à constater. Les assistants ne manquent pas, et la patiente la première, tant tout le monde est pressé d'en voir la fin, d'interroger après chaque recherche, pour savoir si bientôt le travail va se terminer. La sage-femme prudente, comme l'homme de l'art le plus expérimenté, doivent bien se garder de fixer un terme à sa durée ; car, si, au moment fixé, il n'est pas arrivé, des craintes s'élèvent dans tous les esprits, et, s'il tarde longtemps, le doute sur vos lumières s'empare des têtes, et la confiance en est ébranlée. On voit tous les jours des femmes, dont le col utérin est à peine dilaté, que l'on croirait loin du terme, se délivrer promptement, et d'autres être plusieurs heures, quand on en espérait la terminaison dans quelques minutes.

Il est inutile, pour hâter le travail, d'engager la femme à *pousser*, c'est-à-dire à aider les douleurs par ses efforts. Ces conseils sont inutiles, parce que, si les douleurs ne sont pas celles de l'expulsion, si le col n'est pas assez dilaté, les efforts de la femme seront sans résultat ; et, plus tard, quand la tête de l'enfant franchira le col utérin, pressera sur le rectum et la vessie, les contractions deviendront telles, que toutes les forces de la femme seront mises en jeu. Alors elle poussera malgré elle, involontairement, trop tôt elle se fatiguera inutilement, trop tard ses efforts n'ajouteront rien aux contractions utérines.

Il faudra surtout respecter la poche des eaux. Le toucher trop fréquent, malhabilement pratiqué, presse et use les membranes. Si cette rupture se fait trop tôt, la tête de l'enfant porte à nu et sans intermédiaire sur le col, qui, irrité, agacé, se dilate moins facilement. Si le travail est long, l'eau s'écoule peu à peu à chaque contraction, et complètement avant la fin du travail. Les contractions, portant sans intermédiaire sur l'enfant, le pressent trop vivement, compriment le cordon où gênent la circulation et le font périr. Il faut donc ne pas les rompre. J'ai fixé à chaque cas les exceptions à cet égard.

Il faut bien se garder d'imiter la conduite de ces sages-femmes trop officieuses, qui, pour ne pas avoir l'air de rester inactives, enduisent, graissent, frottent l'entrée du vagin avec des corps gras, pour préparer la dilatation de la vulve. Ces femmes nuisent à la mère, la fatiguent. Elles ne peuvent rien dilater, tiraillent les tissus, pèsent sur le périnée. De telles sages-femmes ne comprennent pas la marche du travail.

Si les tissus étaient trop desséchés, s'il y avait de l'irritation dans le vagin ou la vulve, il faudrait faire des injections émollientes avec de l'eau de graine de lin, de l'eau de guimauve, ou faire prendre des bains de siége et généraux. Il ne faut mettre ces derniers moyens en usage que chez les femmes fortes, vigoureuses, d'un tempérament sanguin, les éviter chez les femmes molles, lymphatiques. Si le pouls est plein, large, ou s'il est serré, petit, mais résistant, chez des femmes d'ailleurs fortes et d'une belle santé, la saignée sera utile.

Les femmes débiles, faibles, d'un tempérament mou, lymphatique, avec tendance à la diminution dans les douleurs, exigeront des moyens opposés. On donnera des toniques, des consommés, une petite quantité de vin étendu d'eau. Pour donner un point d'appui à l'utérus, on applique un bandage de corps. Des lavements purgatifs agiront dans le même sens, en excitant l'intestin et provoquant des selles. De légères frictions sur le ventre, faites avec la main, exciteront les contractions, et si, enfin, l'inertie était imminente, il faudrait prescrire du seigle ergoté.

Lorsque, par les cris, la douleur, le toucher, on

juge que la fin du travail approche, il faut faire placer la femme convenablement ; la faire mettre au lit, si elle n'y est déjà ; lui glisser des serviettes pliées sous le siége pour l'exhausser, lui faire fléchir les jambes et les cuisses, tenir le bassin sur une surface horizontale et l'empêcher de se jeter à droite ou à gauche. Pendant les efforts d'expulsion, les pieds doivent prendre un point d'appui sur le lit ou contre une planche placée en travers, et les bras sur les personnes environnantes.

Dès que la tête arrive à la vulve, le périnée doit être soutenu. Pour cela, on doit se placer au côté droit du lit, la main portée sous la cuisse demi-fléchie, les doigts placés entre la grande lèvre et la cuisse gauche, le pouce entre les mêmes parties à droite, de manière que le périnée et la tête de l'enfant reposent dans l'intervalle du pouce et de l'index. Il faut soutenir et offrir un plan solide à ces tissus distendus outre mesure, sans les comprimer contre la tête. La paume de la main doit porter sur toute la longueur du périnée ; car on a vu la gangrène du périnée être déterminée par une compression mal faite. *Soutenir le périnée est un des offices les plus utiles de la sage-femme.* S'il se déchire, la femme peut être exposée plus tard à la chute de la matrice, et, si la plaie s'étend jusqu'au rectum, il peut en résulter une incontinence de matières fécales, des gangrènes et les conséquences les plus fâcheuses.

Conduite à tenir auprès de la femme lorsque le sommet se présente.

Dès le septième ou huitième mois de la grossesse ou

27

au moins au début du travail, la tête, poussant au-
devant d'elle le segment inférieur de l'utérus, se reconnaît à sa rondeur et à sa dureté. Les positions ne peuvent
pas encore être appréciées, il faut, pour cela, que le
col soit entr'ouvert. On peut cependant y arriver en pratiquant le toucher au travers de la poche des eaux. Mais,
après sa déchirure, il est toujours possible de diagnostiquer la position. Alors il faudra toucher de nouveau,
quand bien même le diagnostic aurait été déjà établi,
pour le confirmer ou le rectifier en cas d'erreur. On
doit s'assurer si, avec la tête, il ne se présente aucune
autre partie de l'enfant, une main, un pied, le cordon
ombilical. En agissant à temps et convenablement,
cette complication pourra disparaître, sinon un médecin devra être appelé. Il en devra être de même,
quand on reconnaîtra la présence du cordon, avant ou
après la rupture de la poche des eaux.

La tête, arrivée dans l'excavation du bassin, peut y
rester stationnaire, ne pas exécuter le mouvement de
rotation, ou bien suivre une marche inverse et porter
l'occiput vers le sacrum. Dans ces cas, bien que l'accouchement soit naturel, un trop grand retard pourrait
faire périr l'enfant. Il serait prudent de faire venir un
accoucheur, pour appliquer le forceps et terminer le
travail. Une trop grande temporisation serait toujours
périlleuse pour l'enfant.

Dans les cas où la tête serait déformée, le fœtus
acéphale ou anencéphale, il serait difficile d'établir le
diagnostic. La position, ne pouvant être reconnue,
devra donner des craintes et faire tenir sur ses gardes.

Ces sortes d'accouchements très-rares se terminent presque toujours seuls.

Lorsque la tête sortira de la vulve, les contractions pourront être assez énergiques pour expulser tout le corps de l'enfant dans la même douleur, avec une grande rapidité. Mais, si l'expulsion a été longue, pénible, si les contractions se sont ralenties, la mère faible, la tête une fois sortie, il peut s'écouler un long temps avant l'expulsion des épaules. Il y a alors un temps d'arrêt dans le travail. La main, qui soutient le périnée, doit alors se porter en avant pour soulever la tête, afin d'empêcher la face de baigner dans les liquides écoulés de la vulve ou de s'enfoncer dans la couche.

Les douleurs reparaissent d'ordinaire promptement, mais aussi elles peuvent tarder. La mère semble épuisée par les efforts qu'elle a faits. Le plus sage consiste à ranimer les douleurs, à provoquer les contractions utérines, par des frictions faites sur le ventre de la mère avec la main restée libre. Si elles sont insuffisantes, ou ne reparaissent pas, on doit extraire les épaules. Pour cela, la main, qui soutient la tête, la soulève pour permettre de glisser les doigts sous l'aisselle de l'épaule placée en arrière, tirer sur elle pour la dégager. La présence des doigts dans les parties génitales, les tractions exercées sur l'épaule de l'enfant servent encore à exciter les contractions. En parlant de la version, je dirai plus loin comment on devrait dégager l'épaule, s'il y avait difficulté à le faire.

La tête sortie, le cordon se trouve assez souvent entortillé autour du cou de l'enfant. Rarement cet entor-

tillement est assez serré pour comprimer le cordon , y
interrompre la circulation. Cependant, s'il y avait
plusieurs circulaires autour du cou , il pourrait y
avoir danger. Alors on porte un ou deux doigts entre
le cou et le cordon, pour tirer sur le bout qui descend
de la vulve. Aussitôt les battements du cordon annoncent le retour de la circulation. On peut l'abandonner
ou mieux le desserrer complètement, en faisant passer
ces circulaires par-dessus la tête pour les laisser libres.
On agirait de même, si le cordon passait du cou sous
l'aisselle ou entre les cuisses. Enfin , s'il était trop serré
sur le cou, de manière à y gêner ou y interrompre la
circulation, et ne se relâchait pas, il faudrait le couper
aussitôt et lier les deux bouts.

Il faut soutenir le corps de l'enfant sans tirer sur lui,
pour prévenir le renversement de l'utérus ou un décollement du placenta.

Explorer l'utérus. — Quand l'enfant est né, on doit
placer la main sur le ventre de la femme pour s'assurer
si l'utérus revient convenablement sur lui-même, s'il
forme un globe arrondi au-dessus du pubis, s'il se contracte convenablement, en un mot. Cette exploration,
qui a aussi pour but de s'assurer s'il n'y a pas un second
enfant, doit être faite à plusieurs reprises.

Lorsque la tête est arrivée sur le périnée, et quand
en même temps le travail se ralentit, on ne doit pas
laisser la femme trop longtemps dans cette position ; si,
malgré les moyens mis en usage pour exciter ces contractions, elles ne s'accélèrent pas, si la tête ne descend
pas , dans cet état de demi-inertie, un long temps peut

s'écouler avant la terminaison de l'accouchement. L'occiput comprime le bas-fond de la vessie ou le canal de l'urètre; la compression gêne ou suspend le cours du sang dans ce point. Les tissus se tuméfient, s'engorgent; mais enfin, quand l'enfant est expulsé, pour cela le danger n'est pas passé. Après sept, huit ou dix jours, une escarre s'est formée sur le point comprimé, un cercle inflammatoire s'est établi autour d'elle; puis elle s'est détachée et a laissé à sa place une fistule, plus ou moins étendue, par laquelle la femme perd involontairement ses urines. Il faut donc, quand il y a trop de retard, faire appliquer le forceps, pour prévenir cet accident.

Conduite à tenir lorsque la face se présente.

Les soins généraux à donner à la femme sont les mêmes. Mais, comme la vie de l'enfant peut être mise en péril plus promptement par le plus léger retard dans le travail ou une difficulté inattendue, il peut y avoir quelques soins particuliers à donner à la mère et à l'enfant, sur lesquels je dois m'arrêter.

Le toucher doit être pratiqué avec plus de soin, de peur de blesser les yeux de l'enfant, et pour *ne pas rompre la poche des eaux, dont l'intégrité importe beaucoup plus dans les présentations de la face que dans celle du sommet.* Il convient d'y apporter plus d'attention; car il est plus facile d'y commettre une erreur de diagnostic que dans toutes les autres présentations. Il ne faut donc pas se prononcer sur la présentation, sans avoir acquis une certitude complète de la partie qui s'engage.

En soutenant le périnée au moment où le menton se dégage, il ne faut pas soulever la tête trop fortement pour ne pas presser le cou de l'enfant, la trachée-artère, contre la symphyse pubienne.

Dans les présentations de la face, un arrêt trop long de la tête dans le bassin ou au passage peut être nuisible et causer la mort de l'enfant par la gêne du cours du sang dans les jugulaires. C'est pourquoi, aussitôt que le retard se prolonge, il convient d'exciter les contractions utérines et de mander un médecin. On doit souvent appliquer le stéthoscope pour interroger la circulation dans le fœtus, sa force, sa fréquence ou son ralentissement, et terminer le travail par l'application du forceps, pour peu que les douleurs se ralentissent et s'éloignent. Le périnée ne se déchire pas plus souvent dans ces présentations que dans celle du sommet.

Si l'on reconnaissait que le menton roulât en arrière et se portât dans la concavité du sacrum, au lieu de se rendre sous la symphyse pubienne, on devrait demander un médecin. Les plus graves accidents seraient la suite de cette marche du travail, et ils ne seraient prévenus qu'autant que le médecin arriverait avant que la face fût engagée ou trop descendue.

Lorsque l'enfant est né, la face livide, bleuâtre, tuméfiée, il faut le soustraire aux regards de la mère, afin de prévenir l'effet moral que pourrait produire sur elle la vue de son fils. Cet état tient à la position dans laquelle il est né, et se dissipe dans peu de jours. La tête se tient renversée en arrière pendant quelques jours après la naissance; cette tendance diminue au fur et à mesure que les ligaments tiraillés, par l'extension forcée de la tête pendant la naissance, reviennent à leur premier état.

3° Conduite à tenir dans les présentations de l'extrémité inférieure.

Dans ces sortes de présentations, il importe de *conserver longtemps la poche des eaux intacte*, afin que le col soit complètement dilaté au moment où le tronc et la tête de l'enfant s'y engageront. Le toucher sera toujours pratiqué avec ménagement, et ne sera pas trop répété. Au début surtout, les parties s'engagent difficilement, elles descendent et remontent alternativement pendant et après les contractions, et, si le doigt presse trop sur la poche des eaux, elle finit par s'user et se rompre. Cette lenteur dans l'engagement empêche de reconnaître la présentation. On ne doit pas se hâter d'annoncer ce qui s'engage, pour n'avoir pas à démentir son diagnostic.

La femme sera tenue au lit, couchée; elle devra moins marcher que dans les positions du sommet, ne pas pousser, ni seconder les efforts de la nature. La sage-femme doit se borner à surveiller la marche du travail et à s'assurer si le cordon n'accompagne point le siége.

Elle devra s'abstenir de tirer sur les pieds ou les genoux, de dégager les deux pieds, quand ils apparaissent à la vulve avec le siége; quand un seul pied se présente, il ne faut pas aller à la recherche du second, ni dégager les cuisses, quand l'enfant se présente en double, ni changer la position, quand les orteils ou le dos sont tournés en arrière, pour leur donner une meilleure direction. Dans tous ces cas, si d'ailleurs le travail marche régulièrement, l'intervention, les secours que l'on portera seront nuisibles, feront étendre les bras sur les côtés de la tête, ou renverser la nuque sur le dos, ou comprimer le cordon contre l'un des points du bassin. On doit vaincre, dans l'intérêt de l'enfant, l'impatience qui porte à agir. Il faut une certaine force pour résister, lorsque les prières des personnes qui entourent la malade vous pressent de faire cesser les douleurs, lorsqu'il semblerait si facile de terminer le travail en tirant sur les extrémités échappées de la vulve. Mais les sages-femmes, qui savent apprécier la marche du travail, ne cèdent ni à ces désirs ni à ces conseils, persuadées qu'elles compliqueraient le travail, nuiraient à l'enfant et à la mère, loin de leur être utiles.

Lorsque le siége est arrivé au détroit inférieur, on doit soutenir le périnée. Quand le cordon paraît, on doit le saisir entre les doigts pour s'assurer s'il n'est pas comprimé et si les artères battent. S'il est tiraillé ou si l'enfant est à cheval sur lui, il faut en tirer une anse au-dehors, afin de faire cesser la gêne apportée à la circulation. Mais, si les battements diminuent, faiblissent et s'éloignent, on doit terminer rapidement l'accouchement, afin de conserver les jours de l'enfant, s'il en est encore temps.

Lorsque les épaules sont sorties, lorsque la vulve n'a jamais été distendue chez les primipares, le périnée se retire sur le cou de l'enfant, au-dessous de la tête restée dans le vagin. La vulve se resserre au moment où sa dilatation devrait être portée plus loin pour laisser passer la tête. Il y a là un véritable danger pour l'enfant, si les contractions se ralentissent, ce que produit souvent l'épuisement de la mère à cette période du travail.

La tête étant sortie de l'utérus, cet organe, en revenant sur lui-même, décolle le placenta, fait cesser les battements dans le cordon. Si donc ces battements se ralentissent, il faut aussitôt extraire la tête. L'insuffisance de la dilatation du périnée, pour le passage de la tête, rend souvent son dégagement long, difficile, périlleux.

M. *Morand*, de Tours, a inventé une sorte de main artificielle propre à terminer le travail avec plus de promptitude. En agissant avec les mains seules, on sent remuer les membres de l'enfant, mais il périt par la longueur de la manœuvre nécessaire pour extraire la tête, par les procédés ordinaires; on pourrait y recourir.

Lorsque naturellement et sans y être sollicité, l'occiput se porte en arrière au lieu de se rendre sous la symphyse pubienne, le travail doit être abandonné à lui-même. Presque toujours, la tête est expulsée aussi promptement que si elle s'y était portée primitivement. Mais si, au contraire, cette mauvaise direction avait été le résultat de fausses manœuvres ou s'était produite à la suite de la version, comme la tête est presque toujours défléchie, on peut craindre des complications; il faut alors porter la face en arrière, comme je le dirai en parlant de la version.

4° Conduite à tenir dans les accouchements de jumeaux.

Lorsque les douleurs ne reparaissent pas après la naissance du premier enfant, ne se manifestent qu'au bout de plusieurs heures, si la mère se trouve bien, s'il n'y a pas d'hémorrhagie, il faut attendre avec patience. Dans les cas mêmes où le second enfant se trouvera dans une position vicieuse qui nécessitera une version, on ne devra rien faire avant le retour des douleurs, à moins que la poche des eaux du second enfant ne soit rompue. Dans les grossesses doubles ou triples, l'utérus est plus distendu, et il serait plus dangereux de terminer trop rapidement l'accouchement que dans un accouchement simple, parce que la grande distension de ses fibres l'empêche de revenir promptement sur lui-même. Le retrait de l'organe, qui suit l'accouchement et diminue sa capacité, ne s'opère pas ou se fait trop lentement, et la mère reste plus exposée aux violentes hémorrhagies par le défaut d'oblitération des veines utérines.

Il en est de même pour la délivrance après l'expulsion de deux enfants. Il faut attendre plus longtemps pour délivrer la mère, ne tirer sur le cordon, ni aller chercher les placentas que lorsque l'organe formera un globe dur, arrondi au-dessus des pubis, toujours dans l'intention de prévenir des hémorrhagies consécutives. Il faudra veiller avec d'autant plus de soin sur la mère, que l'utérus aura été plus distendu.

5° Des soins à donner à la mère après l'accouchement.

Aussitôt la délivrance faite, la femme, placée dans

son lit, se tiendra allongée, les cuisses rapprochées, et, après un peu de repos, le linge placé sous elle devra être changé. Le linge, sali par les liquides écoulés avec le placenta et les membranes, sera remplacé par des linges secs et chauds. Pour cela, la mère exécutera le moins de mouvements possibles, elle devra simplement soulever les reins; en même temps, la sage-femme enlèvera les linges pour les remplacer par d'autres, préparés et chauffés à l'avance. Pendant l'hiver et la saison froide, il faudra agir promptement et avec toutes les précautions nécessaires, pour éviter le froid. Au moyen de linge propre glissé sous elle, il sera facile de s'assurer si la femme perd, et d'apprécier la quantité de sang écoulé. La malade se reposera quelque temps avant de changer de lit, pour laisser disparaître les premières fatigues, prévenir les pertes qui pourraient suivre des mouvements trop violents, et donner à l'utérus le temps de revenir complètement sur lui-même. Pendant le moment de repos, la sage-femme s'occupera de l'enfant, en ayant soin de visiter la mère de temps à autre, pour ne pas se laisser surprendre par une perte.

Lorsque l'enfant est emmailloté et l'utérus revenu sur lui-même, un quart-d'heure ou une demi-heure au plus après le travail, l'accouchée sera transportée sur le lit, où elle restera jusqu'à parfaite guérison.

Pour changer de linge, elle s'assiéra sur le lit. Les vêtements nouveaux qu'elle devra prendre seront tenus près de là, sous la main, bien chauffés. Les bonnets, la camisole, les fichus, enlevés promptement et doucement, la chemise sera dépouillée d'un bras, on lui passera aussitôt une manche de la chemise blanche, puis, on en fera autant pour la seconde. Ainsi, on ne découvrira le corps que successivement et le moins de temps possible. La chemise sale devra glisser en bas et être retirée par les pieds, lorsque l'on enlèvera la femme pour la changer de lit. Ensuite, on placera les fichus et la camisole chauds et appropriés à la saison. On doit préserver avec soin les seins et la poitrine du contact du froid ; ces organes vont devenir le centre d'un travail important. La plus légère influence extérieure pourrait troubler, déranger leur fonction, devenir une cause de maladies graves et très-douloureuses. Il faudra donc les recouvrir d'un morceau de flanelle, ou mieux, d'une ouate fine et molle, et ne pas les découvrir pour les présenter à l'enfant, sans les plus grandes précautions. Cela fait, la femme sera placée dans un lit voisin, chauffé l'hiver, et préparé à l'avance. Elle ne devra pas se lever, descendre de son lit pour monter sur le second, ces mouvements l'exposeraient aux hémorrhagies ou au renversement de l'utérus. Une personne forte la transportera dans son lit. Pour cela, elle glissera un bras sous les cuisses fléchies, l'autre bras sous les reins, et la malade passera ses bras autour du cou de celle qui la soulèvera ; de cette manière, elle sera transportée sans effort.

Ainsi déposée dans son lit, garni d'alèzes, la sage-femme lui placera autour du ventre un bandage de corps, serré, pour soutenir les parois abdominales et aider au retrait de l'utérus. Sans cette précaution bien simple, le ventre, chez certaines femmes, resterait volumineux.

Cela fait, elle placera entre les cuisses, près des parties génitales, des linges blancs pour recevoir les mucosités, le sang, les caillots qui s'écouleront de la vulve.

Pendant les premières heures, l'utérus, qui, à la suite de la délivrance, était revenu sur lui-même, ne continue pas toujours son mouvement de retrait; il augmente alors de volume, et il peut s'élever jusque près de l'ombilic. On rencontre cette disposition chez les femmes à fibres molles et celles qui ont beaucoup souffert, dont le travail a été long. Le bandage de corps, bien appliqué, prévient cette distension, et, vers le sixième ou huitième jour, la main ne le rencontre plus.

Les grandes lèvres sont tuméfiées, douloureuses, ecchymosées; la mère se tient assise avec beaucoup de difficulté, à cause de la gêne du coccyx, dont l'articulation a été tiraillée, par le refoulement de cet os en arrière.

Le col de l'utérus reste large, béant, ouvert pendant les premières heures; mais peu à peu son orifice interne se resserre, se ferme, pendant que l'orifice externe, contus, lacéré, ecchymosé, reste large et dilaté en forme d'entonnoir. Le quatrième ou cinquième jour, cet orifice commence à se resserrer, les parois se rapprochent, mais, peu à peu, vers le neuvième ou le dixième jour, il se ferme complètement en formant des plis longitudinaux de haut en bas, jusqu'à ce que ses parois se soient rencontrées. Cependant les lèvres du col restent plus épaisses, plus entr'ouvertes qu'avant la grossesse; les plis de la paroi antérieure du vagin sont moins serrés et souvent effacés pour toujours, surtout chez les femmes qui ont eu plusieurs couches.

Il est assez ordinaire de voir des coliques survenir dans la journée qui suit l'accouchement. On les a appelées *tranchées utérines*. Elles se voient rarement quand l'utérus est revenu sur lui-même. Dues à des contractions utérines, elles ont pour effet de chasser de sa cavité le sang, les caillots ou les débris de membranes. On les voit plus souvent survenir après le second ou troisième accouchement, qu'après le premier. Elles sont peu graves; mais leur prolongation devrait faire craindre une irritation ou une inflammation. On les distingue du début d'une péritonite, à ce que les tranchées, quelque fortes qu'elles soient, sont intermittentes; la pression sur le ventre calme la douleur, au lieu de l'augmenter; elles sont suivies d'une augmentation dans l'écoulement lochial. Il n'y a point de fièvre. Elles reviennent ou augmentent, quand l'enfant tette. Quand elles sont très-vives et très-rapprochées, il est plus difficile de les distinguer, surtout s'il y a un peu de fièvre. En les observant mieux, il y a toujours une remittence qui peut servir à les distinguer. De plus, quand la péritonite débute, il y a des nausées, des vomissements. Les cataplasmes émollients, chauds, simples ou arrosés de laudanum, les quarts de lavement laudanisé, les font ordinairement cesser. Elles cèdent au seigle ergoté, quand elles résistent à ces premiers moyens, et qu'elles ne sont pas inflammatoires.

Pendant les premières vingt-quatre heures, il se fait,

par les voies génitales, un écoulement sanguin assez abondant. Le second jour, cet écoulement change de couleur : c'est une sérosité jaunâtre, qui devient de plus en plus pâle et consistante, jusqu'à ce qu'elle soit devenue purulente. Cet écoulement a reçu le nom de *lochies* ou de *suite de couche*. L'irritation, dont l'utérus devient alors le siége, détache de ses parois les débris de la membrane muqueuse. Il se forme alors une véritable sécrétion purulente. On conçoit que cet état, se développant dans un organe déjà malade, doive être surveillé avec soin par la sage-femme, car le tissu de l'organe lui-même pourrait s'enflammer et donner lieu à des métrites ou des péritonites promptement mortelles. Si les lochies coulent régulièrement, les suites seront heureuses et promptes ; si elles s'arrêtent ou se suspendent, on peut redouter le développement d'un état maladif grave. Cependant, au moment où survient la fièvre de lait, elles diminuent et disparaissent quelquefois, pour reparaître quand elle cessera. Les lochies changent d'aspect après ce temps ; elles deviennent blanchâtres, muqueuses, épaisses, purulentes. Les femmes, qui ne nourrissent pas, disent alors que leur lait s'écoule par en bas. Cela n'est pas exact. Ce n'est pas du lait, mais bien du pus mêlé à des mucosités. Il n'y a aucune communication entre les mamelles et l'utérus, pour permettre au lait de passer de l'une dans l'autre. Chez les nourrices, la fluxion qui a lieu vers les seins pour sécréter le lait, détourne à son profit celle qui se fait vers l'utérus dans le même temps. Les lochies sont alors moins abondantes et de moins longue durée. Quand la mère ne nourrit pas, le travail de l'utérus n'étant pas dérangé par la sécrétion laiteuse, dure plus longtemps. Les lochies sont plus abondantes , plus purulentes. Elles cessent le plus souvent après trois semaines ou un mois de durée ; mais , parfois aussi , elles coulent pendant deux ou trois mois. Les purgatifs , un régime tonique, les préparations de fer, sont les meilleurs moyens à opposer à cet état fatigant. Lorsque les lochies ont purgé la matrice de tous les débris de la muqueuse exfoliée qui y tenaient encore, il se produit , à sa face dénudée, une sécrétion qui régénère cette muqueuse et rend l'organe propre à une nouvelle gestation.

Vers la fin du deuxième ou troisième jour , quelquefois plus tard , il survient de la fièvre, nommée *fièvre de lait*. Elle manque quelquefois. Elle s'annonce le plus ordinairement par des frissons, un état de malaise très-grand. Le pouls s'accélère , s'élève jusqu'à cent vingt pulsations. Il est large, mou , dépressible. En même temps la bouche est sèche, la respiration gênée ou accélérée. La soif est très-grande. Les sécrétions s'arrêtent, les lochies diminuent ou se suppriment. La peau devient sèche ou se couvre d'une douce moiteur ou d'une sueur abondante qui répand une odeur acide. Les mamelles se tuméfient, se distendent au point que la malade peut à peine mouvoir les bras. Le lait s'écoule par le bout du sein. Après vingt-quatre à trente heures de durée , cet état cesse. Souvent la fin en est annoncée par des urines très-copieuses ou des sueurs très-abondantes.

Fatiguée par les longues douleurs et les efforts auxquels elle a été soumise, la mère éprouve aussitôt, après l'accouchement, le besoin de réparer ses forces et de dormir. Il était recommandé autrefois, et il est encore d'usage aujourd'hui dans beaucoup de lieux, de s'opposer au sommeil. La sage-femme devait veiller avec soin pour l'en priver, et l'exciter pour la tenir en éveil. Il est inutile de tourmenter la mère pour s'opposer au sommeil, mais, pendant le repos, la sage-femme devra veiller à ce qu'il ne survienne pas d'hémorrhagie. Elle s'assurera de temps à autre s'il n'y a pas de perte, et si l'utérus est toujours resserré derrière les pubis. De cette manière, la mère trouvera dans le repos la réparation de ses forces épuisées, et sera garantie contre tout danger.

La tranquillité de l'âme et de l'esprit doit aussi être favorisée. Pour cela, il faut éviter les conversations trop longues, où des indiscrétions, pénibles à la mère, pourraient être commises, éloigner d'elle tout ce qui pourrait lui être désagréable, empêcher les visites et les défendre jusqu'à ce que la fièvre de lait soit passée. Il faut empêcher les femmes de se lever avant le neuvième jour et plus tard même, si cela est possible.

Sortir du lit trop tôt est un des usages les plus pernicieux contre lequel les sages-femmes doivent s'élever avec force. Dans les premiers jours, la mère n'est pas encore à l'abri de l'hémorrhagie. La fièvre de lait n'est pas encore survenue, et, dans la disposition prochaine à l'inflammation, où se trouvent les organes génitaux, un peu d'humidité, de froid peut faire naître, dans peu d'heures, une fièvre puerpérale. La chute de l'utérus, le renversement du vagin, maladies si pénibles pour les femmes, si fréquentes à la campagne, en sont souvent le résultat.

Il en est de même de la mauvaise coutume de sortir trop tôt pour faire les relevailles. Souvent éloignées de l'église, les femmes de la campagne ont à parcourir un long trajet pour s'y rendre à pied ou à cheval, modes de transport aussi défectueux l'un que l'autre, et qui les exposent aux chutes de l'utérus. Les églises où elles se rendent, trop froides l'été, trop humides l'hiver, où elles pénètrent le corps en sueur, les exposent aux maladies puerpérales.

Comme cet acte de piété ne se fait pas sans l'assistance de la sage-femme, celle-ci doit éloigner ce moment le plus possible, et n'y consentir qu'autant que la fièvre a cédé depuis longtemps, et les suites de couches modérées et diminuées. Si la femme s'obstinait, la sage-femme devrait trouver dans ses affaires ou ses occupations un prétexte pour en reculer le jour le plus loin possible, et obtenir, par un subterfuge, ce qu'elle n'a pu obtenir du bon sens et de la raison.

La propreté la plus grande doit régner autour de la femme. Les alèzes, les chemises, destinées à recevoir les écoulements de la vulve, seront souvent renouvelées. Les parties génitales ne seront pas nettoyées, lavées avec une éponge, en hiver surtout, pour prévenir les métrites, les péritonites que l'exposition à l'air, le manque de précautions pourraient faire naître; mais des injections seraient faites dans la vulve, si les humeurs qui en découlent y séjournaient trop longtemps, parce qu'on peut les pratiquer sans découvrir la femme.

Il importe de régler avec soin l'alimentation. Le premier jour, la malade prendra quelques cuillerées de bouillon. Le lendemain, si elle doit nourrir, on lui donnera deux potages légers et de facile digestion. Le régime sera ténu et peu réparateur jusqu'à la fièvre de lait. Mais aussitôt ce temps passé, la femme reprendra peu à peu son régime ordinaire. Le régime sera plus sévère, quand la femme ne devra pas allaiter ; elle sera tenue aux bouillons seulement, jusqu'à ce que la fièvre de lait soit passée. Il est utile de ne pas favoriser la sécrétion laiteuse par une alimentation qui tournerait au profit de cette sécrétion. Elle devra se désaltérer avec de l'eau d'orge, de gomme, de chiendent, dans laquelle on placera du sel de nitre à la dose d'un gramme dans chaque litre de tisane, quand le mouvement fébrile sera arrêté. Toutes les boissons désaltérantes pourront lui être présentées selon son goût. Il faudra surtout s'abstenir, dans les premiers jours, de l'usage du vin, qui, loin de soutenir les forces, comme on le dit, servirait à donner plus d'intensité à la fièvre.

A la première visite après la couche, la sage-femme devra s'enquérir avec soin si la mère a uriné, et si cette fonction ne s'est pas faite depuis longtemps, l'engager à y satisfaire. Il arrive quelquefois que le col de la vessie ou le canal de l'urètre, ayant été contus par le passage de l'enfant, la vessie se laisse distendre par l'urine sans que la femme éprouve le besoin d'uriner. La vessie se distend, s'élève au-dessus du pubis, le ventre se tuméfie, et des douleurs souvent très-vives et intenses se développent. Ces accidents, dont la cause est ignorée, sont pris pour ceux d'une péritonite.

La distension de la vessie allant en augmentant, les signes les plus fâcheux peuvent se développer. En interrogeant la mère, on apprend bien vite qu'elle n'a pas uriné depuis sa couche. En explorant la région de la vessie, le volume, la matité du ventre, la tuméfaction allongée, remontant jusque vers l'ombilic, apprennent à connaître que la vessie est distendue outre mesure. Il faudra sonder la femme.

L'intestin rectum ayant été contus, le sphincter de l'anus et le périnée, fatigués par le passage de la tête de l'enfant, ces parties ne peuvent plus remplir leurs fonctions. La femme ne peut aller à la selle ; elle resterait très-longtemps dans cet état, si l'on ne prenait le soin de combattre la constipation par des lavements rendus laxatifs.

CHAPITRE X.

DE L'ALLAITEMENT MATERNEL. — PAR LES NOURRICES.
ARTIFICIEL.

La mère qui désire allaiter son enfant devra, si elle
est primipare, préparer le mamelon quelques jours avant
l'accouchement. Très-souvent, le bout du sein n'est pas
assez long et comme refoulé dans la mamelle. Cette
fâcheuse disposition est le résultat de la compression
exercée sur le sein par le corset qui s'élève trop haut,
et dont les goussets sont trop étroits pour laisser le
mamelon se développer en liberté.

L'enfant ne peut saisir le mamelon pour exercer la
succion. Rebuté par d'inutiles efforts, il périrait d'ina-
nition, si on n'entretenait son existence par les moyens
conseillés plus loin. Dans cet état, les mères, impatien-
tées par de fréquentes et vaines tentatives, se découra-
gent et renoncent à allaiter elles-mêmes. On devra
placer sur le bout du sein un petit appareil fait en
gomme élastique, appelé *bout de sein*. La base embrasse

tout l'aréole du mamelon sans le comprimer, le bout du sein, reçu dans le vide de l'appareil, peut s'allonger et le remplir sans être blessé. Ce moyen, qui ne peut comprimer le sein, sera employé après la couche, si on n'y a pas eu recours préalablement, pour préparer le mamelon ; mais il faudra avoir la précaution de laver le bout du sein de la mère avec de l'eau tiède, avant de donner à téter, pour enlever et faire disparaître le mauvais goût que le caoutchouc peut y avoir laissé. Si le bout du sein n'est pas bien formé, s'il n'a pas été préparé à l'avance, il faudrait le développer avant de le présenter au nourrisson, par des succions opérées sur lui soit par un enfant plus fort et plus développé, soit par une grande personne ; placer aussitôt le mamelon dans la bouche du nouveau-né, avant qu'il se soit affaissé sur lui-même. Il faut, en pareil cas, beaucoup de temps, de patience, répéter souvent les tentatives pour arriver à son but. On doit soutenir le courage des jeunes femmes qui se lamentent et s'inquiètent de ne pouvoir arriver, dès le premier essai, à faire prendre leur sein.

Avant de présenter le sein à son enfant, la mère devra se couvrir les épaules et la poitrine de vêtements épais et chauds, en hiver surtout. Par ce manque de précautions, ou pour avoir imprudemment exposé la poitrine à l'air libre, il survient des engorgements du sein. Çà et là, il se forme des points assez étendus où il est dur, douloureux et sensible. On doit alors redoubler de soins, couvrir les points indurés de cataplasmes émollients, propres le plus ordinairement à faire rétrograder l'induration. Si, du reste, l'inflammation et l'induration persistaient, il faudrait, dès le début, faire prévenir le médecin ; car le traitement de ces sortes de maux n'a de succès qu'autant qu'il est employé de bonne heure, autrement, la suppuration en est presque toujours la suite.

Comme le sommeil est une des conditions les plus favorables à l'accomplissement de toutes les fonctions, la mère, pour ne pas en être privée, devra faire prendre de bonne heure à son enfant l'habitude de ne pas téter la nuit, ou tout au moins, dès deux ou trois mois, le sevrer de nuit. A cet âge, il est facile de faire prendre une bonne habitude aux enfants. Quand, avant de se coucher, la mère a changé, emmailloté, allaité son fils, il peut attendre jusqu'au lendemain. S'il se réveille, c'est qu'il a appris à trouver dans la tendresse de sa mère troublée, inquiète, trop facilement émue de ses exigences, des soins dont il n'a pas besoin. Rien ne lui manque, si ce ne sont la chaleur qu'elle lui communique, les jeux et les balancements avec lesquels elle l'endort, et les caresses qu'elle lui prodigue au dépend de son propre repos. L'enfant peut retrouver dans le jour le repos qui lui a manqué la nuit, tandis que la mère, privée de sommeil, obligée de vaquer à ses affaires le jour, succombe bientôt aux fatigues de la lactation, ne peut lui donner qu'un lait mal élaboré et insuffisamment réparateur. Si elle sait d'abord résister à ses cris, il s'apaisera bientôt ; certain de ne pas être entendu, il contractera l'habitude de s'endormir au lieu de crier. Chez eux, l'instinct est porté au plus haut degré, et ils tyrannisent bientôt les mères qui écoutent plus leur sensibilité que leur raison. S'il est utile de ne pas les allaiter la nuit, il le sera bien plus de ne pas leur donner l'habitude de les changer de linge, de les promener dans l'appartement, d'allumer les lumières. Tout cela est pour eux un jeu et un amusement.

Dans les premières semaines de son existence, l'enfant dort presque constamment, il ne se réveille que pour crier et téter. Sa vie, toute végétative, ne demande, pour se soutenir, que des aliments peu substantiels dont ses organes digestifs, encore engourdis, ne lui font sentir le besoin qu'à de rares intervalles. Le lait de sa mère est sans contredit l'aliment qui convient le mieux à sa débilité. Il s'animalise de plus en plus, au fur et à mesure que les forces de l'enfant augmentent, et se trouve ainsi accommodé aux différentes phases de son développement.

Le lait est un liquide dont la composition varie suivant les âges. D'abord séreux, il contient un principe laxatif appelé *colostrum*, dont l'action principale a pour effet de débarrasser l'intestin du méconium qu'il contient. Plus tard, il change de nature, devient plus consistant, de plus en plus nutritif. Les globules, le beurre, le caséum, augmentent avec ses forces. Au fur et à mesure que l'enfant se développe, ses besoins deviennent plus impérieux, il demande plus souvent, le lait prend plus de consistance, bientôt il ne lui suffira plus.

Faut-il allaiter l'enfant à des heures régulières, limiter le nombre de ses repas?

Pour celui qui observe ce qui se passe chaque jour,

la réponse sera négative. Ne sont-ce pas les enfants que l'on voit téter sans cesse, quarante, cinquante fois par jour, toujours appendus au sein de leur nourrice, exposés au grand air, qui sont les mieux venants, les plus vifs, les plus potelés, dont le teint est le plus fleuri? L'enfant n'acquiert-il pas, en taille et en poids, dans les trois premières années de sa vie, la moitié de son accroissement? Comment satisfaire à ce besoin d'accroissement, à ce développement si rapide, si on ne lui fournit pas une alimentation proportionnée à ses besoins, si on restreint le nombre de ses repas? Chaque enfant absorbe, d'après les recherches de M. *Guillot*, quinze cents à deux mille grammes de lait par jour; est-il possible dès lors de les régler à téter six à huit fois dans le même temps?

Il y a des femmes dont le lait très-nourrissant suffit aux besoins de leur enfant. Celui-ci trouve dans le sein de sa mère une nourriture abondante, sans qu'elle en soit fatiguée. Jusqu'au sevrage, il peut vivre sans autre aliment. Mais, si le lait est rare ou peu nutritif; s'il est séreux, s'il s'échappe facilement de la mamelle, il ne sera plus suffisant, et, sous peine de voir dépérir l'enfant, il faut aider à l'insuffisance du lait par une alimentation artificielle. Dans nos contrées, à la campagne surtout, on a la funeste habitude de lui donner, dès les premiers jours, des potages légers, *clairs*. On a recours à ce moyen artificiel d'autant plus facilement que l'enfant profite moins bien, que le lait de la mère est moins nourrissant et sa santé à lui-même plus frêle, c'est-à-dire, dans les circonstances mêmes où on devrait le plus s'en

abstenir. Il arrive que l'enfant s'endort aussitôt, engourdi
par la pénible digestion de son estomac ; que le ventre
se tend , devient ballonné, que la diarrhée le fatigue
trop longtemps. D'autres sont souffrants, languissants ,
dépérissent et meurent à la suite de ce régime. Ceux
qui survivent sont bouffis et décolorés, et , à la longue ,
atteints de rachitisme.

Sans être exclusif et pour profiter de l'expérience de
chaque jour, je donnerai le conseil de ne point user
d'une alimentation artificielle avant trois ou quatre mois ;
de ne donner d'abord des aliments qu'une seule fois le
jour, et très-délayé, pour augmenter ensuite leur densité, si l'enfant s'en trouve bien.

Quelque préférable que soit, pour l'enfant , le lait de
sa mère , il est des circonstances où , dans l'intérêt des
deux individus , celle-ci ne doit pas nourrir. La sage-
femme doit l'en détourner de toutes ses forces. Les
femmes dont l'enfance a été faible, débile , celles nées
de parents phthisiques ou qui s'enrhument facilement,
celles qui ont eu des maladies scrophuleuses ou lymphatiques , des caries , des tumeurs blanches , qui sont atteintes de syphilis , d'eczéma chronique, de dartres ,
ne doivent pas allaiter. Il y a des femmes dont les mamelles sécrètent une grande quantité de lait , qu'elles
laissent échapper sans cesse. Celles-ci sont mauvaises
nourrices. D'autres, au contraire, ne fournissent qu'une
très-petite quantité de lait. L'enfant fait des efforts continuels pour n'en extraire qu'une quantité insuffisante
à son existence. S'il tette, ses joues se gonflent et s'af-
faissent tour à tour. A ses efforts, on pourrait croire

que le lait afflue, mais la déglutition n'a pas lieu. Ce bruissement que produit le lait, chaque fois qu'il avale réellement, manque. Dans les intervalles, la mamelle reste flasque et ne se remplit pas. Il faut se hâter de séparer, dans tous ces cas, les enfants de leur mère, pour leur donner une nourrice étrangère.

De l'allaitement par les nourrices.

Dans les conditions que je viens de tracer, on doit toujours séparer l'enfant de sa mère, pour le confier à une nourrice étrangère.

C'est pourtant une chose bien difficile que de choisir une bonne nourrice. Le seul changement de nourrisson entraîne quelquefois la suppression du lait chez de très-bonnes nourrices, ou des modifications dans ses qualités, qui le rendent nuisible au second enfant. S'il est préférable de choisir une nourrice jeune, cette condition n'est pas tellement absolue, qu'on doive toujours rejeter celles qui ont acquis un certain âge. Il n'est pas rare de voir des nourrices de trente à trente-cinq ans fournir un lait abondant, nutritif, et faire des nourrissons plus beaux que celles d'un âge moins avancé. La constitution de la femme doit être prise en plus sérieuse considération. On doit éloigner toutes les femmes phthisiques, scrophuleuses ou celles nées de parents atteints de ce genre de maladies, ou qui en comptent parmi leurs frères, leurs sœurs ; celles d'un tempérament lymphatiques, qui portent des cicatrices au cou ou qui ont eu les glandes engorgées dans leur enfance. Ces femmes ont ordinairement la peau d'un blanc mat, de l'embonpoint, des mamelles volumineuses. Mais ce volume tient plutôt à l'abondance de la graisse qu'au volume de la glande chargée de sécréter le lait. Si le lait qui s'écoule sans cesse et mouille leur linge prouve une sécrétion surabondante, ses qualités, pour cela, n'en sont pas plus nutritives. Il faut surtout s'enquérir et rechercher, autant que la décence le permet, les maladies contagieuses dont elles pourraient être atteintes. Les femmes dont les cheveux sont rouges ou trop blonds, dont les dents sont noires et mauvaises, qui sont habituellement menstruées pendant la lactation ou qui ont trop d'embonpoint, doivent être éloignées.

Il en sera de même de celles qui s'abandonnent à la colère ou à d'autres passions violentes. Les affections morales ont la plus grande influence sur la nutrition. Les émotions, les contrariétés, les profonds chagrins, toutes les passions modifient profondément la sécrétion du lait, et les altérations souvent inappréciables qu'il éprouve, dont la nature est inconnue, peuvent déterminer des convulsions chez l'enfant.

Les qualités morales ne sont donc pas moins nécessaires que les qualités physiques, et doivent, autant que ces dernières, être prises en grande considération.

On a cherché à s'assurer des qualités du lait d'une nourrice et à reconnaître sa richesse en éléments nutritifs, et, pour cela, on a conseillé différents moyens, tous négligés aujourd'hui et abandonnés. Ainsi, on en plaçait une goutte sur l'ongle ou une cuiller d'argent, et, si elle laissait une trace marquée, une sorte de queue en tombant, il était réputé bon. Ou bien on en recueil-

lait une certaine quantité dans un vase : s'il était épais
et donnait un reflet bleuâtre, il était jugé convenable.
Le seul moyen d'arriver à reconnaître ses qualités est
de l'analyser au microscope, analyse que le médecin
seul peut faire. A l'exception de ce dernier moyen, tous
les autres sont infidèles et sans valeur.

Avant d'arrêter son choix, il faudra examiner avec
soin le nourrisson, visiter son corps, la bouche, l'anus,
les parties génitales; et, si ces régions sont le siége
d'ulcérations, de pustules, de taches multipliées, malgré
ses belles apparences extérieures, la nourrice devra être
éloignée.

Si la femme est propre, si elle habite un lieu sain,
aéré, élevé, à la campagne, à des distances que l'on
puisse franchir facilement pour exercer une surveillance
active, si elle use d'une alimentation saine, mais non
recherchée, dans une condition qui n'est pas la misère,
on peut sans crainte lui confier un enfant. Dans ces conditions, elles sont préférables aux nourrices *sur lieux.*
Un enfant ne vit pas seulement du lait qu'il prend, mais
encore de soins, de propreté, du soleil qui le réchauffe,
de l'air qu'il respire. A la campagne, dès l'âge de trois
ou quatre mois, on le sortira souvent, il s'habituera de
bonne heure aux intempéries de l'atmosphère, qui for-
tifieront son tempérament, pourvu que, changé, ré-
chauffé à temps, les réactions puissent s'établir facilement.

Il faut aussi chercher dans les nourrices des qualités
particulières, qui doivent être opposées aux causes de
santé qui forcent la mère à se séparer de son enfant.

L'enfant né d'une mère phthisique ou disposée à la phthisie, scrophuleuse ou lymphatique, sera confié à une femme de la campagne, jeune, forte, d'une bonne constitution, dont la peau brune, le teint coloré, une certaine aisanse, le régime animalisé, imprimera à l'enfant des conditions différentes ou opposées à celles qu'il a reçues dans le sein de sa mère.

Des nourrices sur lieux.

Les nourrices sur lieux présentent à la mère l'avantage de pouvoir prodiguer elle-même ses soins à son enfant. C'est le seul avantage réel qu'elles puissent offrir. Pour celles qui sont mariées, le chagrin, l'inquiétude d'avoir quitté la famille, la vie moins occupée, les jettent dans un ennui souvent suivi de la suppression de la sécrétion du lait ou d'une diminution dans ses qualités nutritives.

Ce sont toujours les maisons riches ou aisées qui font nourrir sur lieux. Le changement de vie, le manque d'exercices fatigants, une nourriture plus abondante que celle à laquelle la nourrice était habituée, l'aisance ou les soins dont on l'entoure dans le but de lui donner un lait meilleur, tout cela tourne au détriment du fœtus; car, loin de changer la nature du lait, cette nutrition surabondante rappelle plus promptement les règles. Loin donc, comme c'est l'usage, de trop bien nourrir ces femmes pour rendre leur lait meilleur et plus sain, il faut les placer dans des conditions se rapprochant de celles où elles étaient chez elles, les faire lever à bonne heure, les occuper aux travaux du ménage. Mais, dominant en maîtresses, il n'est pas toujours facile de les réduire à ce régime. En définitive, c'est un des modes les plus mauvais de nourrir les enfants. On a tous les inconvénients d'une domination étrangère, sans les avantages de l'air pur de la campagne, du soleil fortifiant.

Chaque fois que l'enfant est livré à une nourrice étrangère, il est rare qu'elle soit récemment accouchée, et *l'âge du lait* est rarement en rapport avec celui de l'enfant, on a pu craindre que le lait d'une *vieille* nourrice ne fût malfaisant pour le nouveau-né. Il est certain que le premier lait, préparé dans les mamelles de la mère, est séreux, mal élaboré, légèrement laxatif. Le vieux lait est privé de cette propriété. Il est trop nutritif, trop consistant pour l'estomac si frêle du nouveau-né. Mais le lait ne tarde pas à changer de propriété ; la mamelle, soumise à la succion d'un enfant vigoureux, sécrète abondamment un lait nutritif. Il abonde encore dans les premiers jours après la séparation, et le trop plein que ne peut prendre l'enfant s'écoule par le mamelon. N'étant plus soumise qu'aux efforts d'un enfant débile, la sécrétion diminue en quantité et en qualité, le lait devient moins nourrissant, plus séreux, il se rapproche davantage par sa composition des organes qui doivent le digérer. Il se renouvelle, comme on dit, et, après quelques jours, il présente tous les avantages d'un lait nouveau, surtout si on a soin, dans ce moment, de rendre plus ténu le régime de la nourrice, de lui donner moins à manger, de la sevrer un peu d'aliments. Aussi voit-on des femmes qui nourrissent deux, trois enfants de suite, sans danger pour eux. L'âge du lait ne doit donc pas être un motif *absolu* d'éloignement.

Un danger plus grand et plus fréquent se trouve dans le retour des règles. Il est des femmes qui, au milieu de l'allaitement, et sans causes connues, d'autres, par cela seul qu'elles changent de nourrisson, ou de régime de vie, quand elles vont sur lieux, voient les règles s'établir. Cette excitation nouvelle, qui se fait vers l'ovaire, trouble à son tour le travail de la sécrétion laiteuse. Les mamelles se flétrissent et ne fournissent plus un lait réparateur. L'enfant devient pâle, chétif, il dépérit, loin de se développer, et la diarrhée, des engorgements, des ulcérations intestinales en seront la suite. Ces sortes de femmes sont, en général, mauvaises nourrices. Il faut aussitôt les séparer de l'enfant, si on ne veut pas qu'il succombe, à moins que les règles cessent de se montrer après une première ou une deuxième apparition, ou que leur retour ait peu d'effet sur le nourisson.

D'autres deviennent enceintes. Malheureusement nous manquons de signes propres à faire reconnaître la grossesse à son début. Pendant la lactation, les règles sont supprimées, et, en leur abscence, les femmes, mêmes celles qui ont le moins d'intérêt à dissimuler, ne peuvent apprécier elles-mêmes leur position. Il n'y aurait que le toucher, après les premiers mois passés, qui pourrait faire découvrir l'existence de la grossesse. Si, en même temps que la mère ou la nourrice jouissent d'une bonne santé, l'enfant dépérit, et si aucun organe chez lui n'est malade, on doit soupçonner une grossesse, et séparer aussitôt l'enfant de sa mère ou de sa nourrice.

De l'allaitement artificiel.

Il y a des femmes qui, ne pouvant nourrir, ou ne voulant pas confier leur enfant à des mains étrangères, l'élèvent avec le lait des animaux. C'est ce qui constitue l'allaitement *artificiel*. Il est plus commun d'y avoir recours, lorsqu'après avoir été trompées une ou plusieurs fois par des nourrices étrangères, les mères se décident à élever elles-mêmes leur enfant à un âge peu avancé, à deux, trois, quatre mois, etc.

C'est de tous les modes d'allaitement celui qui est le moins favorable à l'enfant, et il l'est d'autant moins qu'il est commencé plus près de la naissance. Quand on ne l'y soumet qu'à deux ou trois mois, et à plus forte raison plus tard, il donne de meilleurs résultats. Cela se comprend. Les enfants, dans les premières semaines, ont sucé le lait d'une femme, qui a déjà disposé leur estomac à recevoir une nourriture moins facile à digérer. Ce funeste régime, que condamne la statistique et tous les médecins, ne peut réussir dans l'intérieur des familles ou à la campagne, qu'autant qu'il est dirigé avec une grande sollicitude et le concours de bonnes conditions hygiéniques.

On fait boire le lait au *biberon*. Pour entreprendre ce genre d'allaitement et réussir, il faut s'assurer le lait d'une chèvre ou d'une vache jeune, mais qui n'a pas mis bas pour la première fois. Ce lait ne doit pas être bouilli, mais rechauffé au bain-marie. Le lait bouilli est d'une difficile digestion. Quand on veut le mélanger à d'autres liquides, les mélanges doivent être faits à l'instant même où on le donne à boire ; car ceux préparés à l'avance fermentent et s'altèrent avec une grande facilité. Il importe d'avoir du lait toujours frais ; car l'été il devient rapidement acide, quelque précaution que l'on prenne. Il en est de même l'hiver, quand il est conservé dans des appartements trop chauds. L'allaitement au biberon est déplorable, et on peut dire qu'à la campagne, même sous l'influence d'un air pur, les enfants ainsi élevés sont plus souvent malades que les autres, et qu'à la ville presque tous succombent ; beaucoup à la phthisie.

Le lait de vache, dont on se sert le plus ordinairement, ne doit pas être donné pur aux enfants naissants. On est dans l'habitude de le couper dans la proportion d'une moitié, d'un tiers, avec de l'eau de gruau ou d'orge.

Les aliments doivent d'abord être liquides. Plus tard on leur donnera plus de consistance, et ils seront rendus demi-liquides en faisant des bouillies peu épaisses avec la farine de froment, le gluten granulé, la semoule, de préférence à la fécule de pomme de terre qui ne contient point d'azote, ni de principes animalisés. On les rendra plus nutritifs, au fur et à mesure que les forces digestives se développeront, en faisant de légères panades à l'eau sucrée d'abord, puis au beurre, puis au bouillon gras, successivement, suivant en cela les progrès ou développement de l'enfant. On mêlera à ces liquides de la farine de froment ou de la mie de pain séchée au four, bouillie, passée au tamis ou dans un linge, afin d'en faire une gelée bien homogène. Il faudra proscrire

le vin, les viandes et les autres aliments, comme les
soupes trop épaisses. Si ces aliments sont bien supportés
par l'estomac des enfants robustes, il n'en est pas de
même pour les enfants faibles, chez lesquels ils provoquent des diarrhées, des indigestions, qui finissent par
les faire succomber. Le dérangement des organes digestifs dépend le plus souvent du régime des enfants; car, si
les diarrhées sont souvent dues à un lait pauvre, elles
sont aussi souvent dues à des aliments trop copieux,
peu proportionnés à leurs organes et mal préparés.

Du sevrage.

L'époque du *sevrage* ne peut être fixée d'une manière
positive. Elle dépend de l'influence de la lactation sur la
santé de la mère, et de l'état plus ou moins avancé de
l'enfant. En général, l'âge d'un an à dix-huit mois me
paraît le plus convenable.

Arrivé à cet âge, l'enfant sera accoutumé depuis
longtemps à prendre d'autres aliments que le lait de sa
nourrice, et ce régime pourra lui permettre d'être séparé
d'elle sans inconvénient. Mais, si la qualité du lait a
suffi à son alimentation jusque-là, il sera indispensable
d'accoutumer ses organes digestifs à recevoir d'autres
aliments, et de ne le sevrer que quand ils pourront
digérer une nourriture plus substantielle.

Le sevrage ne devra pas se faire brusquement, mais
être préparé de longue main. La mère éloignera chaque
jour le moment de l'allaitement, pour accoutumer lentement les mamelles à ne plus sécréter surabondamment
le lait. Mais une fois le sevrage commencé, elle ne

devra plus présenter le sein à l'enfant. Les cataplasmes émollients sur les mamelles dissipent d'ordinaire les engorgements qui surviennent en pareil cas. En même temps, il faudra diminuer la quantité des aliments et les rendre moins nutritifs, chercher à détourner, en surexcitant une autre sécrétion, la fluxion qui se porte vers les seins. Pour y arriver, on fera prendre des tisanes d'orge ou de chiendent nitré pour exciter la sécrétion urinaire, ou mieux encore, on agira sur l'intestin par les purgatifs doux choisis parmi les sels neutres, le sulfate de soude, le citrate de magnésie, etc.

Les maladies qui surviennent pendant le cours de l'allaitement peuvent troubler profondément la fonction et changer les qualités du lait. Si la maladie est grave, doit être de longue durée, on doit séparer l'enfant de sa nourrice, surtout si celle-ci n'est pas sa mère. Dans les conditions opposées, il faudra observer l'effet qu'elle produira. Dans tous les cas, un médecin devra être mandé pour juger et faire changer de nourrice, si des accidents surviennent du côté des voies digestives, la diarrhée, les vomissements, le muguet, etc.

D'autres fois, ce sont les mamelles qui deviennent malades. On est généralement dans l'habitude de continuer à allaiter avec le sein malade. Le conseil du médecin devra se baser sur un bon diagnostic des abcès qui peuvent survenir; car, de sa décision va dépendre la santé de l'enfant pour lequel il est consulté.

Quand le phlegmon ou l'abcès siége dans le tissu cellulaire sous-cutané, ou au-dessous de la glande, comme alors la glande est étrangère à la maladie, qu'elle remplit librement ses fonctions, il est évident qu'il n'est pas nécessaire de suspendre l'allaitement.

Mais dans les abcès de la glande et de l'aréole, comme le pus imprègne toujours ou presque toujours le lait, il faudrait alors séparer l'enfant et lui donner une autre nourrice. Des globules purulents, reconnaissables au microscope, produits dans le parenchyme de l'organe enflammé, se mêlent au lait; dans ces deux derniers cas, longtemps avant qu'ils soient réunis en foyer et reconnus, ils sont sucés par l'enfant; un tel aliment ne peut que produire des diarrhées, des ulcérations et la mort.

Si la maladie de la mère est de nature contagieuse, variole, siphylis, etc., on doit sans retard séparer l'enfant; mais ce parti est inutile, si elle est atteinte de rougeole, de scarlatine, parce que ces maladies sont moins graves dans l'enfance, et que le premier âge est une immunité contre elles.

Cependant, le sevrage prématuré, comme l'allaitement artificiel, ont une déplorable influence sur la santé de l'enfant, à ce point que, tandis que dans la première année la mort n'atteint que le quart des enfants nourris à la mamelle, elle frappe au contraire le plus grand nombre de ceux qui subissent un allaitement artificiel. Aussi, quand d'impérieuses circonstances, la maladie, par exemple, ont forcé momentanément les femmes à cesser d'allaiter, si on ne peut avoir une nourrice, les enfants dépérissent et meurent. Revenues à la santé, les mères ne songent pas même à leur rendre le sein, sous le prétexte qu'elles n'ont plus de lait.

M. *Trousseau* s'est élevé contre ce préjugé, partagé par les médecins. Plusieurs fois, il a réussi, soit en ville, soit à l'hôpital, à faire reprendre l'allaitement suspendu pendant deux, trois ou quatre mois. Lorsque donc les enfants dépériront, après un sevrage prématuré, on devra suivre ce conseil, même quand la mère aura vu ses règles. Les faits publiés par MM. *Trousseau* et *Gubler* prouvent que les glandes mammaires peuvent recommencer à sécréter du lait, et que leur activité fonctionnelle peut alors égaler celle dont elles étaient douées dans les premiers temps qui ont suivi la parturition.

CHAPITRE XI.

DES MALADIES DE LA FEMME PENDANT LA GROSSESSE.

Des affections nerveuses les plus fréquentes pendant la grossesse. — C'est surtout pendant la gestation que l'on peut constater l'action reflexe ou les rapports sympathiques étroits qui existent entre l'utérus et les principaux organes de l'économie. La conception jette souvent dans les organes un trouble qui se traduit par les manifestations les plus variées. Ce ne sont plus seulement la céphalalgie, les vertiges, les crampes, la toux nerveuse, mais encore la manie, les névralgies les plus insolites, les convulsions, la chorée, les contractures, etc.; tous ces accidents peuvent se montrer pendant la grossesse, se prolonger pendant toute sa durée et disparaître avec elle.

Il est des cas, et on en trouve des exemples curieux rassemblés dans un travail de M. *Lever*, où des paralysies des diverses parties du corps, des extrémités, ou

des nerfs des sens spéciaux, ou même des hémiplégies,
se sont déclarées au début même de la gestation, et avant
que les femmes aient pu savoir qu'elles avaient conçu.
Quelquefois c'est immédiatement après la disparition
du ptyalisme ou des vomissements que sont survenus
ces symptômes nerveux.

Ces troubles divers de l'innervation se développent
principalement chez les femmes d'un tempérament nerveux, d'une grande irritabilité, ou dont la constitution
a été débilitée par quelque cause longtemps prolongée
d'épuisement et d'affaiblissement, la chlorose, par
exemple.

En général, ces accidents doivent être combattus par
des moyens agissant sur l'ensemble de la constitution
plutôt que par des moyens locaux. Il ne faut pas perdre
de vue que la chlorose est une affection qui est loin
d'être rare chez les femmes enceintes, et que, lorsqu'elle
existait antérieurement à la grossesse, elle se trouve
presque toujours aggravée par elle. Il faudra donc combattre cet état, cette fâcheuse complication, par les
ferrugineux, les toniques, les fortifiants. Il faudra régulariser les sécrétions, tenir le ventre libre. Mais, tant
que dure la grossesse, ces troubles nerveux résistent
souvent aux traitements les plus rationnels. Il est rare
de les voir guérir avant l'accouchement, et inutile de
recourir à un traitement trop énergique contre ces accidents qui exercent rarement une influence funeste sur
la gestation.

Dans l'impossibilité où je suis de décrire tous les
accidents nerveux ou autres qui font explosion pendant

la gestation, je me bornerai à la description rapide et succinte des plus fréquents d'entre eux ; car la sage-femme n'a qu'à les reconnaître pour faire prévenir le médecin qui, seul, doit les traiter, et à se rappeler que, quand des accidents insolites se développent tout à coup chez une femme, tout en en cherchant la cause dans les centres nerveux, il faut s'enquérir avec soin de l'état de l'utérus. S'il est en état de gestation, on devra plus souvent rapporter ces troubles à la grossesse, et diriger les conseils et le traitement d'après les indications qu'elle peut fournir.

Des douleurs.

Dans les mamelles. — Beaucoup de femmes se plaignent de douleurs dans diverses parties du corps pendant la gestation, qui leur font rechercher les avis de la sage-femme ou ceux du médecin. Ce sont quelquefois les mamelles qui, au début de la grossesse, sont douloureuses à cause de l'afflux du sang vers ces organes, et, à la fin, à la suite de la distension que la sécrétion lactée y a produite. Des bains, des onctions émollientes, rendues calmantes par le camphre, l'opium, sont les moyens à opposer à cet état. La saignée réussit chez les femmes robustes.

D'autres accusent des douleurs dans le ventre ou à la base de la poitrine, produites par la distension des muscles du ventre et les tiraillements qu'ils éprouvent à leurs attaches aux côtes ou au sternum. Quelquefois c'est dans le haut des cuisses ou les aines que se font sentir ces douleurs. Dues alors aux tiraillements des ligaments ronds, elles sont reconnaissables au siége précis de la douleur et au gonflement qui y existe quelquefois. Les bains, les applications narcotiques sont utilement conseillés. Le repos serait indispensable, si ces moyens ne suffisaient pas.

Lombaires. — Quand les douleurs se font ressentir dans les lombes, les reins, elles peuvent dépendre de différentes causes, telles que le tiraillement des ligaments larges, la compression exercée sur les plexus lombaire et sacré, ou l'engorgement des vaisseaux du bassin. Quelques femmes en sont surtout incommodées pendant la station, debout ou assise; d'autres ne souffrent pas pendant le repos au lit, et c'est le seul moyen de les faire cesser. Quelques-unes, au contraire, souffrent beaucoup plus la nuit; le sommeil est agité, dérangé par leur acuité. Chez celles-ci, il convient de faire des frictions avec les opiacés, les calmants de toute sorte, et de recourir aux saignées, quand le tempérament et la constitution le permettent. C'est aussi le meilleur moyen, lorsque les douleurs sont produites par la trop grande distension de l'utérus. Ces dernières se distinguent à la tension, au volume, à la dureté, à la sensibilité de l'organe. Il importe de bien distinguer ces douleurs des symptômes d'entérite, de péritonite, de néphrite et de rhumatisme. Un médecin attentif ne commettra pas de telles méprises.

Dyspnée. — La dyspnée est une incommodité qui survient rarement dans les premiers temps de la gestation. Si cependant elle se montrait dans ce temps-là, elle ne serait que le résultat d'une réaction nerveuse, tandis

que, vers les derniers mois de la grossesse, le refoulement du diaphragme par le fond de l'utérus en est presque toujours la cause. Elle est peu grave alors, et ne
pourrait le devenir qu'autant qu'il existerait en même
temps une affection du cœur, du poumon, ou un vice
de conformation de la poitrine. La dyspnée, dans ces
cas, peut être portée au point de déterminer l'avortement
et devenir la cause de la mort. La saignée est le seul
moyen employé, quand la dyspnée est un peu intense.
Un régime doux, humectant, une petite quantité d'aliments à la fois sont les seuls moyens à conseiller,
unis à des potions calmantes où pourrait entrer le musc,
le castoreum, le cyanure de potassium, les fleurs de
zinc, la valériane, etc., combinés avec les diurétiques.

Des vomissements.

Les vomissements sont un des symptômes qui se montrent dans la grossesse. Ils donnent peu d'inquiétude,
parce qu'ils ne se montrent d'ordinaire que le matin, se
renouvellent plus ou moins souvent sans troubler les
fonctions le reste du jour. Ils cessent vers le troisième
ou quatrième mois, pour reparaître, chez quelques
femmes, dans le huitième ou neuvième. On trouve quelques femmes chez lesquelles ils ont une tout autre marche. Les vomissements, loin de s'arrêter et de se suspendre, se renouvellent sans cesse. Ils ne se composent
plus seulement, comme les premiers, de matières glai-
reuses rendues le matin, mais d'aliments. Aussitôt que
quelques parties solides ou liquides sont introduites dans
l'estomac, celui-ci se soulève et rejette tout ce qu'il

contient. C'est à peine si, de temps à autre, quelques parcelles sont retenues et digérées. Ces vomissements ne se suspendent pas, comme les premiers, à une époque à peu près fixe ; ils continuent tout le temps de la grossesse. Quelquefois ils apparaissent à une époque où, d'ordinaire, on ne les voit plus. Ils n'ont rien de fixe dans leur retour. La digestion étant, à chaque instant, troublée, les mères maigrissent, s'affaiblissent beaucoup et ne peuvent suffire à leur nutrition, pas plus qu'à celle de leur enfant. La peau devient sèche, il y a un amaigrissement considérable et une faiblesse qui force à garder le lit. Jusque-là, la vie de la mère peut n'être pas en danger, ni la grossesse troublée dans son cours. Mais, si le terme est éloigné, leur répétition peut produire la mort. Il est beaucoup plus rare de les voir provoquer l'avortement; ce qui a lieu cependant quelquefois. Alors tous les accidents cessent, et la femme revient rapidement à la santé. De même, on les voit s'arrêter quand le fœtus a cessé de vivre.

Il y a trois périodes bien distinctes dans le développement des signes. Dans la première période, se montrent les vomissements et, à leur suite, l'amaigrissement, l'affaiblissement. La deuxième est caractérisée par la fréquence du pouls, une soif vive et une acidité, une fétidité de l'haleine, qui répand l'odeur du vinaigre gâté. La troisième est marquée par des accidents cérébraux, des hallucinations, des troubles dans la vision, des névralgies, le coma, le délire sourd.

Quand la femme est mariée et qu'elle n'a pas intérêt à tromper le médecin, le point de départ de ces vomissements est facile à apprécier ; mais, dans les circonstances opposées, la cause de leur répétition n'est pas toujours facile à découvrir. Il faut souvent beaucoup de perspicacité de la part de l'homme de l'art pour y arriver, et ce ne sera le plus souvent qu'en procédant par voie d'exclusion, que, dans ce cas, il connaîtra la vérité.

Traitement. — Les indications à remplir pour combattre ces vomissements opiniâtres, qui doivent éveiller toute la sollicitude du médecin, ont été posés par M. *Paul Dubois.* Tantôt ils sont compliqués d'un état inflammatoire local, et alors on met en usage les antiphlogistiques. Dans d'autres circonstances, ils peuvent être considérés comme des névroses ; alors l'indication est de recourir aux anti-nerveux. Quelquefois, ne pouvant démêler la nature du mal, on a recours aux moyens empiriques.

Si les vomissements s'accompagnent de tension à l'épigastre, de douleurs, on appliquera des sangsues sur ce point. On aura recours à la saignée, s'il y a pléthore manifestée par quelques signes généraux ou locaux ; surtout si la femme est dans la première moitié de sa grossesse. On peut appliquer sur l'épigastre un large vésicatoire ou un emplâtre de thériaque. S'il y avait régularité dans le retour des douleurs, on imiterait *Désormeaux*, en donnant de l'extrait de quinquina ou du sulfate de quinine. Les vomissements pourraient encore tenir à un embarras gastrique bilieux ou à un état muqueux de l'estomac : alors, à l'imitation de M. *Fongues*, on donnerait des vomitifs, suivis de purgatifs salins et des amers.

Si les vomissements doivent se rapporter plutôt à des névroses de l'estomac, on aura recours à un autre ordre de moyens. Les lavements laudanisés peuvent servir à modérer l'irritabilité utérine. L'extrait gommeux d'opium ou les sels de morphine sous un vésicatoire volant seront mis en usage, et placés au creux de l'estomac. On a fait prendre avec avantage deux ou trois gouttes par jour d'acide hydrocyanique, dans un verre d'une boisson mucilagineuse, à deux ou trois fois différentes. M. *Bretonneau*, dans la pensée que ces vomissements pourraient tenir à la rigidité utérine, a réussi à calmer des vomissements graves par des frictions faites sur le ventre avec l'extrait de belladone ou en en induisant le col utérin. M. *Prévôt*, sur treize cas de vomissements graves, en a arrêté douze avec la potion de Rivière, modifiée par Hufeland. Dans la *Gazette Médicale*, on lit un cas dans lequel *Lobach* a guéri la malade en lui faisant prendre trois ou quatre gouttes, toutes les deux heures, de teinture de noix vomique. Le sous-nitrate de Bismuth, à la dose de deux grammes par jour, a aussi procuré des succès.

Quand les moyens rationnels ont échoué, on peut recourir aux moyens empiriques, qui ont quelquefois guéri. Ainsi, les déplacements, les voyages, peuvent avoir de bons résultats. *De la Motte* a guéri une femme en lui faisant boire de l'eau de fontaine fraîche. D'autres ont été guéries par les spiritueux, le vin de Champagne, quand elles s'en étaient sevrées pendant la grossesse, en ayant l'habitude auparavant. Il est permis, dans ces cas si graves, de recourir tour à tour à chacun de ces moyens, quand les plus rationnels échouent, font souvent défaut, et que la maladie conduit plus ou moins rapidement la malade vers un terme fatal. On a vu, dans ces cas extrêmes, la mort du fœtus ou l'avortement spontané faire cesser tous ces symptômes. Aussi s'est-on demandé si, quand tous ces moyens ont échoué et que la vie est en danger, il ne serait pas permis au médecin de provoquer l'avortement. Sans entrer dans la discussion d'une aussi grave question, je dirai qu'on a vu ces vomissements s'arrêter seuls au moment où on désespérait le plus; que les résultats, obtenus jusqu'à ce jour, de cette opération sont déplorables; qu'il faut, par conséquent, s'abstenir.

De la pléthore.

On considère généralement la pléthore comme la cause la plus fréquente des maladies de la femme en état de gestation. C'est cette opinion qui a fait que la saignée est devenue une pratique vulgaire, et que bien des médecins se croient obligés d'y recourir dans le cours de la grossesse. Mais les recherches de MM. *Andral* et *Gavarret*, celles de MM. *Rodier* et *Becquerel* sur la composition du sang chez les femmes enceintes ou dans les maladies, ont singulièrement modifié les idées reçues jusqu'à ce jour.

Il résulte de ces recherches que, pendant la grossesse et dans les cas mêmes où on ne voyait que des signes de pléthore les mieux caractérisés jusque-là, on trouvait à l'analyse : 1° que la quantité des *globules* du sang, loin d'augmenter, presque toujours descendait au-dessous de l'état normal; 2° que l'albumine du sang diminuait;

3° que l'*eau* et la *sérosité* contenues dans le sang allaient sans cesse en augmentant, à mesure qu'on approchait du terme de la grossesse ; 4° que la *fibrine* du sang restait dans les mêmes proportions jusqu'à six mois, pour s'accroître passé ce terme ; 5° que les proportions du fer diminuaient.

D'après ces données, je distinguerai dans la maladie des femmes enceintes décrites jusque-là sous le nom de *pléthore*, deux états différents, utiles à séparer l'un de l'autre sous le point de vue du traitement.

De la pléthore. — La pléthore est caractérisée par une exagération de tous les éléments du sang, mais surtout par l'augmentation du nombre des globules et de la fibrine.

Elle se présente à toutes les époques de la grossesse, mais surtout dans les derniers mois, chez les femmes d'une constitution pléthorique dont les menstrues abondantes offrent un sang coloré et facilement coagulable. L'oubli d'une saignée habituelle, l'usage d'une alimentation animale et substantielle, les travaux en plein air, un exercice modéré, l'insolation, la respiration d'un air oxigène en sont les causes les plus habituelles, unies au tempérament sanguin.

Pendant la grossesse, la circulation générale est augmentée, et cette augmentation est marquée par un pouls plus dur, plus plein, serré, peu dépressible. Il y a de la somnolence, le sommeil est plus profond ; il y a des tournoiements de tête, de la difficulté dans la marche. Les battements du cœur sont plus étendus et plus rudes. Il y a *absence* de bruit de souffle soit dans le cœur, soit dans les carotides; il y a tension du ventre, pesanteur dans le bassin, tiraillements dans les lombes. Les mouvements du fœtus sont moins actifs, moins fréquents, ou cessent complètement. S'ils n'ont pas encore eu lieu, la pléthore peut retarder leur apparition.

Traitement. — Le moyen de traitement le plus utile est la saignée. Mais il est toujours préférable, comme je l'ai dit à l'avortement, d'en pratiquer deux ou trois petites à des intervalles plus ou moins éloignés, que d'en faire une seule trop copieuse. Un régime ténu et moins nourrissant, un exercice modéré, des conditions hygiéniques différentes de celles où les femmes ont été placées jusque-là, compléteront ce traitement.

De la chlorose des femmes enceintes. — La chlorose a presque toujours été confondue, pendant la grossesse, avec la pléthore : 1° parce que la masse, le volume du sang loin de diminuer dans la chlorose, augmente même quelquefois pendant que le nombre des globules du sang, descendus au-dessous de l'état normal, est remplacé par une plus grande abondance de sérosité ; 2° parce que des congestions locales assez fréquentes, qui parfois appellent le sang vers le nez ou la poitrine pour produire des épistaxis, des hémoptysies ou des hémorrhoïdes, mais bien plus souvent encore vers l'utérus, devenu un centre de fluxion des plus actifs, donnent de la plénitude au pouls, produisent des pesanteurs de tête, des bouffées de chaleur au visage, et d'autres symptômes qui se retrouvent dans la pléthore comme dans la chlorose, et qui avaient jusque-là été rapportés à cette première maladie seule.

La chlorose survient le plus souvent dans des circonstances autres que la pléthore. Elle se manifeste
surtout chez les femmes molles, d'un tempérament
lymphatique, chez les femmes des villes, plus souvent
soumises à des causes débilitantes ou à une hygiène
moins bien réglée. Quelques-unes étaient déjà chlorotiques avant la grossesse, avec une menstruation peu
abondante ou irrégulière. Quelques autres usaient d'une
alimentation peu réparatrice, manquaient d'exercice en
plein air, ou respiraient un air impur, ou étaient soumises à des travaux au-dessus de leur force. Cette maladie devient de plus en plus fréquente chez les filles et
les femmes de la campagne.

A la dureté, la fréquence du pouls, à la pesanteur de
tête, aux bouffées de chaleur à la face, viennent bientôt
s'ajouter d'autres symptômes ; les dégoûts, les nausées,
des vomissements, des appétits bizarres ou dépravés,
tous les signes si variés de la gastralgie. Plus tard, surtout après les saignées qui auront été faites, survien-
dront des céphalalgies, des névralgies faciales, des
syncopes ; puis, des soufflements, de l'oppression dans
le creux de l'estomac, des battements du cœur, des
bruits de souffle dans le cœur et les carotides, des lassitudes
dans les jambes, de la répugnance à toute sorte d'exercice, de la décoloration, de la pâleur de la face, des
infiltrations, des œdèmes des extrémités. A ces signes,
se joignent ceux des congestions qui peuvent se faire
vers certains organes, et surtout vers l'utérus, signes
que nous étudierons au chapitre de l'avortement.

Traitement. — Lorsque quelques-uns ou le plus grand

nombre de ces signes se manifestent, les femmes deman-
dent à être saignées, surtout vers le cinquième mois,
et les médecins, croyant à l'existence d'une pléthore,
cèdent trop facilement à ce désir. Si dans ces cas, on se
souvient de ce que j'ai dit plus haut, que les globules
du sang diminuent d'une manière notable, que la sérosité augmente, le médecin devra diriger le traitement
d'après d'autres bases, ou, du moins, ne se décidera
pas à la saignée aussi facilement. Loin de tendre à débi-
liter par des saignées, ce sera aux ferrugineux et aux
toniques qu'il devra recourir. La saignée pourra soulager
momentanément, en enlevant au sang la sérosité qui y
surabonde, mais pour voir, peu de jours après, ces
mêmes phénomènes reparaître plus intenses. Dans la
chlorose des femmes enceintes, la saignée ne peut être
utile que pour combattre les congestions vers l'utérus
ou autre organe ; mais, dans toute autre circonstance,
il faudra exclusivement recourir aux ferrugineux sous
toutes les formes, que l'on pourra varier selon la disposition des malades.

On donnera une alimentation suffisante, animale et
réparatrice ; on prescrira l'exercice à l'air libre, au
soleil. Les frictions sèches sur la peau ; les vêtements de
flanelle ; les bains de mer ou d'eau salée. On insistera
surtout sur les préparations de fer.

Des infiltrations des femmes enceintes.

OEdème. — Les causes locales sont presque toujours
celles de l'œdème simple. Le développement de l'utérus

dans les derniers mois de la grossesse, en comprimant les vaisseaux sur le détroit ou dans le grand bassin, en est la cause la plus fréquente. C'est pour cela que l'inclinaison de l'utérus sur un des côtés du ventre entraîne de préférence l'infiltration du membre abdominal correspondant. Il peut se trouver favoriser par une disposition aux maladies du cœur, des poumons, du foie, par la chlorose et la débilité générale.

Il survient dans les derniers mois de la grossesse, et ce n'est que quand il est lié à un été général qu'il se montre au début de la gestation. Il commence autour des malléoles, s'étend de là aux cuisses et aux grandes lèvres. Si le liquide infiltre le derme, la peau devient pâle, polie, luisante, sans élasticité. Elle ne se relève pas sous l'impression du doigt. Elle se gerce quelquefois et laisse échapper le liquide. Il y a alors de la gêne dans la marche et la station debout, de l'essoufflement, les urines sont rares. Il n'y a point de fièvre, l'appétit n'est point influencé.

Il disparaît ordinairement le lendemain de l'accouchement par la cessation de la cause mécanique, ou, quelques jours plus tard, sous l'action de l'absorption favorisée par les écoulements lochiaux.

Hydropisie avec urine albumineuse. — Il résulte des recherches de M. *Devilliers* que, chez les femmes enceintes, la proportion de l'albumine a beaucoup diminué dans le sang, comme celle de l'eau a augmenté, ce qui doit imprimer une modification profonde à l'économie de la mère. Les femmes d'un tempérament lymphatique, les primipares, celles qui ont déjà été prises de néphrite albumineuse, sont plus exposées à cette forme d'hydropisie.

L'albumine peut ne se montrer dans l'urine que quelques jours avant, ou au moment de l'accouchement ; c'est ce qui a lieu dans l'éclampsie. Mais c'est surtout dans les quatre derniers mois que se forme l'épanchement séreux, presque toujours lentement. Comme elle tient à une cause plus persistante et plus générale que l'œdème, les variations sont plus rares et moins sensibles. Par cela même, elle disparaît moins facilement aussi. La quantité de l'albumine dans l'urine n'est pas toujours en rapport avec l'étendue et le volume de l'infiltration. Cependant elle augmente toujours pendant et avant le travail, pour diminuer après l'accouchement. Elle augmente au contraire rapidement, s'il survient un état fébril.

Le fait le plus remarquable de cet état, c'est l'influence que la maladie, qui sépare l'albumine du sang, exerce sur l'éclampsie ; car il est constant que presque toutes les femmes, qui sont prises d'éclampsie, ont des urines albumineuses, comme j'ai pu le constater plusieurs fois à la Maternité.

La terminaison en est le plus souvent heureuse après l'accouchement. Mais comme elle peut passer à l'état chronique, qu'elle a une influence fâcheuse sur le développement de l'éclampsie, des fièvres puerpérales, qu'elle a déterminé des avortements, on doit dès lors la considérer comme une fâcheuse complication de la grossesse.

Le repos, la position horizontale, l'usage des diurétiques nitrés, la saignée modérée, quand elle paraît de bonne heure, sont les moyens à opposer à l'œdème. Quand il y a urine albumineuse, on emploie concurremment les toniques, les ferrugineux, surtout chez les femmes lymphatiques, débilitées et les chlorotiques. Si elle devenait trop abondante, on aurait recours aux bains de vapeur et au traitement par l'acide nitrique. On tiendra compte dans la direction du traitement de l'état de gestation et de celui du cœur.

Les varices, les hémorrhoïdes et l'épistaxis sont aussi des états de la mère rarement graves, dus à une cause mécanique, à la compression de l'utérus sur les gros vaisseaux du bassin.

De la rétro-version.

Il y a *rétro-version* chaque fois que le fond de l'utérus est incliné en arrière dans la concavité du sacrum, et le col porté en avant.

Dans les premières semaines de la conception, la face postérieure de l'utérus se distend davantage, devient plus convexe que l'antérieure, ce qui tend à l'entraîner en arrière. La saillie trop considérable de l'angle sacro-vertébral dans certaines conformations du bassin, où la courbure trop profonde du sacrum, empêchent quelquefois, vers trois ou quatre mois, le fond de la matrice de s'élever au-dessus du détroit supérieur, et le force ainsi à se porter dans la concavité du sacrum. L'ampleur trop considérable du bassin, les efforts de la femme, soit pour soulever un fardeau, pour aller à la selle, soit en pressant violemment contre son ventre, sont autant de

causes qui peuvent déterminer la rétro-version ; la distension de la vessie en refoulant l'utérus en arrière, la
constipation en distendant le colon descendant, qui
presse sur son fond, la favorisent.

La rétro-version survient quelquefois lentement, gra-
duellement ; d'autres fois, elle arrive tout à coup. Quand
elle est lente, la femme n'en est pas très-incommodée
dans les premiers temps ; ce n'est que quand elle est
arrivée à un certain degré que la rétro-version s'annonce
par des signes évidents.

Quand elle est brusque, la femme éprouve une violente douleur dans le bassin qui gêne la respiration,
l'empêche de se redresser ou de se tenir debout, rend
douloureuse toute pression sur le ventre. Elle éprouve
des tiraillements dans les aines, il y a impossibilité ou
grande difficulté d'uriner ; le col utérin, comprimant le
col de la vessie, gêne ou empêche complètement
l'émission de l'urine, et augmente la douleur chaque
fois que la femme veut satisfaire ce besoin. Quelquefois,
elle s'écoule par regorgement. Le rectum est comprimé
en arrière par le fond de la vessie, la défécation est
empêchée, parce que l'utérus est renversé de plus en
plus chaque fois que la femme veut aller à la selle, par
les efforts auxquels elle se livre.

En appliquant la main sur le ventre, il est très-sensible et douloureux. En touchant, le doigt ne rencontre
plus le col utérin dans sa place ordinaire. L'utérus ayant
basculé sur lui-même, sa face postérieure devenue
inférieure, repose sur le rectum ou le périnée. Le col
utérin est placé sous la symphyse pubienne ou derrière

elle ; il peut remonter jusqu'au-dessus du détroit supérieur. Le doigt ne peut l'atteindre qu'avec peine. Il comprime le col de la vessie plus ou moins exactement, l'urine distend la vessie qui ne coule plus que par regorgement. La malade éprouve sans cesse le besoin de la rendre, répand partout autour d'elle l'odeur urineuse.

Le fond de l'utérus, descendu dans l'excavation du bassin, est accessible au doigt.

Baudelocque a vu le fond de l'utérus venir faire saillie à la vulve. Par le rectum, on apprécie plus facilement le changement de direction de cet organe et la compression exercée sur l'intestin. L'arrêt, la gêne du cours des matières déterminent des besoins continuels d'aller à la selle. La femme ne peut marcher que courbée en avant, sans pouvoir se tenir debout, se redresser. L'ébranlement de la marche devient très-douloureux.

Peu à peu, si la femme reste couchée et immobile, ces symptômes s'amendent ; mais, comme l'utérus augmente incessamment de volume, bientôt ils vont s'aggraver de plus en plus. Alors surviennent des symptômes généraux, de la fièvre, de la chaleur à la peau, des nausées, des vomissements.

La matrice devant se distendre pour passer au-dessus du détroit supérieur, arrêtée dans son développement par l'angle sacro-vertébral ou la courbure du sacrum, entre en contraction pour chasser le produit de la conception, et l'avortement a lieu. Si le bassin est trop large et les liens qui fixent l'utérus relâchés, la matrice pourra se développer pendant six à sept mois dans l'excavation du bassin, et la portion placée au centre du détroit s'élever seule dans la cavité abdominale ; mais, tôt ou tard, l'avortement n'en aura pas moins lieu. Cet organe peut contracter à la longue des adhérences avec les organes voisins qui gêneront son développement, où il surviendra des inflammations, des engorgements dans l'utérus ou ses ligaments, qui compromettront également la vie de la mère.

On a rapporté des cas où l'utérus s'était perforé à sa face postérieure, et avait donné issue au fœtus.

Cette maladie peut être confondue avec l'abaissement de l'utérus, les tumeurs de l'ovaire, le renversement du vagin, etc. Mais, avec un peu de soin dans le toucher, on distinguera toujours la rétro-version de ces différents états.

Le *traitement* à opposer à cette maladie consiste à replacer l'utérus dans sa direction naturelle.

Pour y arriver, il faut faire coucher la femme sur le dos comme pour pratiquer la version, vider préalablement la vessie et le rectum, faire en sorte, avec deux doigts de la main gauche, d'aller saisir le col utérin derrière les pubis pour l'entraîner en bas, pendant qu'avec ceux de la main droite portée dans le rectum, on soulève de bas en haut le fond de l'utérus. Avec des efforts lents, gradués, ménagés, on arrive à replacer l'utérus dans sa position naturelle. Ces derniers ainsi placés, rencontrent plus facilement le fond de l'utérus, pénètrent plus haut, et les efforts à travers cet organe peuvent être plus grands, plus persévérants, sans crainte d'être nuisibles à la mère.

M. *Bleynie* et avant lui *Nœgelé*, dans ces cas comme après la grossesse, sont parvenus à replacer l'utérus en introduisant la main tout entière dans le vagin pour aller saisir directement l'utérus et le ramener dans une bonne direction. La femme doit être placée sur les genoux et les coudes, et le dos de la main doit être tourné vers la concavité du sacrum.

Aussitôt qu'elle commence à changer de direction, il s'écoule de l'urine de la vessie, et le redressement de la matrice devient par là plus facile et plus prompt. Quand l'utérus a pu être replacé à sa position naturelle, il faut, pour l'empêcher de se dévier de nouveau, faire tenir la femme couchée sur le dos, jusqu'à ce que le fond de l'utérus ait dépassé le détroit supérieur, pour qu'il ne puisse plus reprendre sa position vicieuse.

Dans les cas difficiles, on pourrait, à l'imitation de M. *Amussat*, placer la femme comme pour faire la version, porter un ou deux doigts dans le rectum, soulever l'utérus de bas en haut. Si on ne peut atteindre assez haut, placer le pouce dans le vagin pour déprimer le périnée, et même se faire pousser le coude par un aide; alors, en agissant de manière à faire tourner l'utérus du côté opposé à celui où existe des adhérences, on pourrait remettre l'organe dans sa position naturelle.

Dans les cas où ces tentatives resteraient sans succès, les accidents pourraient être assez graves pour décider l'accoucheur à provoquer l'avortement, soit en perforant les membranes à travers le col, comme M. *Velpeau* le fit dans une circonstance grave, soit en ponctionnant avec un trois-quart la face postérieure de l'utérus par le vagin, ou même par le rectum, comme dans le cas rapporté par *Viricel*.

De l'avortement.

L'avortement est une maladie qui consiste dans l'expulsion de l'œuf de l'utérus avant l'époque où le fœtus est viable. C'est une maladie qui trouble la grossesse, détruit le fœtus, et dont les suites sont bien souvent plus graves que celles de l'accouchement.

Il diffère de l'accouchement, en ce que l'époque à laquelle il arrive est indéterminée, sa marche plus irrégulière, la rétention du délivre plus fréquente, l'hémorrhagie, un symptôme constant et souvent très-grave, la mort du fœtus plus ordinaire; mais il lui ressemble, en ce qu'il est provoqué par la même cause.

La cause *efficiente* de l'avortement réside dans les contractions utérines, comme celle de l'accouchement.

Mais, pour que l'utérus puisse entrer en contraction avant l'époque ordinaire de l'accouchement, il faut qu'il y soit sollicité par des causes que l'on a divisées en causes *occasionnelles* et en causes *prédisposantes*.

Les causes prédisposantes deviennent toutes, quand elles ont longtemps modifié l'économie, des causes occasionnelles. Les coups, les chutes, les maladies aiguës, les sauts, la danse, le cahotement d'une voiture, le trot sur un cheval dur, etc., etc., qui sont les causes occasionnelles les plus fréquentes, n'agissent cependant qu'autant qu'il y a une prédisposition chez la femme; car, sans cette prédisposition, il n'y aurait pas d'avortement, à moins que la cause occasionnelle n'eût agi avec une grande violence. Autrement, on ne s'expliquerait pas comment, de deux femmes au même terme qui tomberaient sur le siége, par exemple, l'une avorterait et l'autre n'avorterait pas.

De ces causes, les unes sont propres aux parents, les autres au fœtus.

1° *Des causes propres aux parents.* — Il y a des femmes qui, par la faiblesse de leur constitution, leur mauvaise organisation acquise ou native, sont singulièrement prédisposées aux avortements. La faiblesse, la débilité de l'utérus dues soit à des leucorrhées abondantes accompagnées d'une inflammation ou d'un ramollissement du col utérin, soit à l'âge avancé, soit à la fécondation trop précoce, lorsque le corps n'a pas acquis tout son développement, disposent à l'avortement.

D'autres causes agissent en modifiant les fluides de l'économie. C'est ainsi que me paraissent agir la misère, la mauvaise alimentation, la respiration d'un air impur, les excès dans tous les genres ; certaines maladies constitutionnelles comme la siphylis, le traitement mercuriel qu'on lui oppose, mal dirigé.

C'est en altérant les fluides de l'économie que certaines maladies aiguës, entre autres la variole, la rougeole, la scarlatine, l'érysipèle, produisent l'avortement. Ces maladies méritent, sous ce rapport, une attention particulière. Quand elles provoquent l'avortement, la vie de la mère est le plus souvent compromise.

Des germes provenant d'un père ou trop âgé, ou

siphylitique, ou livré aux fatigues qu'entraînent la débauche, doivent produire le même résultat, en coopérant à la génération par des produits qui portent en eux une cause de destruction.

Dans un autre ordre de causes, viennent se ranger celles qui gênent la distension de la matrice. Les métrites chroniques ou aiguës, la rétro-version, les indurations du tissu utérin, les squirrhes, les polypes, les adhérences, l'épaississement des ligaments larges ou des ovaires, les tumeurs du ventre qui compriment la matrice.

Les recherches de M. *Jacquemier* sur le placenta et les membranes l'ont conduit à expliquer d'une manière plus rationnelle quelques avortements. Ils sont le résultat de causes qui gênent le cours du sang dans le cœur et les gros vaisseaux, le refoulent de proche en proche jusque vers l'utérus, et distendent les veines utéro-placentaires ou la veine coronaire, dont les parois sont si peu résistantes ; elles les déchirent, et produisent des hémorrhagies. Tous les obstacles à la circulation dans le cœur, les poumons, la veine cave inférieure, et la compression exercée sur les veines qui rapportent le sang de l'utérus, produisent cet effet.

Avortement périodique. — Il y a des femmes chez lesquelles la fluxion qui se fait de mois en mois dans l'état de santé, continue dans l'utérus pendant la gestation. Le sang congestionne le tissu de l'organe pendant tout le temps que devrait durer la menstruation. Si le décollement du placenta et l'hémorrhagie qui le suit n'a pas lieu à la première époque, elle pourra se montrer à la deuxième ou à la troisième, lorsque, en un mot, la fluxion sera assez forte pour distendre les vaisseaux et les déchirer. Cette cause a cela de remarquable, que la nature conserve la tendance à reproduire l'avortement à la même époque, et que les femmes avorteront dans les grossesses subséquentes, au même moment où elles se sont blessées une première fois, si des moyens ne sont mis en usage pour rompre cette funeste tendance. Cet avortement a reçu le nom de *périodique*.

La pléthore, le tempérament sanguin, l'habitude négligée de la saignée à des époques déterminées, les frissons des fièvres d'accès, la toux, etc., toutes ces causes congestionnent l'utérus, distendent les vaisseaux, les déchirent, et laissent écouler le sang.

2° *Des causes d'avortement propres au fœtus.* — D'autres causes portent leur fâcheuse influence sur l'œuf. Devenu corps étranger, sa présence excite l'utérus, qui se contracte pour le chasser, ou bien le sang qui arrive à la matrice pour le développement de l'œuf, n'étant plus mis en œuvre, reste dans le placenta, le congestionne et s'épanche.

La faiblesse du fœtus, ses monstruosités, les maladies dont il est atteint, l'épaississement, l'endurcissement du placenta, les infiltrations, les épanchements de sang qui y sont si fréquents, l'épaississement du chorion, la dégénérescence de ses villosités, la destruction du cordon, l'oblitération de l'un de ses vaisseaux ou son entortillement trop serré autour du cou de l'enfant, la trop grande quantité d'eau de l'amnios, conduisent à l'avortement.

Mode d'action des causes pour produire l'avortement. —
Si la cause a agi avec violence, si le choc, par exemple,
a été très-fort, porté très-loin, il peut tuer le fœtus,
déchirer les enveloppes de l'œuf. Il est fort rare que la
cause soit portée aussi loin ; alors, on s'explique facilement l'avortement.

Mais si la cause a agi modérément, ou si elle a été
continue, il se fait vers l'utérus ou le placenta un afflux
de sang, une congestion. Le sang distend dès lors les
vaisseaux, et si la congestion n'est que passagère, on ne
continue pas, il n'y aura pas d'avortement ; mais, si elle
est un peu plus intense ou continue, les vaisseaux distendus se déchirent, l'hémorrhagie se fait. Mais si, au
contraire, elle est intense, le placenta sera décollé dans
une large étendue, l'hémorrhagie abondante, l'avortement ne pourra plus être suspendu. C'est de cette manière
qu'agissent le plus grand nombre des causes pour provoquer l'avortement.

Des signes précurseurs de l'avortement. — Si l'avortement arrive à la suite d'une cause violente, l'effet se
développera peu de temps après l'action de la cause, il
n'y aura pas de signes précurseurs ; mais, s'il est dû à
une cause interne qui a agi lentement, alors des signes
l'annonceront longtemps à l'avance.

Parfois l'avortement débute, comme le font les inflammations, par des frissons irréguliers, bientôt suivis
d'une pesanteur dans le bassin et le ventre, de douleurs
sourdes dans les reins. Ces signes augmentent par la
marche, la position debout, l'action d'aller à la selle
ou de rendre les urines. Les mouvements de l'enfant

sont plus fréquents et quelquefois douloureux; puis ils
s'éloignent et deviennent plus rares. L'appétit se perd ,
la bouche devient pâteuse, amère ; le sommeil est agité,
troublé; la peau sèche, chaude, brûlante, le pouls fréquent. Il y a de la céphalalgie, des chaleurs se dirigent
vers la tête, qui est pesante , lourde.

Si la grossesse n'a que trois ou quatre mois, et que
le fœtus n'ait pas exécuté de mouvements, la matrice,
devenant le siége de spasmes et de contractions sourdes,
fait penser aux mères que c'est leur enfant qui s'agite
dans leur sein. Cependant ces contractions les agacent,
les irritent plus que de simples mouvements du fœtus,
et si la main est placée sur le ventre ou l'utérus, elle
apprécie le resserrement de l'organe, ce qui ne permet
plus de doute sur la cause de cette irritabilité. Quand
la grossesse est avancée, les mères se plaignent que leur
enfant cesse de s'agiter ; le ventre s'affaisse, les mamelles se flétrissent, le bout du sein laisse échapper un
liquide trouble. Il se fait par le vagin un écoulement
d'un liquide trouble, brun , fétide. L'enfant ballotte dans
le ventre comme un corps inerte, suit les mouvements
de la mère, se porte sur le côté où elle s'incline.

*Si ces signes ne s'arrêtent pas, l'avortement ne tarde pas
à se déclarer.* Des douleurs se manifestent dans les reins
et l'hypogastre; elles sont très-intenses et reviennent à
des intervalles plus ou moins réguliers et rapprochés;
elles se rendent vers le pubis, et sont accompagnées
d'hémorrhagies abondantes qui augmentent à chaque
douleur. Le sang est rouge , ou bien il sort en caillots
formés dans le vagin. Le col utérin se ramollit , s'en-

tr'ouvre. C'est à peine s'il peut recevoir le bout du doigt. Il forme un tube allongé, quand la grossesse est peu avancée; il s'élargit quand le travail marche. Plus haut on trouve la poche des eaux, et on sent au-dessus d'elle la partie que l'enfant présente. Quand elle est rompue, ce qui se fait à bonne heure dans les premiers mois, et beaucoup plus tard, quand la grossesse est avancée, le doigt touche à nu le fœtus ou le délivre.

Si la cause qui a produit l'avortement a cessé d'agir; si la congestion et la fluxion sont modérées, le sang ne décolle le placenta que dans une petite étendue, l'hémorrhagie s'arrête, le col utérin se referme, soit à la suite du traitement, soit spontanément. La grossesse reprend son cours, suit la marche naturelle.

Épanchements sanguins entre l'utérus et le placenta; ce qu'ils deviennent. — Le sang formant un caillot limité, déposé entre le placenta et l'utérus, se coagule. La sérosité en est résorbée, la fibrine du caillot reste seule. Soumise à l'absorption, elle finit par se décolorer, devient chaque jour moins noir, passe au rouge grisâtre, puis jaunâtre, puis enfin forme ces masses blanchâtres qui se voient si souvent sur la surface externe du placenta. D'autres fois c'est dans les mailles mêmes du tissu placentaire que le sang s'est épanché.

Tantôt l'épanchement de sang entre le placenta et l'utérus s'est fait sur plusieurs points à la fois, mais bornés et limités, sans communiquer entre eux; tantôt la fluxion, qui a produit l'épanchement, s'est arrêtée pour se reproduire plusieurs fois, et a déterminé des foyers sanguins multipliés, mais à des époques diffé-

31

rentes. De telle sorte qu'au seul aspect de ces foyers diversement colorés, blancs, jaunâtres, ressemblant à une bouillie d'un rouge brique ou noir, on peut suivre les époques différentes où ils se sont effectués. Dans ces foyers, la trame du placenta désorganisée ne peut plus servir à la nutrition. Mais, comme ils sont isolés, il reste encore une assez grande étendue de l'organe où la circulation est intacte pour que la vie du fœtus puisse s'entretenir. Ce qui cesserait d'avoir lieu, si l'étendue de l'infiltration du placenta était considérable. Le fœtus périrait aussitôt, et l'avortement surviendrait. La fibrine du sang décolorée et blanchâtre, qui a servi à arrêter la perte en fermant les vaisseaux déchirés, sert en même temps à isoler dans ce point le placenta de l'utérus. Mais jamais, quoiqu'en ait dit *Burns*, le placenta ne se recolle à l'utérus dans ces points pour servir de nouveau à la nutrition.

L'œuf est expulsé en entier. — Malheureusement cette terminaison favorable de l'avortement n'est pas la plus ordinaire. Il arrive bien plus souvent que l'hémorrhagie continue. Après des douleurs plus ou moins vives et prolongées, l'œuf peut être expulsé en entier avec le fœtus enveloppé dans ses membranes. J'en possède un de trois mois, l'autre de cinq. C'est ordinairement dans la première moitié de la grossesse que cette particularité a lieu, et chez les femmes faibles ou débiles qui ont déjà avorté plusieurs fois.

Le fœtus meurt et reste dans l'utérus. — Le fœtus peut mourir et rester renfermé dans le sein de sa mère jusqu'à l'époque ordinaire de l'accouchement. Plus souvent cependant l'avortement a lieu, mais à une époque beaucoup plus reculée que celle où il a dû perdre la vie. Si le fœtus est détruit, et s'il n'est pas immédiatement expulsé, les signes sympathiques de la grossesse disparaissent ; mais bientôt il en survient de nouveaux, tels que l'écoulement vaginal , etc., dont j'ai parlé plus haut.

Le fœtus s'écoule par lambeaux. — Le fœtus peut être expulsé par lambeaux à travers les membranes rompues, sans que la mère ait eu conscience de sa grossesse. J'ai été consulté par une femme qui m'apporta un os de fœtus qu'elle avait rendu en urinant. Le toucher me permit de rencontrer d'autres os qui étaient arrêtés au col utérin. Mal alaise depuis longtemps, cette femme ignorait qu'elle fût enceinte.

Altération du fœtus dans l'eau de l'amnios. — J'en ai vu qui avaient été conservés dans l'eau de l'amnios comme dans une préparation chimique. D'autres ont diminué de volume en conservant leur forme, ou se sont convertis en une matière analogue au gras de cadavre. On en a vu qui étaient recouverts d'une couche épaisse, crétacée, comme si un dépôt de matière calcaire s'était fait à leur surface.

Le placenta reste dans l'utérus. — Après l'expulsion du fœtus, le placenta peut rester renfermé dans la matrice. Dans les avortements des derniers mois de la grossesse, alors que le col doit largement s'entr'ouvrir pour laisser passer le fœtus, l'expulsion du délivre suit de près, et se fait, à peu de chose près, aussi rapidement que la délivrance après le travail. Mais, dans les premiers mois, il n'en est pas ainsi. Le col utérin, dont les fibres mal préparées ont résisté longtemps, et ne se sont dilatées qu'avec difficulté, se referme presque aussitôt la sortie du fœtus. Les contractions continuent, reviennent à des intervalles plus ou moins rapprochés, et sont chaque fois accompagnées de pertes qui mettraient promptement les jours de la mère en danger, si la sage-femme ne faisait pas rapidement la délivrance.

Le placenta adhère à l'utérus. Hémorrhagies abondantes. — Lorsque le placenta est resté dans l'utérus, les contractions utérines ne suffisant pas toujours pour détruire les moyens d'union qui le fixent à la matrice, les hémorrhagies se renouvellent sans cesse avec une grande intensité, de manière à compromettre rapidement les jours de la mère. L'abondance de l'hémorrhagie dépend alors de la surface encore adhérente.

D'autres fois ces pertes sont peu abondantes, mais continues. La femme, exposée à un écoulement sanguin irrégulier, ne se rétablit pas; elle devient languissante; il y a prostration des forces; il survient des pertes d'appétit, de la tuméfaction, de la sensibilité dans le ventre; le pouls devient petit, vibrant; il y a de la sécheresse à la paume des mains et des pieds.

Le placenta retenu dans l'utérus n'est pas adhérent. Il peut y être absorbé. — Le placenta retenu dans l'utérus ne devient pas toujours la cause de désordres aussi graves. Il peut se faire qu'il soit décollé, et, qu'à l'abri du contact de l'air, il n'entre pas en décomposition. Pressé de toute part par l'utérus, dont le mouvement de retrait tend à le ramener sans cesse à un petit volume,

Le placenta, composé de fluides et de tissu cellulaire, finit par être absorbé et disparaître. De sorte que, quoiqu'il n'ait point été expulsé, on n'en trouve aucun reste dans la cavité utérine. Cette absorption du placenta est assez rare; mais cependant, des accoucheurs dignes de foi, après s'être prémunis contre toute chance d'erreur, en ont rapporté des exemples.

Il peut y rester contenu jusqu'à une nouvelle grossesse.— D'autres fois, dans les mêmes circonstances, le placenta s'est affaissé; réduit à ses éléments les plus solides, il est resté renfermé dans un des points de l'utérus. Puis, n'ayant pas mis d'obstacle à une nouvelle grossesse, il a été rendu flétri, diminué de volume, au milieu du délivre de l'accouchement.

Il peut se putréfier et sortir par lambeaux. — Mais, si les conditions d'une décomposition se sont rencontrées dans l'utérus, le délivre, retenu, a pu se putréfier et tomber en putrilage. Le deliquium, qui en est résulté, a été entraîné avec les suites de couche devenues fétides. Si ce putrilage n'est pas entraîné facilement au-dehors, il peut être repris par les vaisseaux lymphatiques ou les veines, passer dans le sang qu'il altère, et donner lieu à tous les signes d'une fièvre de résorption et d'infection purulente. Dans d'autres cas, les débris du placenta, retenus dans l'utérus, n'ont donné lieu à aucun signe fâcheux; mais, de temps à autre, ils s'écoulent par les voies génitales. J'ai été consulté, il y a une dizaine d'années, par une femme de la campagne, qui me dit que quelque chose pendait de ses parties génitales. Je la touchai, et j'ai trouvé le col utérin légèrement ouvert, et des débris des membranes de l'œuf qui le remplissaient et pendaient dans le vagin.

Il résulte de là, que les sages-femmes qui assistent les femmes qui avortent, ne doivent jamais les abandonner sans s'être assurées que le délivre est sorti. Elles doivent faire conserver avec soin les caillots et les linges de couche, pour chercher au milieu d'eux le placenta que l'on a tant d'intérêt à retrouver et à savoir expulsé. Le délivre diffère des caillots dont il est enveloppé, parce que ceux-ci sont mous, noirs, faciles à diviser avec le doigt. Le placenta est plus résistant, il forme un tissu organisé, plus rosé, plus difficile à diviser.

Toutes ces circonstances m'ont porté à dire que l'avortement est en général plus grave que l'accouchement, et qu'il est plus grave dans les premiers trois mois que dans les derniers.

Le *traitement* de l'avortement doit être dirigé avec la plus grande circonspection, et approprié à chacune des circonstances et des causes qui peuvent le provoquer.

Le traitement sera dirigé suivant les deux circonstances suivantes : 1° on aura l'espoir d'arrêter l'hémorrhagie lorsqu'elle sera peu abondante, le col peu dilaté, *la poche des eaux intacte;* alors, le traitement devra tendre à conserver le fœtus; 2° mais, lorsque le col utérin sera largement dilaté, *la poche des eaux rompue,* le succès sera impossible; il faudra alors favoriser l'expulsion du fœtus.

1° *Traitement de la première époque. Il faut tendre à conserver le fœtus.* — Il est une forme particulière d'avortement, dont j'ai parlé sous la dénomination de *périodi-que*, et qui se prête, par sa forme même, à un traitement préventif rationnel. Il faut alors faire garder le repos au lit, un mois avant l'époque à laquelle se reproduit d'ordinaire la tendence funeste de l'utérus à se congestionner, et, après quelques jours de repos, pratiquer une saignée du bras proportionnée à la constitution de la mère. Le repos est continué longtemps encore après le moment où l'avortement aurait dû avoir lieu. Le plus difficile à obtenir des femmes de la campagne, est le repos au lit. Cependant, ce moyen doit être exigé d'une manière absolue, comme condition première et indispensable de succès.

La saignée est aussi le meilleur des moyens préventifs chez les femmes fortes, pléthoriques, et chaque fois qu'il y a une congestion vers l'utérus. Mais la saignée ne doit pas être portée trop loin; car j'ai vu des femmes fortes, bien portantes, dont l'avortement était provoqué par l'usage de ce moyen porté trop loin. Il ne faut donc pas faire de saignée trop copieuse pour prévenir l'avortement; il est plus sage et plus prudent d'en faire deux ou un plus grand nombre, à des intervalles rapprochés, que d'en pratiquer une seule trop abondante.

Lorsque la femme est douée d'une organisation irritable, disposée à l'hystérie, ou que le système utérin réagit trop énergiquement sur sa constitution, c'est par les bains, les antispasmodiques, une continence sévère pendant la grossesse, une vie calme et retirée, et, s'il survient des contractions utérines, par des opiacés que l'on peut espérer arrêter l'avortement qui se prépare; on donnera quelques quarts de lavements avec quinze à vingt gouttes de laudanum, répétés jusqu'à effet soporifique, ou bien deux à trois centigrammes d'extrait gommeux d'opium, toutes les trois ou quatre heures.

Mais, si la répétition fréquente de ces fausses couches est due à la débilité, à la chlorose, à la trop grande jeunesse de la mère, aux pertes trop fréquentes, longtemps continuées, ce sera aux toniques qu'il faudra recourir. Un régime animalisé, des vêtements épais, des promenades en plein air, l'usage des bains de mer ou des sources thermales, les amers, les ferrugineux combinés ensemble, et, avant tout, le repos des organes que favorisent les voyages, devront former la base du traitement.

On conçoit que si l'avortement est dû à la mort du fœtus dans le sein maternel, il sera difficile d'en arrêter le cours. Les maladies constitutionnelles du père ou de la mère, celles qui surviennent pendant le cours de la grossesse, exigent un traitement approprié à chacune d'elles. Il est impossible, à cet égard, de ne rien prescrire à l'avance.

Les astringents, surtout l'extrait ou le sirop de ratanhia, donné à la dose de cinquante à quatre-vingts centigrammes par jour, favorisent le resserrement des tissus et la suspension de l'écoulement sanguin.

Quand, après un usage suffisamment prolongé de ces moyens, le col continue à se dilater, que la poche des eaux fait de plus en plus saillie, que les douleurs et l'hémorrhagie augmentent, que la mère s'affaiblit, il serait dangereux pour la mère de recourir plus longtemps à cette médication. Il n'y a plus d'espérance de conserver le fœtus, on doit alors favoriser son expulsion.

2° *Traitement de la deuxième époque. Favoriser l'avortement.* — Arrivé à cette époque, si, malgré la rupture de la poche des eaux, le col utérin n'était cependant pas assez ouvert pour permettre la sortie ou l'extraction du fœtus ou du placenta, il faudra placer une digue à l'écoulement du sang, et, pour cela, appliquer le tampon. Employé lorsque l'érétisme utérin est tombé, le tampon peut rendre les plus grands services. En retenant le sang dans le vagin ou le col utérin, il favorise sa coagulation, et les caillots, de proche en proche, finissent par fermer les vaisseaux déchirés. A une époque plus avancée, il s'oppose à la chute des forces de la mère, il agit comme corps étranger dont la présence incommode, provoque les contractions de l'utérus. On a vu quelquefois le tampon, les caillots, le fœtus et les membranes expulsés tout d'un coup, et l'avortement être terminé. En dilatant le col utérin, qui, dans les avortements des premiers mois, et chez les primipares, est souvent très-lent à se faire, il aide à la terminaison du travail.

On aide à l'action du tampon par l'administration du seigle ergoté. Ce moyen (voir l'article *inertie*) excite les contractions utérines, et facilite ainsi la préparation nécessaire.

Dans la dernière moitié de la grossesse, alors que la marche de l'avortement se rapproche de celle de l'accouchement, que le col est suffisamment dilaté, on favorise l'expulsion de l'œuf en perforant la poche des eaux. Le retrait de l'utérus en est la suite, et des contractions plus efficaces mettent un terme à la perte qui épuise les forces de la mère. Dans les premiers mois, au contraire, il faut s'abstenir de perforer la poche des eaux, dans l'espoir de voir l'œuf expulsé en entier.

Dans les avortements des premiers mois de la grossesse, bien plus souvent que dans les derniers temps de cette fonction, presque toujours le fœtus est expulsé seul. La délivrance suit rarement, et, quoique le col ne se referme pas, l'hémorrhagie peut néanmoins cesser par le retrait des parois utérines. Alors, il convient d'attendre de nouvelles contractions pour hâter la délivrance ; mais, le plus souvent, l'hémorrhagie ne tarde pas à reparaître, ou, pour mieux dire, elle ne discontinue guère. Si elle cesse, ce n'est que pour revenir un peu plus tard, à chaque douleur ou contraction de l'utérus, et par ondées plus ou moins abondantes.

Si un ou plusieurs doigts peuvent être portés dans l'utérus, il faut essayer de saisir, d'accrocher le placenta et de l'amener au-dehors. On a pu réussir à l'extraire avec de longues pinces, quand les doigts ne pouvaient arriver jusqu'à lui. Mais il ne faut user des instruments qu'avec une grande prudence, et ne jamais, soit avec eux, soit avec les doigts, forcer la résistance que peut opposer le col, dans le vain espoir de le faire dilater. On ferait naître de graves complications par une telle conduite. Cependant, il faut insister, revenir souvent à porter les doigts dans le col pour le dilater lentement, doucement et avec prudence, jusqu'à ce que le placenta puisse être extrait complètement.

Quand le placenta est resté dans l'utérus, si l'hémorrhagie continue, ou si le col resserré ne permet pas d'aller le saisir, il faut encore recourir au tampon pour arrêter l'écoulement du sang qui pourrait faire périr la femme épuisée par les douleurs et les pertes. Dans les premiers mois de la grossesse, l'utérus n'est pas assez dilaté pour que le sang, en s'accumulant dans sa cavité, puisse la distendre, et que le danger d'une hémorrhagie interne vienne se joindre à celui de la perte. En même temps on donne du seigle ergoté, afin d'exciter les contractions utérines, décoller le placenta, et fermer les veines utérines. Quand on enlève le tampon, presque toujours le placenta se trouve décollé, et le col assez ouvert pour permettre d'aller le saisir et de l'amener au dehors.

Lorsque le col utérin s'est resserré aussitôt après la sortie du fœtus, quoiqu'il n'y ait pas eu de perte, il n'importe pas moins de surveiller les suites de l'avortement, et de s'assurer si le placenta est sorti ou non.

Mais, lorsqu'il se putréfie dans la cavité utérine, la sage-femme ne doit pas cesser d'être inquiète et de veiller à la santé de la mère. Aussitôt que la mauvaise odeur des lochies l'avertira que la putréfaction a lieu, il faudra en prévenir les suites fâcheuses par la plus grande propreté, les injections dans la matrice faites avec des décoctions d'écorce de chêne et de quinquina, ou mieux, avec du chlorure de chaux dissous dans l'eau. Dans ce cas, le col est presque toujours béant; il faudra y introduire le doigt, afin d'en extraire les lambeaux ramollis du placenta, jusqu'à ce que son expulsion complète vienne mettre à l'abri de toute crainte pour l'avenir. Si des signes de résorption purulente se manifestaient, la sage-femme devrait aussitôt faire prévenir le médecin.

La continuité de ces petites pertes, ou leur fréquent renouvellement, finit par jeter les femmes dans un état alarmant. Elles deviennent chlorotiques, et sont plus prédisposées aux avortements répétés. Le sang, moins stimulant, est moins capable d'exciter le cerveau et les nerfs. Les maux d'estomac, les digestions pénibles, les céphalalgies, la décoloration de la peau, la petitesse du pouls, les battements du cœur, le souffle dans les carotides en sont la suite. Les toniques, les ferrugineux surtout, les voyages, les bains de mer, un régime succulent, l'abstention des plaisirs de l'amour, sont les seuls moyens à opposer à cet état, en même temps qu'on met en usage les bains frais, les douches sur les reins et le bassin.

De l'hémorrhagie qui survient dans les trois derniers mois de la grossesse due à l'implantation du placenta sur le col utérin.

Dans la recherche des signes comme dans la marche et le pronostic de cette espèce d'hémorrhagie, il faut tenir compte de trois circonstances importantes :

1° Savoir si le placenta couvre de toute sa surface l'orifice interne du col. Dans ce cas l'insertion est générale, se fait *centre pour centre*.

2° S'il ne correspond au col que par un point plus ou moins étendu de sa circonférence, l'insertion a lieu par l'un de ses bords, elle est *partielle*.

3° Si, quand l'hémorrhagie se fait dans les derniers mois de la gestation, et que le placenta ne couvre pas le col utérin, cet organe n'est pas dans son voisinage, tout près du col.

Si le médecin ou la sage-femme ont été appelés auprès d'une femme atteinte d'hémorrhagie à sept ou huit mois de grossesse, ils doivent *présumer* qu'il y a insertion du placenta sur le col utérin. Si on touche la femme, le doigt traverse des caillots mous, peu résistants et arrive au col qui est lui-même ordinairement mou, épais, dilatable. Le doigt constate que le segment inférieur de la matrice est plus épais que de coutume. Dans son orifice plus ou moins entr'ouvert, il trouve une surface plus dure, plus résistante, inégale, bosselée, fendillée. C'est la surface décollée du placenta restée à nue. En pressant sur elle, le sang coule le long du doigt et de la main comme d'une éponge humide. L'insertion est alors *centrale*. Si l'insertion n'est que *partielle*, ne se fait que par le bord du placenta, le doigt sent ce bord dur, décollé, libre, pendant dans le col utérin. Puis à côté du bord résistant du placenta, il touche à nu les membranes dans une surface plus ou moins étendue. Elles sont lisses, et, au-dessus d'elles, il peut apprécier la partie de l'enfant qui se présente. Quoique le col soit le plus ordinairement mou, ramolli, entr'ouvert, il peut arriver qu'il soit fermé, non dilaté, encore long. Dans cette condition, il est facile de reconnaître à la mollesse, à l'épaisseur du segment inférieur, la présence du placenta. *Levret* a noté que le sang coule en plus grande abondance pendant la douleur, ce qui est le contraire pour les hémorrhagies utérines provenant d'un autre point.

Si l'insertion a lieu tout près du col, les membranes que l'on touche peuvent être plus épaisses, plus irrégulières, moins lisses; et en recourbant le doigt dans l'utérus, du côté où on trouve ces signes, on peut toucher le bord du placenta. Les signes de l'insertion du placenta, dans cette dernière position, ne sont pas toujours faciles à recueillir, ils manquent souvent.

L'hémorrhagie peut être assez abondante pour mettre la mère et l'enfant en danger à sa première apparition. Plus souvent, elle s'arrête, se suspend pendant un plus ou moins grand nombre de jours, puis, elle reparaît plus tard. Quelques femmes éprouvent un suintement continuel de sang pendant les derniers temps de la grossesse, augmentant à la plus légère excitation ou sans cause connue. Ces femmes, indifférentes à leur santé, ou n'ont voulu consulter personne, ou bien, si elles ont mandé la sage-femme, celle-ci les a abusées sur leur position, en leur faisant espérer d'aller jusqu'au terme, ou, enfin, retenues par une fausse pudeur, elles ont refusé tout examen. Bientôt, épuisées par les pertes continuelles, elles deviennent pâles, les tissus s'émacient, les pieds s'infiltrent, des battements de cœur, de l'oppression surviennent. Les femmes tombent dans un tel état, après une durée plus ou moins longue de ces phénomènes, qu'elles sont forcées de s'aliter. D'autres fois, une perte beaucoup plus forte les arrêtent tout à fait, et, quand le médecin arrive, l'accouchement forcé n'offre que peu de chances de salut pour elles.

Des praticiens habiles ont pris quelquefois des fongosités, des altérations squirrheuses ou autres en forme de choux-fleurs du col utérin, avec écoulement plus ou moins abondant de sang, pour le placenta implanté sur le col. L'hémorrhagie, la mollesse, l'irrégularité des surfaces, prêtent à cette méprise. Mais l'époque où l'hémorrhagie apparaît pour la première fois, vers sept à huit mois de grossesse, et son intermittence serviront à la faire éviter.

Quand ce sont des fongosités, on sent la poche des eaux. Si elle est rompue, on touche à nu la partie qui s'engage. Quand il y a insertion du placenta au col, celui-ci, en se dilatant, quoique mou, n'en conserve pas moins sa forme ordinaire, et on ne sent ni la partie qui s'engage, ni la poche des eaux.

Si l'hémorrhagie qui débute est peu abondante, si la femme n'a que peu de semaines pour arriver à son terme, si le placenta est inséré par son bord seulement et sur un point limité du col utérin, ou dans le voisinage du col, une médication sagement dirigée suffira pour conduire la mère à la fin de la grossesse, sans que ses jours ou ceux de son enfant soient compromis. Cependant, il sera indispensable de surveiller les effets de la perte, et de ne jamais rester en sécurité, tant que l'écoulement ne sera pas terminé.

Mais si, au contraire, l'hémorrhagie continue, ou si elle se renouvelle souvent, si le placenta est inséré à son centre, que le pouls faiblisse, il ne faut plus tarder. Il faut au moins sauver les jours de la mère que la perte menace ; ceux de l'enfant sont d'autant plus assurés, qu'on se décide plutôt à faire l'accouchement prématuré.

Il ne convient donc pas d'attendre que les tintements d'oreilles, la petitesse du pouls soient arrivés. On ne doit pas oublier que pendant, comme après l'opération, la mère doit perdre beaucoup de sang. Quelque soit d'ailleurs l'état de débilité, d'anémie de la femme, à la suite d'une trop longue temporisation, on doit faire l'accouchement, car il y a des femmes qui supportent très-bien les hémorrhagies, qui résistent aux pertes les plus effrayantes, et, dans l'incertitude de la disposition du sujet à cet égard, le médecin doit agir. Mais avant tout, et pour mettre sa responsabilité à couvert, il doit prévenir la famille du peu d'espoir qui lui reste dans une aussi grave circonstance, et, autant que possible, se faire assister d'un confrère.

Il est donc du devoir de la sage-femme, aussitôt qu'elle reconnaît l'implantation du placenta sur le col, de faire part, non-seulement à la femme, mais encore à ses proches, du danger de sa position, et, tout en lui prescrivant un traitement, de faire prévenir un médecin. Une femme dans un tel état est sans cesse menacée de la mort. L'hémorrhagie, peu grave actuellement, peut devenir mortelle dans quelques heures. C'est un des cas où la responsabilité est le plus engagée, et donner à la femme un espoir que personne ne peut assurer; temporiser, c'est ajouter sans cesse de nouvelles chances contre elle.

L'attention et la précaution que, dans de telles circonstances, la sage-femme doit employer pour veiller sur la malade, ne sauraient être assez grandes, pour peu qu'elle ait à cœur de remplir dignement ses devoirs.

L'opinion des praticiens les plus distingués sur cette question, *de Rigby, Burns, Baudelocque*, etc., se résume dans cette phrase de *Nœgelé* : « Lorsque ces hémorrha-
» gies sont abandonnées à elles-mêmes et secourues
» trop tard, elles finissent toujours par la mort de la
» mère. »

Traitement. —.Aussitôt que l'insertion du placenta sur le col est reconnue, on doit faire placer la femme au lit et l'y retenir jusqu'à l'accouchement. Si elle est forte, pléthorique, une saignée modérée sera pratiquée. Mais, si les pertes se sont renouvelées, la saignée abattrait les forces de la mère au moment où elle en a le plus grand besoin. On doit s'en abstenir quand il y a la débilité. Il faut appliquer sur le ventre des linges imbibés d'eau froide, donner un ou deux grammes d'extrait de ra-tanhia à l'intérieur par jour, faire prendre des quarts de lavements laudanisés, chez les femmes nerveuses, ou quand il y a de l'irritabilité. On doit peu couvrir les membres inférieurs pour accumuler la chaleur sur le haut du corps. Au début de la perte, le seigle ergoté ne convient pas; il exciterait les contractions utérines, et, par suite, le décollement du placenta, qu'il faut mo-dérer.

Mais si l'hémorrhagie persistait, qu'elle devînt abon-dante tout à coup ou avec le temps, et que ses effets sur la mère fissent craindre une terminaison funeste, il faudrait, sans hésitation, recourir à l'accouchement forcé. Avant d'opérer, il faut savoir si le col utérin est dilaté; ce qui sera peu fréquent si la femme est loin du terme. Dans ce cas, il faudra recourir au tampon, qui protégera la mère contre un nouvel écoulement de sang, en même temps qu'il favorisera la dilatation du col. Mais, quand le *tampon est en place*, et que la nécessité conduit à faire l'accouchement forcé, on doit en même temps exciter les contractions utérines par l'administration du seigle ergoté. C'est alors seulement, et non au début, que ce précieux agent doit être employé. Alors, il faut tout à la fois exciter l'agrandissement du col, en réveillant les contractions utérines par le seigle ergoté, et s'opposer à l'écoulement du sang au dehors, au moyen du tampon, pour ne pas affaiblir la mère.

Le *tampon* est un moyen mécanique, une digue que l'on place dans le col utérin et le vagin, pour faire coaguler le sang qui coule de l'utérus, dilater le col, et, secondairement, exciter les contractions. On peut le pratiquer de plusieurs manières. A la campagne, partout, on a des étoupes, du chanvre à sa disposition. Il faut placer dans le vagin, et jusque dans le col, un mouchoir que l'on y porte par son milieu. On l'enduit d'un corps gras, pour qu'il puisse pénétrer sans trop de douleur, puis on le remplit de chanvre. — Ou bien on fait, avec du chanvre, de la charpie, du coton en poil, des boulettes du volume d'une noix. On les lie ensemble, à un pied de distance l'une de l'autre, avec un fil long de plusieurs mètres. On en fixe ainsi solidement une douzaine et demie. Elles sont enduites de cérat et portées ainsi successivement jusque dans le col utérin, les unes après les autres, jusqu'à ce que le vagin en soit rempli. A la dernière est attaché un morceau de fil, pendant hors de la vulve. Quand on veut retirer le tampon, il suffit de tirer le fil qui est au dehors. Pour maintenir le tampon en place, il faut placer des compresses ou des mouchoirs au-devant de la vulve, et les fixer au moyen d'un bandage fait de deux bandes, dont l'une fait le tour du corps au-dessus des hanches, et l'autre, passant entre les cuisses, se relève au-devant de la vulve, pour se fixer au-devant des pubis, à la première bande. Le sang imbibe le tampon, mais la fibrine se coagule au-dessus de lui, et les caillots qui se forment vont fermer les vaisseaux divisés qui fournissent du sang. En même temps, le col se ramollit, ses fibres cèdent; il s'entr'ouvre, s'élargit; de telle sorte que, quand on l'enlève, la main peut pénétrer dans l'utérus. Souvent il comprime le rectum, la vessie, excite des épreintes, agace le col et provoque des contractions utérines. Il ne faut pas l'enlever trop promptement, ni céder à l'impatience des femmes; car, si on l'ôtait avant une dilatation suffisante du col, il faudrait le replacer aussitôt.

Lorsque la perte n'a pas été brusque, qu'elle s'est faite lentement, le col utérin est ordinairement mou, dilatable, épais, ou plus ou moins agrandi. Dans ces cas, le tampon est inutile.

Perforer la poche des eaux. — Avant de procéder à l'accouchement forcé, seule ressource dans bon nombre de cas, on doit perforer les membranes. En donnant issue à l'eau de l'amnios, on force la matrice à revenir sur elle-même, et quelquefois le sang cesse de s'écouler, l'hémorrhagie se suspend. Si l'insertion du placenta est partielle, n'a lieu que par l'un de ses bords, il est facile de toucher les membranes et de les perforer. Mais, quand l'insertion est centrale, il n'en est plus ainsi. M. *Gendrin*, dans ce cas, a proposé de perforer les membranes avec une sonde de femme portée à travers le placenta. La perforation est si étroite, qu'elle ne doit pas augmenter sensiblement la perte. Mais, si, après l'écoulement de l'eau, la perte ne s'arrête pas, si le danger est pressant, il est utile de recourir à une méthode plus rapide, plus expéditive, d'aller chercher les pieds du fœtus pour terminer rapidement l'accouchement.

Dans le cas où *le col utérin n'est pas dilatable*, et quand il faut agir rapidement, *s'il est mince* et tranchant, s'il résiste à la dilatation, s'il ne cède pas aux onctions faites sur le col avec l'extrait de belladone, on doit pratiquer de chaque côté une ou deux incisions sur lui, avec des ciseaux courbes sur leurs bords ou avec le bistouri boutoné, puis pénétrer dans l'utérus.

Mais, si le col qui n'est pas *dilatable*, est en même temps *épais* et *long*, il faut enduire la main d'extrait de belladone et dilater le col artificiellement avec un, puis deux, puis trois doigts, puis la main, et extraire le fœtus. Le danger que court la mère doit faire hâter et préférer, dans ce cas, la dilatation forcée au tampon, mais pratiquée avec mesure.

Pour pratiquer l'*accouchement forcé*, la femme sera placée comme si on voulait faire la version. La conduite de l'accoucheur variera dans les deux circonstances suivantes :

1° Quand l'*insertion est partielle*, il faut déchirer les membranes dans le point où le doigt les touche, détourner le bord du placenta sans agrandir le décollement, autant que possible, et pénétrer dans la matrice.

2º Mais, si le placenta couvre le col utérin *par son centre*, il est difficile de reconnaître, même approximativement, de quel côté se trouve le bord du placenta le plus voisin. Dans cette incertitude, je préfère traverser le placenta avec le doigt, ce qui est toujours facile et prompt, et arriver aux membranes, les déchirer avec l'ongle. Si leur tension trop grande ne permettait pas à l'ongle de les diviser rapidement, il faudrait le faire avec une sonde de femme, un crayon, ou un fuseau, par exemple, conduits sur le doigt.

Je préfère perforer le placenta, plutôt que de le décoller sur un de ses côtés: 1º parce que l'hémorrhagie qui a lieu alors nuit plus au fœtus qu'à la mère, que tous les efforts doivent tendre à conserver; 2º par la perforation, la main et l'avant-bras compriment les points déchirés du placenta, diminuent la perte. Celle-ci est moins abondante, ce qui est le point capital, dans l'état de faiblesse où se trouvent tant de femmes, quand on se décide à faire l'accouchement; tandis qu'en décollant le placenta et le renversant sur la partie qui reste adhérente, la moitié ou les deux tiers de sa surface se trouvent mis à nu; et la main, ne pouvant remplir tout l'espace, ni fermer, comprimer les vaisseaux déchirés, l'hémorrhagie est beaucoup plus intense.

Quelle que soit la méthode à laquelle on donne la préférence, aussitôt que les membranes sont divisées, la main doit pénétrer rapidement dans l'utérus pour aller saisir les pieds. Pendant tout ce temps, la main, restée libre au dehors, doit être placée sur le ventre de la femme, afin de fixer l'utérus, le rendre moins mobile, et, en même temps, faciliter la rencontre des pieds dans la cavité de l'organe, où le fœtus mobile fuit au-devant de la main qui va les saisir, s'ils n'y sont pas auparavant retenus dans un point par une compression efficace. Il ne faut pas perdre de vue que, pendant ce temps, le sang s'écoule, et que le plus léger retard préjudicie toujours aux deux individus.

Choix de la main. — Quoique la mobilité du fœtus dans l'utérus rende moins important le choix de la main que dans la version ordinaire, il n'est cependant pas indifférent, pour la rapidité et la facilité de l'exécution, d'y porter plutôt l'une que l'autre. Le stéthoscope devra être ici d'un grand secours, en permettant seul de diagnostiquer la position du fœtus. Si la plus grande intensité, l'énergie, la force des bruits du cœur du fœtus se font entendre à gauche, vers la fosse iliaque, ce sera une première position du sommet. On agira de la main gauche pour aller directement aux pieds. Si cette plus grande intensité existe à droite, ce sera une deuxième position du sommet. On portera la main droite dans l'utérus.

Exciter les contractions utérines après la sortie du placenta. — En même temps que l'enfant est extrait, la main placée sur le ventre de la mère ne doit pas cesser d'y faire des frictions, afin de faciliter la contraction utérine et l'oblitération des veines divisées. Aussitôt que l'enfant est au dehors, on doit reporter la main dans l'utérus pour extraire le placenta lacéré ; agacer la matrice, pour favoriser son retrait. Quand on extrait le

fœtus, il peut arriver que les épaules ou la tête entraînent avec elles le placenta. Il n'y a à cela aucun inconvénient, si on a le soin de bien faire contracter l'utérus,
comme on ne peut trop le recommander. L'accouchement et la délivrance se font à la fois.

Extraire le placenta le premier. — Si, en arrivant auprès de la mère, l'hémorrhagie avait été si abondante,
que la mère fût si affaiblie, qu'il y aurait à craindre
qu'elle ne succombât au milieu de l'opération, lorsque
le fœtus est mort, ce que le stéthoscope permet de reconnaître ; dans ces cas, pour empêcher la perte de
s'augmenter, ce qui compromettrait de plus en plus et
rapidement les jours ds la mère, il faudrait suivre le
conseil de M. *Simpson* : décoller le placenta dans toute
son étendue, l'extraire le premier, faire revenir l'utérus
sur lui-même, puis aller chercher les pieds, quand la
perte serait arrêtée. Le but étant de borner l'écoulement
du sang et de l'arrêter sur-le-champ, il faut en même
temps solliciter, par tous les moyens, les contractions
utérines, car, l'enfant étant mort, c'est sur la mère
seule qu'il faut veiller.

Il n'est pas rare de voir continuer l'hémorrhagie,
quoique l'utérus ait été vivement excité à se contracter.
Il faut donc, pour en prévenir le retour, donner du
seigle ergoté. Il n'est pas rare de voir survenir des syncopes favorisées par les pertes, surtout si on a attendu
trop longtemps pour se décider à opérer. Si elles se pro
longent ou se répètent, elles devront inspirer les plus
vives inquiétudes. Alors il faudra frictionner la région
du cœur avec la main et de l'eau-de-vie, faire respirer

des odeurs fortes, et donner à la femme tous les secours décrits à propos des syncopes et des hémorrhagies après la délivrance. C'est alors que les cordiaux, le vin, un peu de liqueur étendue d'eau, seront utiles.

S'il est vrai qu'habituellement tout danger disparaît avec la déplétion de l'utérus, il n'en est cependant pas toujours ainsi. L'hémorrhagie peut reparaître, devenir mortelle. Ce qui s'explique par la vascularisation du segment inférieur de l'utérus et par sa tendance à peu se contracter les premiers jours. Il faut alors ranimer, exciter les contractions par le seigle ergoté, et en donner toujours, au moins préventivement, après l'extraction du fœtus.

Aussitôt l'opération terminée, la femme sera tenue couchée, sans jamais la faire asseoir. Il ne faudra la quitter que quand tout danger sera écarté et un long temps écoulé. Elle ne devra être changée de lit, quelque malpropre et en désordre que soit le sien, que lorsque toute crainte de syncope sera passée. Les linges au-dessous d'elle seront changés avec le plus grand soin, en soulevant le siége sans effort, mais jamais en la faisant asseoir sur son lit, de peur de rappeler la perte. Il faut alors exercer la compression *permanente* de l'aorte. Avec elle on supprime la perte, on prévient les défaillances, et l'on s'abrite contre une syncope rapidement mortelle. Il faudrait encore recourir à cette compression permanente, continuée pendant une, deux, trois heures, si, malgré la suspension de l'hémorrhagie, les défaillances étaient continuelles, ne cessaient pas, malgré le retrait de l'utérus sur lui-même, et si, en même temps, le pouls restait d'une faiblesse extrême et d'une fréquence excessive.

Remarques sur les hémorrhagies qui viennent compliquer
l'accouchement.

Les hémorrhagies qui surviennent pendant le cours de l'accouchement se manifestent presque toujours sous l'influence des mêmes causes, suivent la même marche, exigent le même traitement que celles qui surviennent pendant l'avortement. Je ne parlerai dans ce chapitre que de quelques formes de cette hémorrhagie dont je n'ai pu traiter en décrivant l'avortement. Elles sont externes ou internes.

L'hémorrhagie *externe* pendant le travail peut être la suite d'une hémorrhagie interne, lorsque l'obstacle qui s'opposait à l'écoulement du sang au dehors a cessé, comme nous le verrons plus loin. Mais elle est plus souvent due à la résistance des membranes de l'œuf, à leur intégrité trop longtemps prolongée. Cette cause agit plus rarement aux autres époques de la gestation; dans l'avortement, par exemple. Elle peut se montrer dès le début, lorsque le col est un peu dilaté et la poche des eaux peu saillante, comme lorsqu'elle est volumineuse et le col large. Le sang coule au dehors parce que les contractions utérines ne peuvent pas déterminer la rupture des membranes, finissent par décoller une portion du placenta. C'est la cause la plus fréquente des hémorrhagies externes pendant le travail. Le moyen le plus prompt pour la faire cesser, c'est de rompre la poche des eaux. L'utérus, en revenant sur lui-même, fait aussitôt resserrer les vaisseaux utérins. Si elle continuait encore après l'évacuation de l'eau, on ferait usage du seigle ergoté ou du forceps, suivant les cas, pour terminer l'accouchement.

Hémorrhagie due à des veines variqueuses du col utérin ou du vagin. — Les hémorrhagies externes pendant le travail, n'ont pas toutes leur point de départ dans la matrice. La compression exercée par l'utérus sur la veine cave inférieure ou les veines du bassin pendant la grossesse, en gênant le cours du sang dans les affluents de ces vaisseaux, fait qu'il y stagne et les distend. Sous l'influence de cette pression, les veines des grandes lèvres, du vagin, ou celles du col utérin peuvent devenir variqueuses, comme celles des extrémités inférieures.

Pendant la grossesse, ces veines résistent; mais, lorsque vient le travail, mal protégées par la membrane muqueuse, les efforts de la mère augmentent leur tension, elles se rompent, ou bien c'est la tête de l'enfant qui, en descendant dans le vagin, oblige le sang à s'accumuler dans les vaisseaux au-dessous, en arrête le cour et les force à se déchirer.

Le sang qui s'écoule au dehors de ces veines entr'ouvertes s'échappe d'un point plus ou moins élevé et par une plaie souvent étroite. On peut croire qu'il s'écoule de la matrice. Quand la tête a franchi le col, au fur et à mesure qu'elle descend, elle peut former la déchirure de la veine et suspendre l'hémorrhagie. Aussitôt que le travail est terminé, il est rare que l'écoulement du sang continue, à moins que la plaie de la veine ne soit étendue, parce que la compression sur les troncs où les veines vont se rendre ayant cessé, le sang reprend son cours régulier ; un caillot se forme sur la déchirure et arrête l'hémorrhagie.

Il est difficile de reconnaître la source de ces hémorrhagies, et facile de les confondre avec celles dues au décollement du placenta. Cependant, si en touchant, au début du travail, on avait apprécié avec le doigt le relief formé par les veines variqueuses dans le vagin ou sur le col utérin, et si, aussitôt après le début de l'hémorrhagie, on n'appréciait plus ce relief, ce serait, sinon une preuve certaine, du moins une grande présomption, que le sang coule de l'une de ces veines ouvertes ; le spéculum pourrait permettre, dans certains cas, de découvrir le point de départ du sang, ou, au moins, de juger qu'il ne vient pas de la cavité utérine. Le sang coulerait plus abondamment pendant les contractions de l'utérus.

Si on s'apercevait pendant les efforts de l'enfantement que ces veines augmentent de volume, on ferait tenir la femme au lit et couchée, et, si on avait à craindre une rupture de ces vaisseaux, on les soutiendrait avec la main. Si, malgré ces précautions, elles venaient à se rompre, le seul moyen serait le tampon pour arrêter le cours du sang, jusqu'à ce que le col fût assez dilaté pour laisser passer l'enfant. Une fois que la tête serait arrivée sur la plaie d'où coule le sang, elle la fermerait et arrêterait la perte. Il faudrait aussi hâter la fin du travail par le seigle ergoté ou le forceps. Une fois le travail terminé, le cours du sang devenu plus libre dans les veines, l'hémorrhagie cesserait, ou au moins ne serait plus menaçante.

Hémorrhagie externe due à des fongosités du col utérin. — L'hémorrhagie pourrait avoir son point de départ dans les fongosités du col, rendues saignantes par le fait du travail de l'enfantement. On pourrait croire à une insertion du placenta sur le col. Les deux lèvres du col seraient molles, fongueuses, rugeuses ; elles se dilateraient plus ou moins facilement. En pressant sur elles avec le doigt, le sang en découlerait facilement. L'hémorrhagie est rarement abondante ; mais, si elle le devenait, le plus sûr moyen de l'arrêter serait de tamponner, et, quand le col serait dilaté, de terminer l'accouchement.

Les hémorrhagies *internes* ont lieu, lorsque le sang ne s'épanche pas au-dehors, qu'il s'accumule dans l'utérus ou tout autre point du ventre. Cachées aux yeux des personnes qui entourent la femme, elles ne se reconnaissent guère qu'aux signes généraux communs à toutes les hémorrhagies, à la décoloration de la peau et de la face, à la petitesse du pouls qui est mou, large, ou petit et dépressible sous le doigt, aux éblouissements, aux tintements d'oreille, aux syncopes, à la distension du ventre, à la mollesse de l'utérus. Il pourrait arriver dans quelques cas qu'après un temps plus ou moins long, l'obstacle qui s'opposait à l'écoulement du sang au dehors céderait tout à coup, et que l'hémorrhagie, d'interne, deviendrait externe.

Le fœtus empêche le sang de s'écouler au dehors en faisant tampon dans le vagin. — L'hémorrhagie peut être interne, lorsque la tête ou le tronc de l'enfant, remplissant le vagin, empêchent l'écoulement du sang au dehors en le retenant derrière eux.

On reconnaît cette forme d'hémorrhagie aux signes généraux que je viens d'énoncer plus haut, qui ne tardent pas à se montrer pour peu que l'écoulement du sang dure et se prolonge ; mais, surtout, à la tuméfaction du ventre, à la cessation des contractions, au volume de l'utérus qui s'accroît, à sa mollesse, à sa forme plus arrondie. De plus, dans l'intervalle des douleurs, il peut s'écouler une petite quantité de sang au dehors qui filtre entre le vagin et le fœtus, qui doit fixer l'attention de la sage-femme et la tenir en éveil.

Pour la faire cesser, il faut aussitôt appliquer le forceps pour terminer le travail. Si l'hémorrhagie continue après l'accouchement, on l'a combat par les moyens que j'indiquerai à la délivrance.

Hémorrhagie dans l'intérieur de l'œuf. — L'épanchement du sang peut se faire dans l'intérieur de l'œuf, lorsque les vaisseaux du cordon ou ceux qui rampent à la face interne du placenta, sont ulcérés, déchirés. Le sang coule dans la cavité des membranes, se mêle à l'eau de l'amnios ; s'il coule abondamment, sa perte entraîne rapidement la mort du fœtus, car c'est le sang destiné à sa nutrition qui s'échappe. Ses effets sur la mère sont beaucoup moins rapides. Il est difficile de reconnaître cette forme d'hémorrhagie ; mais, on pourra la *soupçonner*, quand, dans un temps limité et court, les pulsations du cœur du fœtus perdront rapidement de leur force, de leur intensité, de leur fréquence, sans que

l'on puisse expliquer autrement les changements survenus dans la vitalité de l'enfant. L'utérus se distend moins
facilement que dans les hémorrhagies rendues internes
par toute autre cause. Si la poche des eaux restait
intacte, à la longue, l'utérus tomberait dans l'inertie.

Cette forme de l'hémorrhagie ne deviendra certaine
qu'après la rupture des membranes, parce qu'alors l'eau
de l'amnios, qui coule teinte de sang et mélangée de
caillots, ne permet plus de doute sur la source d'où
vient le sang. Mais, si les membranes étaient déchirées,
les eaux écoulées avant l'arrivée du médecin, il deviendrait bien difficile de trouver le point de départ de l'hémorrhagie.

Il ne faudrait pas tarder à venir au secours de l'enfant; mais on conçoit que, si la perte se prolongeait,
elle ferait bientôt sentir ses funestes effets sur la mère.
Il serait inutile de recourir aux moyens ordinaires propres à combattre la perte. Le seigle ergoté, le tampon
resteraient sans action, parce qu'ils n'agiraient pas sur
le point même d'où part le sang. Il ne resterait qu'à
terminer rapidement le travail, afin de séparer l'enfant
de sa mère, avant que les battements de son cœur eussent
cessé complètement. L'œuf une fois vidé, il faudrait
faire rapidement la délivrance, et exciter fortement les
contractions utérines.

En parlant de la rupture de l'utérus, j'ai dit que la
déchirure pouvait ne pas comprendre toute l'épaisseur
de la matrice, mais seulement l'une de ses membranes.
Quand c'est le péritoine qui est ainsi gercé, le sang
s'écoule dans la cavité du ventre. Cette hémorrhagie non

circonscrite est difficile à reconnaître; on n'y arriverait qu'au moyen des signes généraux. Cependant, si le sang s'accumulait dans le cul-de-sac du vagin, entre l'utérus et le rectum, peut-être pourrait-on arriver à reconnaître la tumeur molle et arrondie qu'il forme par le toucher. Du reste, il n'y aurait ici encore qu'à terminer l'accouchement par la version et le forceps, et à donner du seigle ergoté pour faire contracter l'utérus et fermer la gerçure du péritoine.

L'hémorrhagie interne peut encore être due à la déchirure des grosses veines qui rampent dans l'épaisseur des ligaments larges, comme à celles des veines du vagin dilatées qui se déchireraient dans l'épaisseur des parois du vagin. Au moment de l'accouchement, les efforts de la mère ou les manœuvres exercées pendant cette fonction dans les cas difficiles, augmentent la tension de ces vaisseaux qui se rompent et se déchirent. Le sang s'épanche dans la fosse-iliaque correspondante. Quand il est limité, il y forme une tumeur plus ou moins appréciable; la femme y éprouve la sensation d'une douce chaleur due au sang qui s'écoule. Mais, le plus souvent, il n'est pas circonscrit, il s'infiltre dans les tissus, coule en nappe le long des parois de l'utérus, entre celles du vagin et celles du bassin. Alors le sang peut former tumeur dans le vagin en refoulant les parois du canal qu'il aplatit, ou bien il va s'épancher dans la grande lèvre, le périnée, et former thrombus. Les signes généraux des hémorrhagies et l'influence rapidement funeste qu'elles ont sur la mère et l'enfant aideront à éclairer le diagnostic. Une tumeur molle, mal circonscrite, allongée, qui se forme sur l'un des côtés du vagin, et fait saillie dans le canal, en sont les signes locaux, et plus tard le thrombus volumineux. Les tumeurs sanguines, infiltrées en raison de leur peu de limite, de leur étendue, sont presque toujours mortelles. Il faudrait encore ici terminer promptement le travail par la version ou le forceps. Puis, l'enfant né, donner du seigle ergoté, afin qu'en excitant les contractions utérines, les veines des ligaments larges pussent s'affaiser, diminuer de capacité pour arrêter l'écoulement du sang.

Du thrombus. — Lorsqu'il se forme un épanchement de sang dans l'une ou les deux grandes lèvres, cet épanchement constitue le *thrombus.* Il est tantôt borné, tantôt illimité.

Chez quelques femmes, le cours du sang est gêné dans les parties déclives du corps par la compression exercée par l'utérus sur les grosses veines du bassin ou sur la veine cave inférieure. Alors les veines des grandes lèvres ou du vagin se laissent distendre par le sang dont le cours est ralenti, et produit à la longue la dilatation de ces veines. Au moment de l'accouchement, lorsque le col se dilate, la tête, en descendant dans le vagin, comprime fortement et longtemps ces parties, augmente la stase du sang dans les veines qui se rompent et versent ce sang dans les tissus voisins. Le plus souvent ce sont des vaisseaux ténus et capillaires, qui, rompus, déchirés, forment ces tumeurs. Le sang s'épanche dans les tissus, les refoule et en éloigne les mailles. Si les vaisseaux sont peu nombreux, ou si la résistance des tissus où le sang s'épanche est assez grande, il se forme une tumeur limitée, circonscrite. Elle peut acquérir le volume d'une noix, d'une pomme ; mais quelquefois aussi l'épanchement peut acquérir le volume d'une tête d'enfant à terme. Tantôt alors il est borné à une grande lèvre, quelquefois il s'étend aux deux, où il communique de l'une à l'autre par le périnée. Dans ces cas, le thrombus peut être formé par le sang de quelques veines des ligaments larges ou de celles du vagin qui coule entre ce dernier organe et les os.

Le thrombus forme une tumeur tendue, lisse, noirâtre et douloureuse. Elle a pour paroi, d'un côté, la membrane muqueuse, de l'autre la peau. Si son volume est considérable, elle peut gêner, retarder le passage de la tête, devenir une cause de retard, et exiger les secours de l'art. Mais, le plus souvent bornée à certaines limites, elle se laisse comprimer, aplatir douloureusement pendant le passage de la tête ; ou bien la tumeur se rompt, se déchire, la membrane muqueuse est détruite, et le sang s'écoule au dehors.

D'autres fois ce n'est qu'après la sortie de la tête, souvent plusieurs heures après l'accouchement, que commence le thrombus. Quand il s'est peu développé pendant le travail, qu'il augmente ou se forme après l'accouchement, il peut gêner, empêcher la délivrance, et s'opposer à l'écoulement des lochies.

Le thrombus a été pris pour des abcès, pour des hernies. Dans le premier cas, si on l'ouvrait avec le bistouri, la méprise serait peu grave ; mais, si, dans le second, on le pétrissait, croyant faire rentrer les intestins herniés, il en résulterait des déchirures, des destructions de tissu cellulaire des grandes lèvres, la dispersion du fluide sanguin qui pourrait faire croire à la réduction de la hernie; et, par la suite, l'inflammation, la gangrène de la grande lèvre. On évitera toute méprise, si on se rappelle que les hernies des grandes lèvres sont extrêmement rares, que la hernie est rarement aussi volumineuse que le thrombus, et, quand elle existe, la femme n'ignore pas qu'elle en était atteinte avant l'accouchement. Elle est rénitente, sonore à la percution. Enfin, les autres tumeurs de la vulve n'apparaissent pas tout à coup, elles ne sont pas bleuâtres, livides, violacées, comme le thrombus. Ces signes ne peuvent permettre une confusion que je croyais impossible avant que j'en eus connu un exemple.

Il faut couvrir ces tumeurs de compresses résolutives d'eau de Goulard, de décoction d'écorce de chêne, ou imbibées de vin rouge, pour en déterminer la résolution. S'il survient de l'inflammation y appliquer des sangsues ou des cataplasmes émollients, et les couvrir si elles tendent à abcéder. Mais, si le volume du thrombus ou la douleur empêchait le travail ou le retardait et qu'il y eût danger, il faudrait terminer l'accouchement avec le forceps. Pendant comme après l'accouchement, l'incision ne doit pas être pratiquée tant que l'hémorrhagie n'est pas suspendue; car on l'a vu continuer et mettre les jours de la malade en danger par l'écoulement trop abondant du sang.

CHAPITRE XII.

DE QUELQUES OPÉRATIONS QU'IL EST DU DEVOIR DE LA
SAGE-FEMME DE PRATIQUER.

Au nombre des secours que la sage-femme doit porter
à la femme pendant la gestation, ou à l'enfant nouveau-
né, il en est quelques-uns qui constituent de véritables
opérations de petite chirurgie, et que la sage-femme
doit savoir. Ce sont : 1º la saignée ; 2º la vaccina-
tion ; 3º le cathétérisme ; 4º la section du frein de la
langue.

1º De la saignée du bras.

Lorsqu'on examine le pli du bras, après avoir placé
un lien quelques centimètres au-dessus de lui, et avoir
intercepté ou retardé la circulation dans les veines, on
en voit un grand nombre se dessiner en relief. Toutes
ne peuvent pas donner une suffisante quantité de sang
quand on les ouvre, ni être ouvertes sans danger. Il faut
donc choisir.

En plaçant le doigt sur le tiers interne du pli du bras, on ne tarde pas à rencontrer le battement de l'artère brachiale, qui est couverte et obliquement croisée par une grosse veine, la *basilique*. Cette veine doit être évitée, *la sage-femme ne doit jamais l'ouvrir*, car, pour peu que la piqûre soit mal faite ou un peu profonde, ou que la femme soit indocile, elle pourrait transpercer la veine et léser l'artère brachiale au-dessous. Alors, la sage-femme aurait produit un anévrisme, maladie qui peut faire périr dans quelques minutes, et qui ne guérit qu'au prix d'une opération très-dangereuse. Il faut donc choisir une autre veine. De cette veine basilique, il en part deux branches : l'une, qui se porte tout à fait en dedans du bras, qui est la *cubitale antérieure*, peu volumineuse, que l'on saigne rarement ; l'autre, la *basilique médiane*, se porte en dehors vers le milieu du pli du bras. Celle-ci, d'un volume convenable, doit être saignée, quand elle n'est pas elle-même placée au-devant de l'artère, ce qu'apprend l'exploration préalable faite comme je viens de le dire.

Plus en dehors du pli du bras, on voit encore une autre veine assez volumineuse, appelée *céphalique*. De celle-ci, il en part aussi deux branches : l'une se porte en dehors, c'est la *radiale antérieure*, petite et peu volumineuse, que l'on s'abstient de saigner à cause de cela ; l'autre est la *céphalique médiane*, qui se porte en dedans vers la basilique. Les deux veines médianes basilique et céphalique, qui se portent l'une vers l'autre, se réunissent souvent pour former une branche appelée *médiane commune*. C'est l'une ou l'autre de ces trois dernières veines qu'il faut ouvrir, pour avoir un écoulement suffisant de sang.

Pour faire la saignée, il faut : 1° une lancette plutôt large qu'étroite, récemment aiguisée et propre ; 2° une bande large de deux travers de doigt, longue d'un mètre ; 3° un vase pour recevoir le sang ; 4° un drap pour protéger le lit de la malade ; 5° une bande roulée et une compresse ; 6° de l'eau froide ou du vinaigre pour le cas où il surviendrait une syncope.

On commence toujours par chercher l'artère en explorant le côté interne du pli du bras. On s'en éloigne pour aller piquer une veine autre que celle qui croise l'artère, et qui offrira moins de danger. On intercepte le cours du sang dans les veines pour les rendre plus saillantes ; pour cela, le milieu de la bande, est posé à plat à trois ou quatre travers de doigt du lieu où l'on veut percer la veine, sur le milieu du bras, en ramenant les extrémités à droite et à gauche après les avoir croisées, pour les nouer en dehors, par une simple rosette. On place l'étui à lancettes ou tout autre corps volumineux, dans la main de la malade, qu'elle fait rouler, pour activer la circulation. On frictionne la face antérieure de l'avant-bras de bas en haut, pour faire distendre les veines. On ouvre sa lancette de manière à ce que la lame fasse un angle obtus avec la châsse ; on la saisit avec le pouce et l'indicateur de la main droite à un centimètre de la pointe. Le bras de la malade est allongé et fixé de telle sorte, que la paume de sa main soit appliquée contre le côté gauche de la sage-femme, qui opère. De sa main gauche, la sage-femme embrasse le coude dans sa concavité palmaire, et le pouce, ramené en avant en passant par-dessus le bord radial de l'avant-bras, fixe, en la déprimant, pour l'empêcher de rouler, la veine que l'on veut saigner. La pointe de la lancette est enfoncée directement au-dessus du pouce, transversalement à la veine, et lentement, jusqu'à ce qu'une goutte de sang coule sur les côtés de la lame, et, alors, on en relève la pointe obliquement, en abaissant le talon de la main appliqué sur le bord interne de l'avant-bras, afin d'agrandir la plaie. En retirant la lancette, le sang coule en jet, dans un vase préparé pour le recevoir.

Pour faire couler le sang, la malade roule dans sa main un étui, pendant que la sage-femme soutient l'avant-bras. Pour arrêter la saignée, on pose le pouce gauche sur la plaie de la veine, et on fléchit l'avant-bras après avoir enlevé la ligature qui gênait le cours du sang. Le membre lavé, on fixe une compresse carrée, pliée en plusieurs doubles sur l'ouverture, et on la maintient avec des tours de bande disposés en huit de chiffre, autour de l'articulation du coude légèrement fléchie.

Si les veines sont peu apparentes, il faut serrer davantage la ligature, frictionner le membre, placer l'avant-bras dans un bain chaud.

Si elles sont roulantes comme chez les vieillards ou les personnes maigres, on doit fixer solidement la veine avec le pouce, et la piquer perpendiculairement.

Si la veine n'est pas piquée, recommencer dans la même plaie. Le sang peut ne pas couler, quoique la veine soit ouverte ; ce qui a lieu, quand la ligature est trop serrée ; ce que l'on reconnaît à la cessation des battements du pouls. Il faut alors relâcher la ligature. S'il survient un thrombus, et qu'il soit dû au défaut de parallélisme entre la plaie de la veine et celle de la peau, il faut faire une autre piqûre au-dessous de la première. Si c'est un bouchon de graisse qui met obstacle au cours du sang, il faut le refouler avec un stylet, ou l'exciser avec des ciseaux.

1° La malade peut tomber en syncope, il faut alors desserrer les vêtements, asperger la face d'eau froide, placer sous le nez du vinaigre, de l'eau de Cologne, étendre la malade horizontalement sur un lit ou le plancher.

2° S'il survient un thrombus, on applique sur lui des compresses d'eau froide.

3° On reconnaîtrait que l'artère brachiale aurait été lésée, au jet du sang qui serait rouge, rutilant, saccadé, qui s'arrêterait si on comprimait l'artère au-dessus de la plaie. Si ce malheur arrivait, il faudrait enlever aussitôt la ligature, placer le pouce sur la plaie pour comprimer l'artère, et envoyer chercher sans retard le médecin le plus voisin.

Dans le cas où la saignée ne pourrait être remise, et où il n'y aurait d'apparente que la veine qui est au-devant de l'artère brachiale, il faudrait faire la saignée en deux temps. Pour cela, il faudrait diviser d'abord la peau dans toute son épaisseur, en enfonçant la lancette peu profondément et très-obliquement ; puis, ensuite, quand on verrait la veine au fond de la plaie, reconnaissable à sa couleur bleuâtre, la piquer elle-même obliquement. Avec des précautions, de la lenteur dans l'opération, on peut toujours éviter ce malheur.

2o Cathétérisme.

Le cathétérisme consiste dans l'introduction d'une sonde dans la vessie pour en évacuer l'urine. La sonde est en argent, dite sonde de femme, ou en gomme élastique. Au défaut de l'une ou de l'autre et dans un cas pressé, on se servirait d'un tuyau de plume ouvert aux deux bouts.

Pour pratiquer l'opération on fait coucher la femme sur le dos, les cuisses écartées. La sage-femme saisit la sonde avec les deux premiers doigts de la main droite et de la gauche elle écarte les grandes et les petites lèvres. Le méat urinaire ainsi à nu, elle y introduit le bout de la sonde, la concavité tournée vers le pubis, en poussant légèrement d'avant en arriére.

Dans les derniers temps de la grossesse et pendant l'accouchement, le canal et le méat sont ordinairement déplacés. L'utérus en s'élevant entraîne le méat derrière la symphyse des pubis. Alors il faut introduire la sonde derrière l'arcade pubienne et porter en arrière d'elle son extrémité pour pénétrer dans la vessie.

5o De la section du frein de la langue.

La briéveté du frein de la langue gêne, empêche souvent la succion. Pour reconnaître cet état on pince le nez de l'enfant, il ouvre alors la bouche et on peut apercevoir le défaut de mobilité de la langue; quand il essaie de l'allonger cette tension produit une petite échancrure à son extrémité. Il faut aussitôt faire la section du filet. Pour cela on se sert d'une sonde cannelée, on soulève la langue au moyen de la plaque qui termine cette sonde, en introduisant le filet dans la fente qui s'y trouve et on l'incise avec des ciseaux mousses, sans pointes, en dirigeant leur extrémité en bas, afin d'éviter les veines de la langue. Il suffit de faire une incision d'une ou deux lignes de profondeur pour que les efforts de succion achèvent de déchirer le filet, et permettent l'allongement suffisant de la langue pour embrasser le mamelon.

4° De la vaccination.

Pour vacciner de bras à bras, on reconnaît que le vaccin est bon, quand le liquide est visqueux, transparent, qu'il coule avec lenteur du bouton que l'on a préalablement piqué dans plusieurs points avec la lancette. Quand on se sert de vaccin sous verre, ou en tube, on sépare les deux plaques de verre, puis on mouille l'une d'elles avec une gouttelette d'eau prise sur la pointe de la lancette, on délaie le vaccin desséché, et on le porte avec la lame de la lancette sur l'autre plaque. On délaie à son tour celui qui se trouve sur elle, et quand on en a imprégné la pointe, alors on opère. La pointe de la lancette étant chargée ou du vaccin recueilli sur le bouton ou de celui délayé sur la plaque, on saisit de la main gauche le bras à vacciner, la peau est tendue, et on introduit la pointe de la lancette sous l'épiderme, à un ou deux millimètres, obliquement et à plat; le manche est relevé pour que le fluide reste plus sûrement dans la plaie. On pratique trois piqûres à la face supérieure et externe de chaque bras.

Vers le troisième et quatrième jour au plus tard, on voit un point rouge et dur à la place de la piqûre. Le lendemain l'induration augmente, le bouton devient circulaire, se déprime à son centre et devient ombiliqué. La peau s'enflamme autour, rougit. Le septième jour, la pustule offre une couleur plus foncée, l'inflammation s'étend au loin. Le huitième jour, le bourrelet est plus large, plus élevé; la peau se tuméfie autour; la pustule est douloureuse, comme granulée. Vers le onzième jour, le bouton commence à se dessécher, le liquide se trouble, l'auréole pâlit, la tumeur se déprime. Puis, enfin, il se forme une croûte noirâtre, dure, qui tombe du vingtième au trentième jour, en laissant une cicatrice blanble, déprimée, parsemée de lignes gaufrées.

On n'a pas toujours à sa disposition du vaccin pour vacciner de bras à bras; on se sert souvent de celui recueilli sous plaques ou dans des tubes.

Pour recueillir du vaccin sous verre, on a deux morceaux de verre carrés et propres. On pique avec la lancette le bouton dans plusieurs points, on pose une des faces de chaque plaque sur le bouton ouvert, puis, quand elles sont couvertes de liquide, on les expose à l'air, pour augmenter sa consistance. Les deux surfaces mouillées par le vaccin sont mises en contact l'une avec l'autre, et les bords sont lutés avec un peu de cire. Le vaccin peut ainsi se conserver un certain temps, quand les plaques sont placées dans un lieu sec, et dont la température est peu élevée.

Lorsqu'on recueille du vaccin dans des tubes capillaires renflés au milieu, il suffit, pour les remplir, de poser l'extrémité de ce tube, après l'avoir ouverte, sur un bouton d'où le vaccin s'écoule. Le liquide monte, et lorsqu'il est presque plein, on ferme ses deux extrémités avec de la cire, ou en les exposant à la flamme d'une bougie. Si le liquide qui s'écoule du bouton se condense rapidement, ce qui arrive souvent, il ne peut plus monter dans le tube, et ne se remplit pas. Il faut alors enlever au bout du tube le vaccin un peu condensé, en l'essuyant ou en cassant le tube, puis le plonger aussitôt dans une autre gouttelette plus fluide. Pour s'en servir, il suffit d'enlever la cire des deux extrémités, ou de les casser, de souffler sur l'une des ouvertures, tandis que l'autre livre passage au vaccin reçu sur une plaque de verre, sur laquelle on charge la lancette.

On pourrait encore imprégner de vaccin la pointe d'une lancette, puis la transporter à quelques lieues pour vacciner. Ce moyen n'est pas aussi certain, car le liquide s'altère promptement au contact de l'air, et, au bout de quelques heures, il ne peut plus servir ; il a perdu ses qualités.

FIN.

TABLE DES MATIÈRES.

FIN DE LA TABLE.

Poitiers. — Imp. de N. BERNARD.

Fig. 1

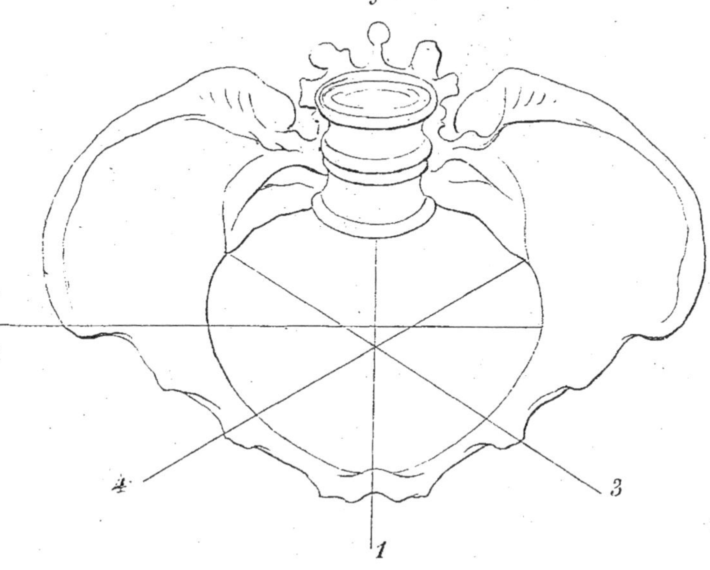

Diamètres

1 — Sacro-pubien
2 — Transversal
3 — Oblique gauche
4 — Oblique droit.

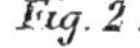

Fig. 2.

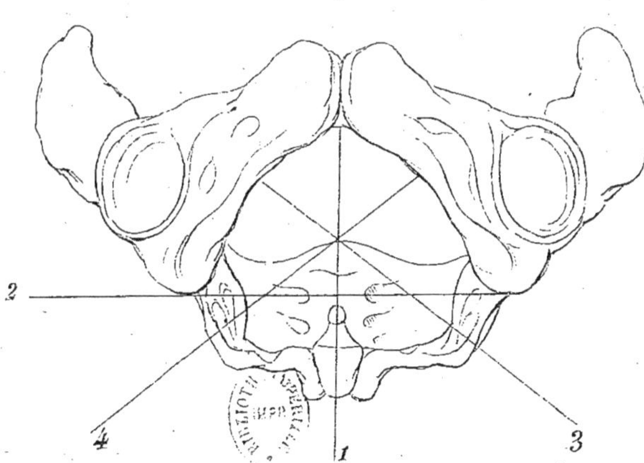

Diamètres

1 — Cocci-pubien.
2 — Bis-ischiatique
3 et 4 — Obliques.

Fig. 1

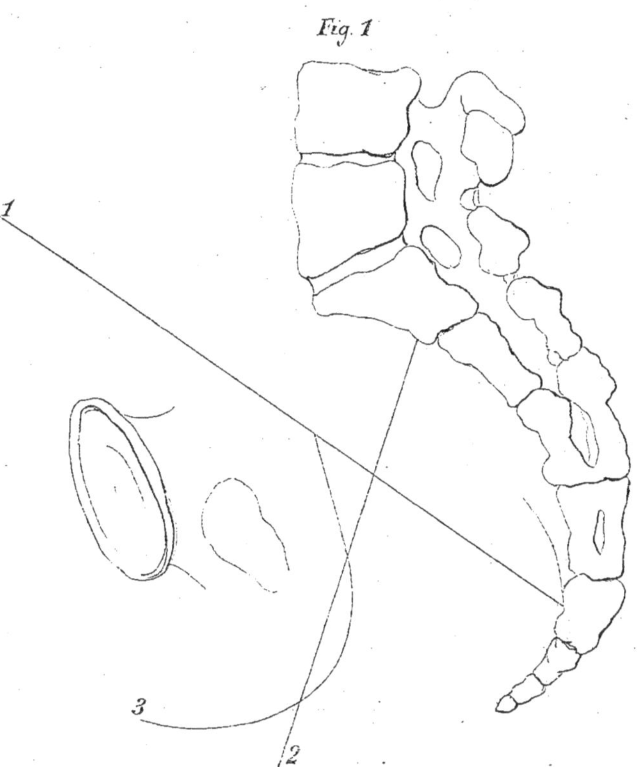

1 — Axe du détroit supérieur.
2 — Axe du détroit inférieur.

3 — Trajet que suit la tête quand elle
franchit l'excavation et le détroit inférieur

Fig. 2

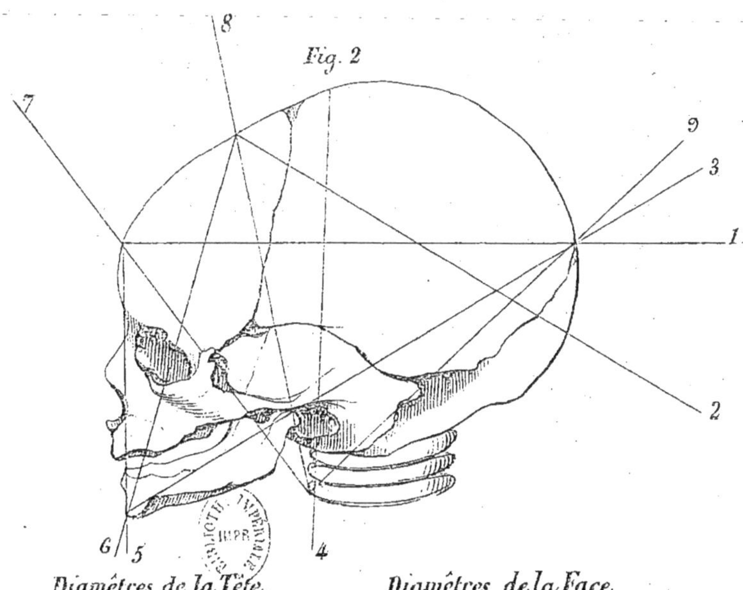

Diamètres de la Tête.

1 - Occipito-frontal
2 - Occipito-bregmatique.
3 - Occipito-mentonier
4 - perpendiculaire

Diamètres de la Face

5 - Mento-frontal
6 - Mento-bregmatique
7 - Trachélo-frontal
8 - Trachélo-bregmatique.
9 - Trachélo-occipital.

Fig. 1.

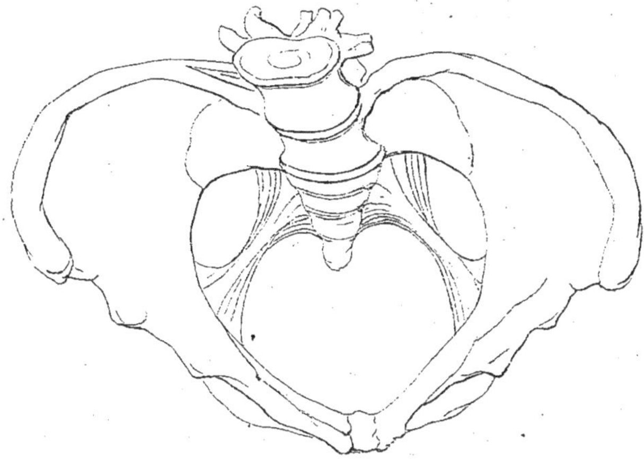

Bassin trop grand.

Fig. 2.

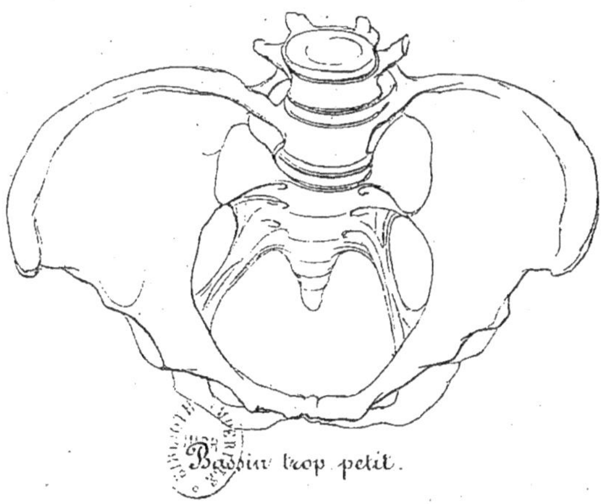

Bassin trop petit.

Ces bassins, et beaucoup d'autres, se trouvent dans la collection complète de bassins viciés, de l'École de Médecine de Poitiers; tirée du Musée Thibert.

Fig 1

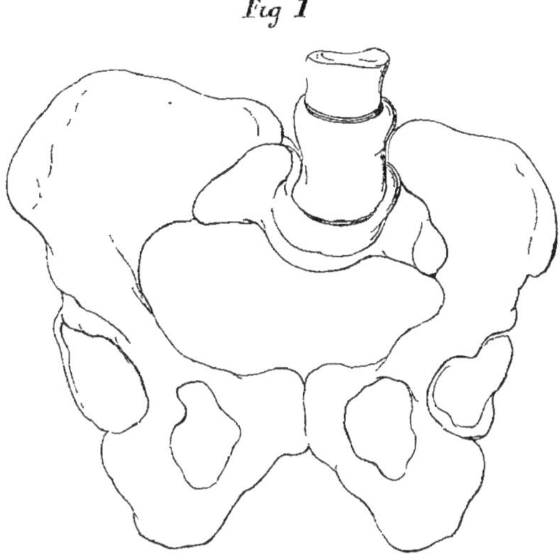

Bassin rétréci au détroit supérieur

Fig 2.

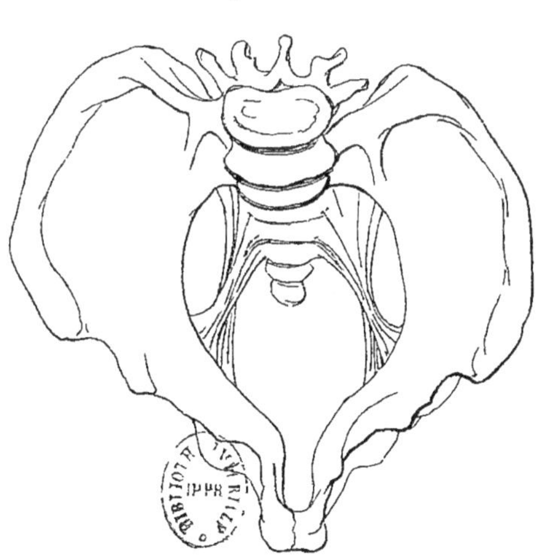

Bassin rétréci dans un autre sens.

Fig 1.

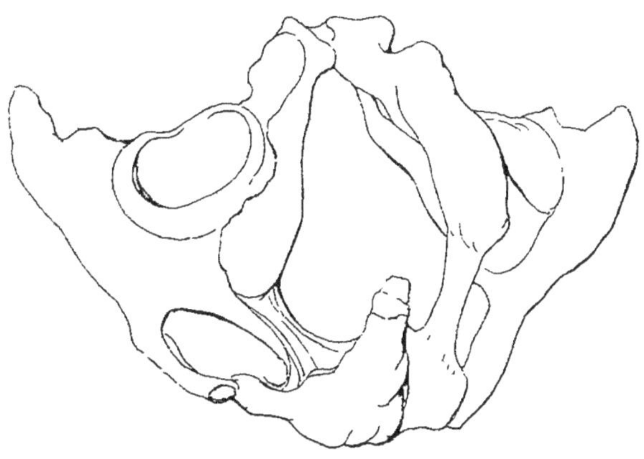

Bassin rétréci au détroit inférieur

Fig. 2

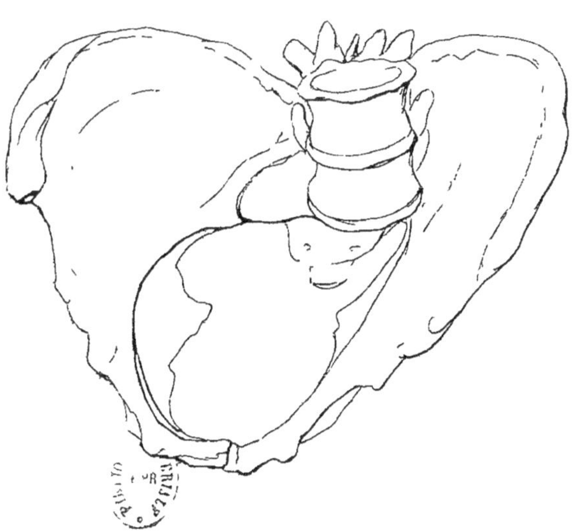

Bassin oblique-ovalaire

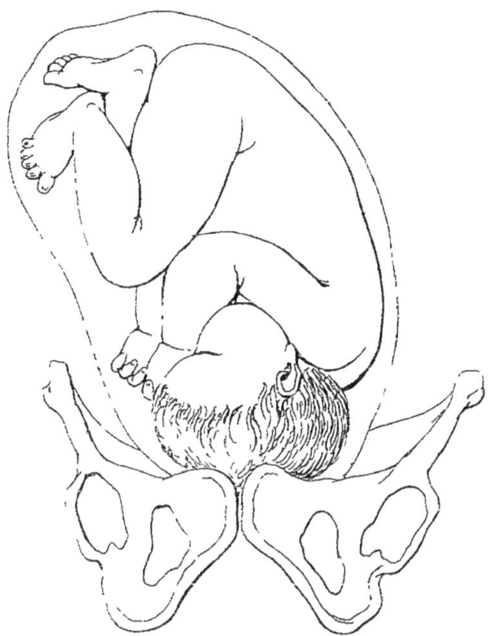

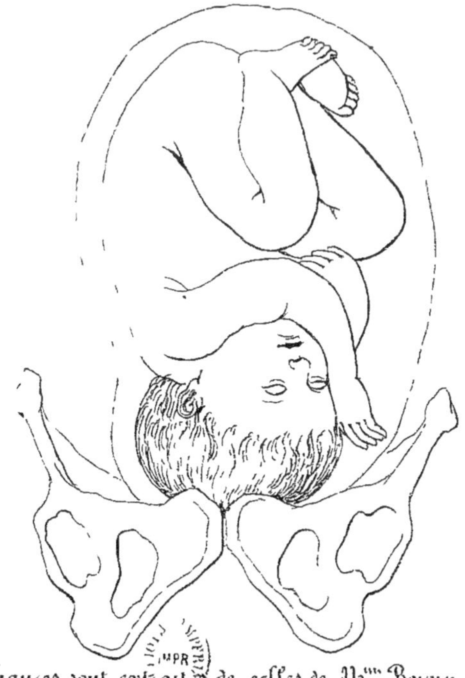

Ces figures sont extraites de celles de Mme Boivin

Fig. 1.

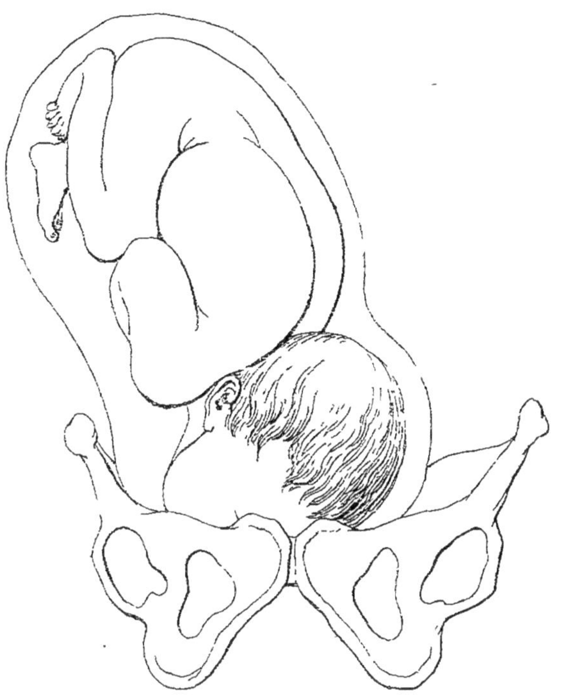

Fig 2

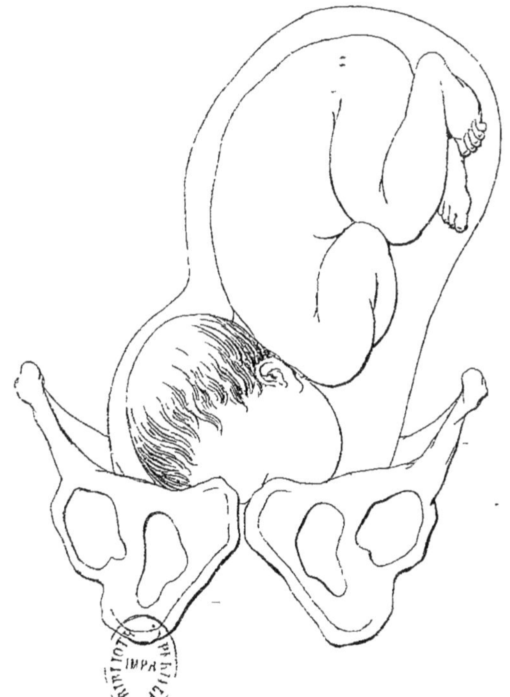

Fig. 1.

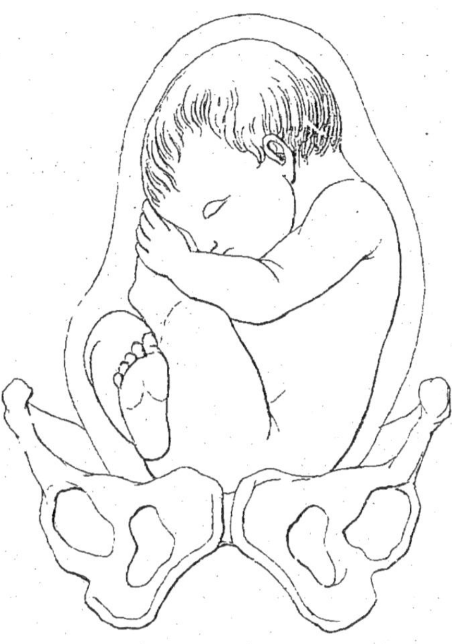

Fig. 2.

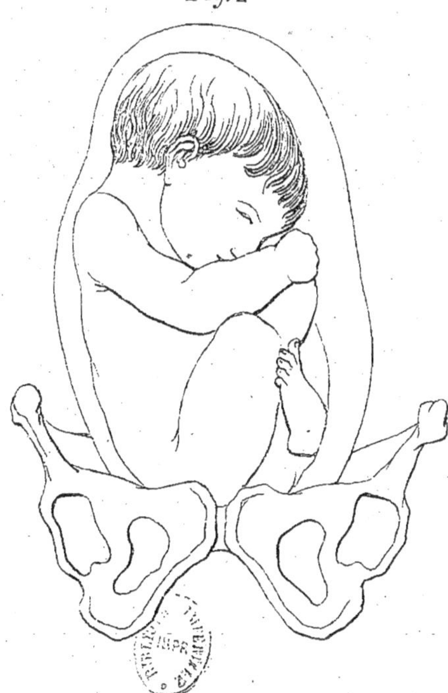

Fig 1

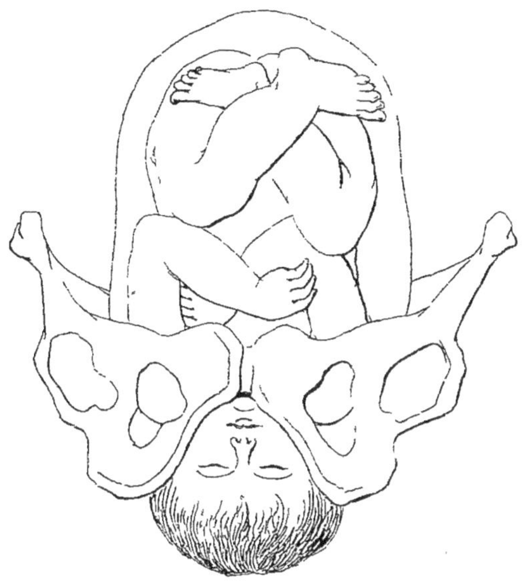

Fig 2

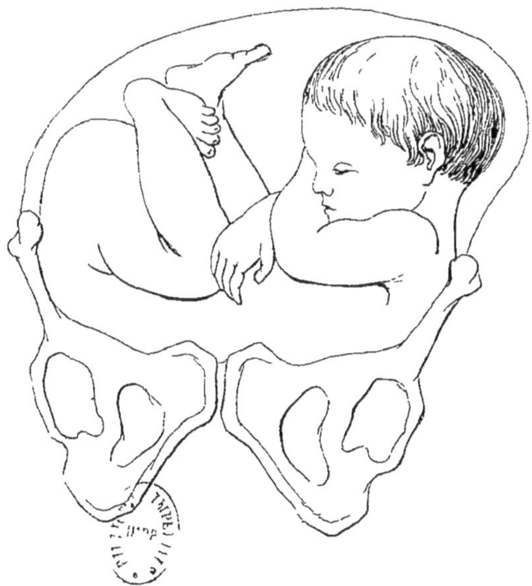

Fig 1.

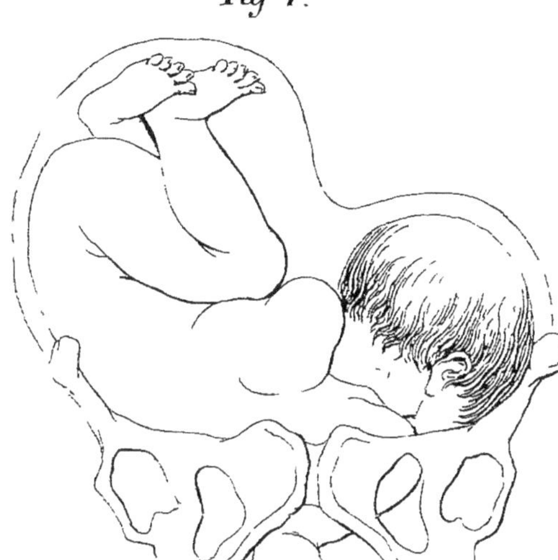

Fig 2

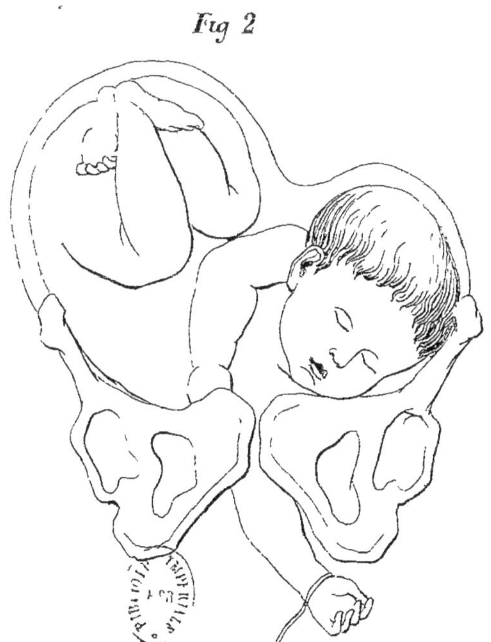

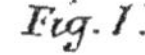

Fig. 1.

Pl. II.

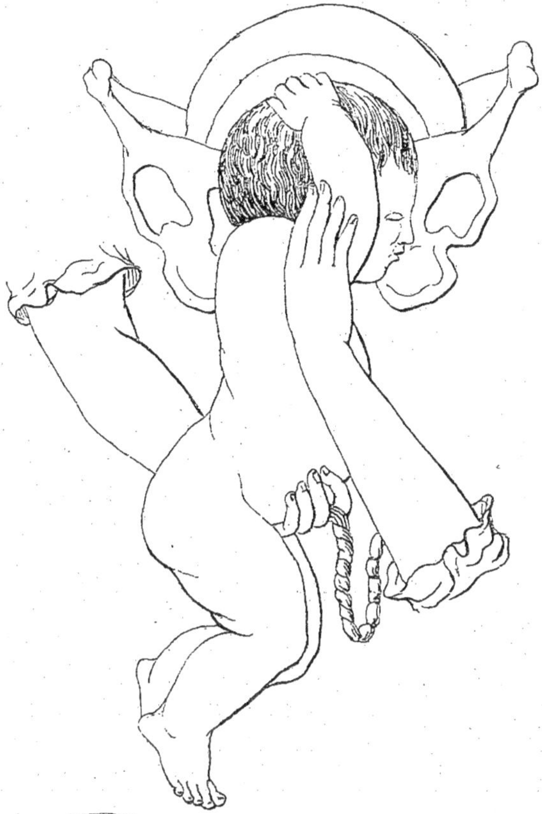

Fig. 2.

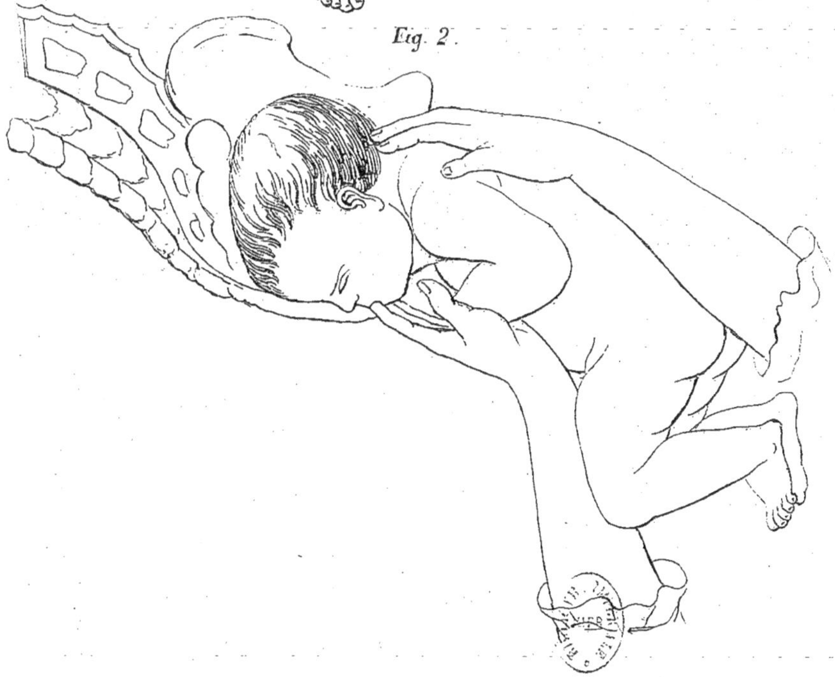

Fig. 1

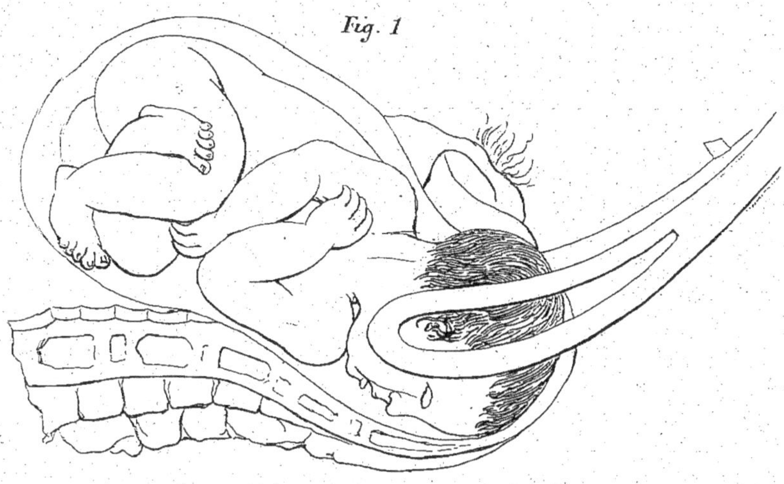

Fig. 2

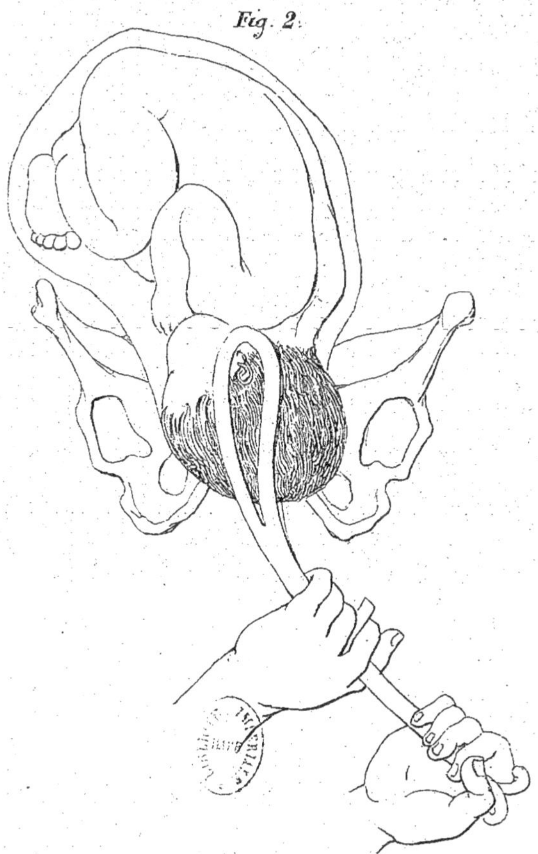

Fig. 1.

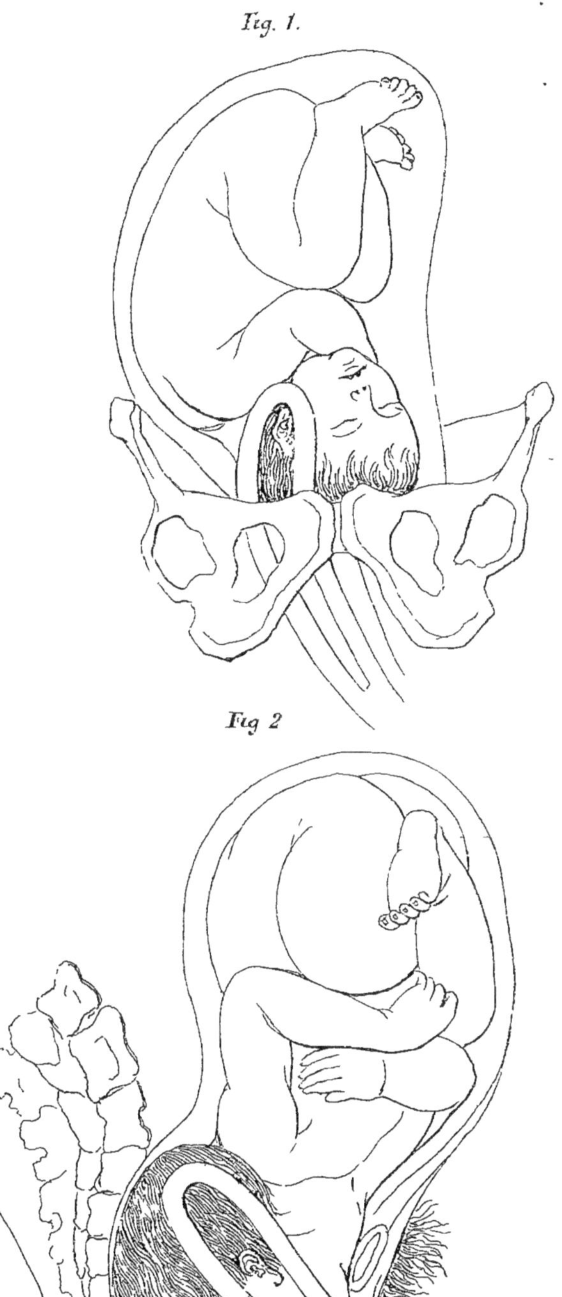

Fig. 2

Fig. 1.

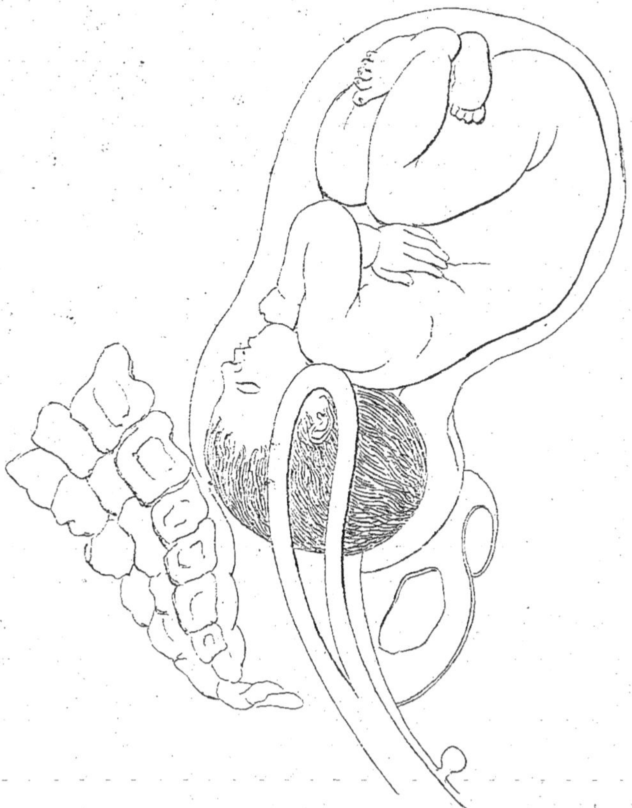

Fig. 2.

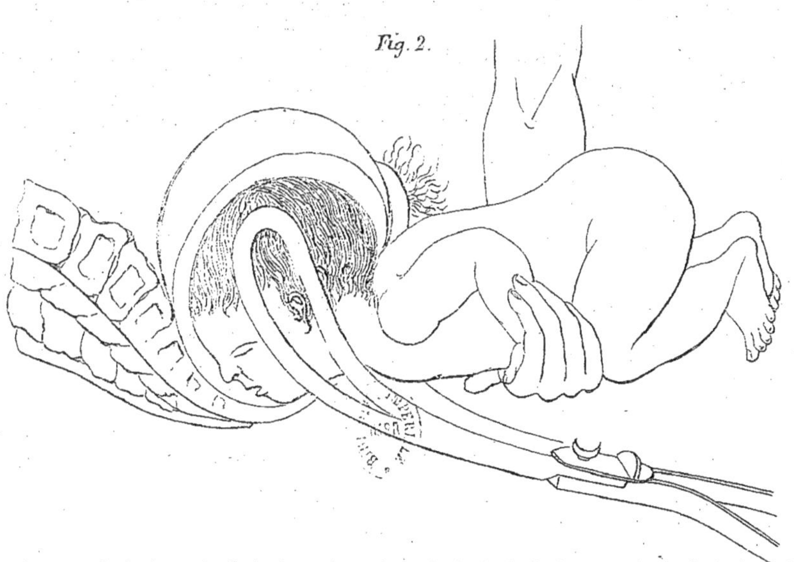